에이즈 환자의 다양한 문제 만나기

30년 이상의

실제 환자에서 만나는 **다양한 문제**를 자세하게 해설하다

군자출판사

역자 서문

이제 에이즈는 더 이상 "죽음에 이르는 병"이 아니다. 조기에 발견하고 치료하면서 정상인과 같은 수명을 누리는 환자가 증가하고 있다. 그러나 에이즈의 장기 예후가 개선되면서 당뇨병, 고지혈증, 고혈압, 심혈관 질환 등 만성 질환의 증가가 새로운 문제로 등장했다. 이런 만성 질환은 에이즈 환자의 고령화에 따라 그 대책이 절실하게 되었다. 따라서 환자를 진료하는 모든 의사가 에이즈 환자의 만성 질환을 능동적으로 대처할 수 있어야 하는 시대가 된 것이다.

현재 에이즈는 철저한 치료와 적극적인 예방으로 전 세계에서 감소하고 있다. 그러나 우리나라에서는 아직 증가세에 있으며, 특히 젊은 연령층에서 증가하고 있다. 에이즈는 급성 감염 시에 일시적으로 증상이 나타나지만, 면역 기능이 저하될 때까지 장기적으로 무증상기에 있다. 따라서 에이즈 환자의 발견은 에이즈를 치료하는 3차 병원 전문가보다 일상 진료를 담당하는 의사의 역할이 더욱 중요하다. 일상적으로 감염 환자를 만나는 의사는 바이러스 감염 증세로 진료받고자 하는 환자의 병력에서 HIV 감염이 의심될 경우, 곧 바로 검사를 시행할 수 있다. 비록 급성기에 발견되었다 할지라도 조기진단이 가능할 경우 감염 환자의 긍정적인 예후는 물론이며, 사회적으로도 감염 확대를 예방할 수 있다. 이는 일선에서 진료하는 의사들의 역할이 왜 강조되는지 수긍하기에 충분하다.

이 책은 감염 질환 전문 병원에서 30년 이상 에이즈를 진료한 편집자가 펴낸 『HIV 감염/AIDS 매뉴얼』을 번역한 것으로 감염학 전문서의 단순한 기술을 넘어 실제 환자 진료에서 만나는 다양한 문제를 자세하게 해설하고 있다. 일본의 에이즈 환자는 약 2만 명 정도로 추정되는데, 이 책은 편집자의 다양한 임상 경험을 소개하고 있어 에이즈 환자를 만나는 의료인에게 도움이 될 것으로 생각하여 번역을 계획했다. 외국 책을 소개할 때마다 항상 느끼는 아쉬움이지만 우리나라는 임상 자료를 체계적으로 정리한 전문서적이 부족하다. 하루 속히 우리나라 전문가에 의해 에이즈 진료에 실제적 지침이 되어줄 훌륭한 책이 발간되기를 기대한다.

이 책이 에이즈 환자의 다양한 문제를 만나게 될 의료인과, 에이즈 예방을 위해 헌신적으로 노력하고 있는 전문가에게 도움이 되기를 바란다. 좋은 책을 만들어 주신 군자출판사에 감사를 드린다.

순천의료재단 정병원 내과 **김영설**
대한 에이즈예방협회 회장 **정인화**

원저 서문

최근 HIV 환자의 건강 문제가 크게 변화하고 있다. 우선 다음 3개 설명이 맞는지 생각해 보자.

① 선진국에서 치료받는 HIV 감염자의 대부분은 기회 감염으로 사망한다.

② HIV 감염자의 당뇨병 발생률은 HIV 감염이 없는 사람과 차이가 없다.

③ HIV 감염자의 골다공증은 HIV 감염이 없는 사람처럼 여성에 많다.

어떻게 생각하는가? 사실 이 모든 설명은 옳지 않다.

항레트로바이러스 치료(antiretroviral therapy; ART)라고 부르는 HIV 치료법의 발전으로 HIV 감염자의 예후가 크게 개선되었다. 미국의 보고에 의하면, HIV 감염으로 진단되어 바로 ART를 시작한 환자의 기대 수명은 일반인과 차이가 없다고 한다. 그렇다고 HIV 환자에 의학적 문제가 없어진 것은 아니다. 오늘날 HIV 환자에서 내분비 질환, 신장 질환, 심혈관 질환. 골 질환, 간 질환 등 여러 가지 만성 질환이 문제가 되고 있으며, 그에 의한 사망이 증가하고 있다. 사실 이런 만성 질환이, ① HIV 감염 자체, ② HIV에 동반된 감염, ③ HIV 환자의 생활습관 같은 이유에서 감염이 없는 사람보다 더 많이 발생된다고 생각한다. 따라서 이런 문제를 해결하기 위해서는 에이즈 진료를 담당하는 의사뿐 아니라 여러 분야 전문가의 참여가 필요하다. 에이즈 치료를 받고 살아가는 환자에게 발생된 만성 질환에 어떻게 대응하면 좋은지, 언제 다른 전문의에게 의뢰해야 하는지, 또 에이즈 치료제와 다른 약의 상호 작용은 무엇이고, 동반된 만성 질환에 새로운 치료는 무엇인지 에이즈 치료를 담당하는 주치의나 의료팀이 알고 있어야 한다.

이 책은 에이즈 경과와 진단, 에이즈 환자에서 문제가 되는 합병증, 에이즈에 동반되는 만성 질환, HIV 감염자에게 필요한 예방 접종, HIV 노출 후 예방 등 다양한 문제를 설명했다. 또 에이즈 환자 관리에 필요한 만성 합병증 문제에 더해, HIV 감염 검사, 에이즈 상태 등에 대한 최신 정보를 해설했다.

이 책은 실제로 HIV 감염 진료를 담당하는 전문가가 집필을 담당했으며, 필자가 지난 30년간 에이즈 진료를 담당했던 노하우를 소개하여 환자 진료에서 만나는 다양한 문제 해결에 도움이 될 것으로 확신하고 있다. 따라서 여러 분야에서 에이즈 환자를 만나는 의사뿐 아니라, 간호사, 약사, 상담사 등 실제 업무에 종사하는 전문가 에이즈 환자를 돌보기 위한 방향성을 알려주는 지침이 될 것이다. 다양한 분야에서 에이즈 환자를 만나는 전문가에게 이 책이 도움이 되기를 바란다.

아지사와 아츠시

CONTENTS

목 차

주요 약자

◉ HIV치료제

핵산계 역전사효소 저해제(NRTI)	
ABC	abacavir
ddl	didanosine
d4T	sanilvudine
FTC	emtricitabine
TDF	tenofovir
ZDV (AZT)	zidovudine
3TC	lamivudine
비핵산계 역전사효소 저해제(NNRTI)	
EFV	efavirenz
ETR	etravirine
NVP	nevirapine
RPV	rilpivirine
프로테아제 저해제(PI)	
ATV	atazanavir
DRV	darunavir
FPV	fosamprenavir
IDV	indinavir
LPV	lopinavir
NFV	nelfinavir
RTV	ritonavir
5QV	saquinavir
인테그라제 저해제(INSTI)	
DTG	dolutegravir
EVG	elvitegravir
RAL	raltegravir
침입 저지제	
MVC	maraviroc
기타	
COBI	cobicistat

주요 약자

◉ 기타 용어

A		
ABPM	ambulatory blood pressure monitoring	24시간 자유 행동 혈압측정
AIDS	acquired immune deficiency syndrome	후천성 면역부전 증후군
ANI	asymptomatic neurocognitive impairment	무증후성 신경 인지 장애
ARL	AIDS-related lymphoma	AIDS 관련 악성 림프종
ART	anti-retroviral therapy	항HIV 요법
AUC	area under the blood concentration-time curve	혈중농도-시간곡선하 면적
B		
BALF	bronchoalveolar lavage fluid	기관지 폐포 세정액
BMD	bone mineral density	골밀도
C		
CD4	CD4-positive T lymphocyte	CD4 양성 T림프구
CDC	centers for disease control and prevention	미국 질병 예방 관리 센터
CKD	chronic kidney disease	만성 신질환
CMV	cytomegalovirus	사이토메갈로 바이러스
CVD	cardiovascular disease	심혈관질환
D		
DHHS	department of health and human services	미국 보건복지부
E		
EBV	Epstein-Barr virus	EB 바이러스
ESKD	end-stage kidney disease	말기 신부전
H		
HAD	HIV4 associated dementia	HIV 치매
HAND	HIV-associated neurocognitive disorders	HIV관련 신경 인지 장애
HBV	hepatitis B virus	B형 간염 바이러스
HCV	hepatitis C virus	C형 간염 바이러스
HHV	human herpes virus	사람 헤르페스 바이러스
HIV	human immunodeficiency virus	사람 면역부전 바이러스
HL	Hodgkin lymphoma	호지킨림프종
I		
INSTI	integrase strand transfer inhibitor	인테그라제 저해제
IFN	interferon	인터페론
IRIS	immune reconstitution inflammatory syndrome	면역재구축증후군
IRU	immune recovery uveitis	포도막염

J		
JCV	JC polyomavirus	JC폴리오마바이러스
K		
KS	Kaposi's sarcoma	카포시육종
M		
MIC	minimum inhibitory concentration	최소 발육 저지 농도
MND	mild neurocognitive disorder	경도 신경 인지 장애
MSM	men who have sex with men	남성 동성 성접촉자
N		
NHL	non-Hodgkin lymphoma	비호지킨림프종
NNRTI	non-nucleoside reverse transcriptase inhibitor	비핵산계 역전사효소 저해제
NRTI	nucleoside/nucleotide reverse transcriptase inhibitor	핵산계 역전사효소 저해제
P		
PCNSL	primary central nervous system lymphoma	중추신경계 원발성 악성 림프종
PCP	pneumocystis pneumonia	뉴모시스티스 폐렴
PEP	post-exposure prophylaxis	노출 후 예방약 복용
PI	protease inhibitor	프로테아제 저해제
PML	progressive multifocal leukoencephalopathy	진행성다소성 백질뇌증
S		
SJS	Stevens-Johnson syndrome	Stevens-Johnson 증후군
SVR	sustained virological response	지속적 바이러스효과
T		
TB	tuberculosis	결핵
TE	toxoplasma encephalitis	톡소플라스마 뇌염
TEN	toxic epidermal necrosis	중독성 표피괴사증
TIA	transient ischemic attack	일과성 뇌허혈발작

1

총

론

1부 총론

1장 에이즈 감염의 성립과 경과

1981년, 미국 로스앤젤레스에서 건강한 젊은 남성의 동성 간 성접촉자(MSM)에서 뉴모시스티스 폐렴 및 카포시육종이 집단으로 발생했다. 이 보고를 계기로 새로운 감염의 존재가 밝혀졌다. 이어서 1983년 환자의 림프절에서 새로운 RNA 바이러스가 발견되어, 사람 면역부전 바이러스(human immunodeficiency virus; HIV)라고 명명했다. 1985년에는 항체 검사법이 도입되어 혈액 검사를 통해 HIV 감염을 쉽게 진단할 수 있게 되었다.

1 감염이 일어나는 과정

HIV 감염의 주된 감염 경로는 성 행위, HIV에 오염된 혈액의 수혈, HIV 감염 모친이 신생아를 감염시키는 모자 감염이다. 이런 경로로 바이러스가 몸 안으로 들어오면 바이러스의 세포막에 있는 gp120라고 부르는 단백질이 먼저 수지상세포의 외막에 있는 CD4 수용체에 결합한다. 수지상세포는 주위에 나뭇가지 모양의 돌기를 내고 있어 이런 명칭으로 부르며, 피부 조직을 비롯하여, 비강 점막, 기관지 점막, 위장관 점막, 질 상피 등에 분포되어 바이러스 침입 경로가 된다. 수지상세포는 입 속의 편도선과 아데노이드에도 존재하여, 구강 성교에서도 HIV 감염이 일어난다.[1] 수지상세포에 바이러스가 들어오면 활성화되어 림프절로 이동한다. HIV 바이러스가 세포 안으로 들어가는 경로에는 수지상세포의 CD4 수용체 이외의 다른 경로가 있으며 이를 보조수용체(coreceptor)라고 한다(그림 1). 이런 보조수용체에는 마크로파지에 있는 케모카인 수용체 CCR5와 T림프구에 있는 케모카인 수용체 CXCR4가 있다. 에이즈 치료제 중에는 바이러스가 수용체에 결합하지 못하게 작용을 억제하는 약이 있는데, 이런 케모카인 수용체에 결합하지 못하게 하여 치료 효과를 나타낸다. HIV가 세포에 결합하면 다음에는 세포 안으로 HIV 바이러스의 RNA와 역전사효소가 들어간다. 이어서 역전사효소의 작용으로 RNA에서 DNA가 만들어진다. 한편 수지상세포는 바이러스 감염에 반응하여 염증 반응을 일으키는 사이토카인이라는 물질을 생산하기 시작한다. 이런 사이토카인에는 여러 종류가 있으며 주위 조직으로 염증을 퍼트린다. 이렇게 사이토카인에 의한 염증으로 면역계가 활성화되면 CD4를 가진 T림프구(CD4 세포)가 활성화되고 HIV의 DNA가 숙주 세포의 DNA 안으로 들어가서 결합한다. 이렇게 HIV DNA가 결합하면 프로바이러스라고 부른다. 이 프로바이러스는 HIV 구조를 이루는 각종 단백질을 합성하기 시작하여 HIV 입자의 구조를 만들기 시작한다. 이런 과정을 거쳐 성숙한 HIV는 세포 밖으로 싹을 내듯이 발아해서 세포 밖으로 나간다.

2 전신으로 감염 확대

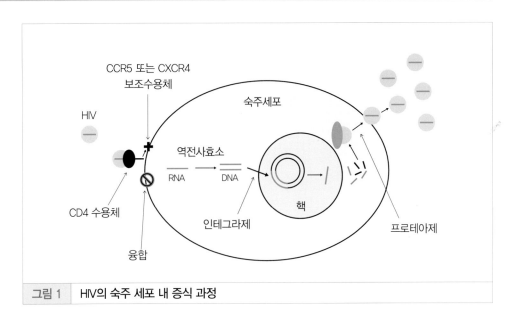

그림 1   HIV의 숙주 세포 내 증식 과정

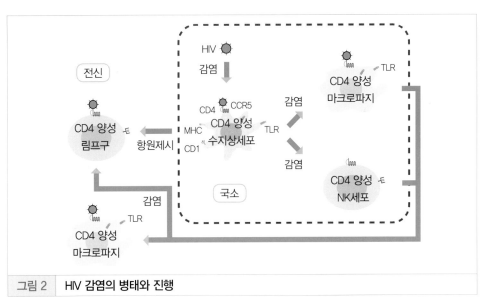

그림 2   HIV 감염의 병태와 진행

　　HIV에 감염된 수지상세포가 림프절로 이동하면, 여기서 주요조직복합체(MHC) 분자를 통해 CD4 림프구에 HIV 항원을 제시한다(그림 2).[2] 이와 동시에 HIV가 CD4 림프구와 단구/마크로파지에도 감염을 일으키며, 감염 후 2일 이내에 국소 림프절에서 증식을 시작한다. 그 후 3일

정도가 지나면 혈액 중에 HIV가 나타나며,[1] 중추신경, 비장, 전신 림프절, 위장관 점막으로 퍼져나간다.[3] 점막에 HIV 감염 지속에는 CD4 양성 NK 세포와 T세포가 관여한다고 알려져 있다. 일반 미생물 감염에서는 미생물이 침입하여 염증 반응 및 면역 활성화가 일어나면 들어온 미생물을 제거하지만, HIV 감염에서는 염증 반응이 오히려 HIV 증식을 일으킨다.

감염이 진행되면 HIV가 CD4 세포를 파괴하여 세포 수가 점차 감소하며 이렇게 세포 면역이 저하된다. 세포 면역이 감소하면 평소에는 감염을 잘 일으키지 않는 미생물이 감염을 일으키며 (이것을 기회 감염이라고 한다) HIV와 관련된 합병증이 나타난다. CD4 세포가 감소하는 이유는 말초에서 파괴 증가와 생산이 저하되기 때문이다.

3 HIV 감염에 대한 면역 반응

일반적으로 감염되면 우리 몸은 바이러스에 대항하기 위해 림프구가 공격하는 세포 면역과 항체를 만들어 바이러스와 싸우는 체액 면역이 일어난다. 그런데 HIV 감염에서는 세포 면역과 체액으로 감염 진행을 억제할 수 없다. 세포 면역은 주로 CD4 세포와 세포를 손상시키는 림프구(CD8 양성 T림프구)를 통해 일어난다. 면역 반응에서 특히 중요한 것은 CD4 세포가 외부에서 들어온 병원체를 억제하는 것이다.[4] 그러나 HIV 감염에서는, 바이러스 감염을 특이적으로 억제해야 할 CD4 세포가 HIV가 감염되어 방어 반응을 할 수 없는 것이다.[4] 또 HIV에 감염된 CD4 세포의 일부는 메모리 세포로 분화되어 HIV 유전자를 가진 상태로 수십 년간 몸 안에 머물러 있다. 면역 세포는 바이러스를 기억하고 있다가 공격하는 일을 해야 하는데 HIV는 바이러스 표면 항원을 쉽게 변이시켜 공격을 피해간다. B림프구가 만드는 면역글로불린에 의한 체액 면역 반응은 침입한 미생물에 대한 중화 항체를 만들어 미생물을 공격하지만 HIV에 대해서는 항체가 충분히 만들어지지 않아 HIV를 퇴치할 수 없다.

4 HIV 감염의 진행에는 다양한 요인이 관여한다

HIV 침입 후 감염의 형성과 진행은 감염자에 따라 크게 차이가 있으며, 그 이유를 숙주(바이러스를 가지고 있는 사람을 숙주라고 부른다)의 몸 상태와 바이러스의 특성으로 나누어 생각할 수 있다.

HIV 감염이 잘 일어나지 않는 경우도 있으며, 앞에서 설명한 바이러스가 침입하는 다른 경로인 보조수용체 CCR5의 유전자 결손이 있는 사람이다(CCR5-delta-32라고 부른다). 이런 유전자를 가진 사람은 HIV 감염에 저항성을 갖는다. 또 주요조직접합 유전자를 통해 바이러스 항원을 몸에서 인식한다고 했는데, 이 유전자 중에서 HLA-B*57이나 HLA-Cwo602를 가진 사람은 치료가 잘 되어 우수 조절자(엘리트 콘트롤러라고 부른다)라고 한다.[5] 우수 조절자는 HIV 치료(anti-retrovirus therapy; ART)와 관계없이 HIV의 RNA 수가 50-75 copies/mL(혈액 속의 바이러스 수를 아는 단위이다) 이하로 조절되고, CD4 세포 수도 높게 유지되는 HIV 감염 자이다.[6] HIV 감염자 약 300명 중 1명에서 볼 수 있다고 한다.

한편 바이러스의 특징으로 T림프구 통해 감염된 HIV는 세포와 합포체를 만들기 쉬워 CD4 세포가 급속히 감소되며 감염이 빠르게 진행한다.

5 HIV 수퍼감염(superinfection)

한 종류의 HIV에 감염되어 있는데 다른 종류(이를 주, strain이라고 한다)의 HIV가 다시 감 염을 일으키는 것을 HIV 수퍼감염이라고 부른다. 여러 종의 HIV 감염이 생긴 것이다. 그 빈도 는 잘 모르지만 일정한 확률로 일어난다고 한다.[7] 이런 수퍼감염은 급성 감염기에 일어날 위험 이 높으며, 수퍼감염이 되면 CD4 세포 수의 급격한 감소와 HIV-RNA의 증가에 의해 병의 진 행이 빠르게 일어난다.[8]

6 HIV 감염은 만성 염증 상태다

HIV 감염에서는 HIV 복제가 지속적으로 일어난다. 이것은 ART를 받지 않은 감염자는 물론 ART를 시행하여 혈중에서 HIV-RNA가 검출되지 않는 환자에서도 일어난다. 이런 염증은 점 막 내에 있는 CD4 양성인 NK T세포가 바이러스를 계속 공급하기 때문이라고 생각한다. 여기 서 바이러스가 복제가 계속되므로 면역이 활성화되어 만성 염증이 일어나며, 면역 반응을 증폭 시키는 사이토카인이 계속 생산된다. 이런 사이토카인 증가가 에이즈에서 만성 질환의 발생에 관여한다. ART를 시행하여 HIV 전염성이 없어지고 장기간 생존할 수 있게 되면서 최근 문제가 되고 있는 것은 만성 질환의 발생이다. 이렇게 증가하는 만성 질환에는, 노화 촉진. 뼈가 약해져 골절되기 쉬움, 암 발생 증가, 심혈관 질환, 당뇨병 발병, 만성 신질환 증가 등이 있다.

7 HIV 감염의 자연 경과를 이해하자(그림 3)

⑴ 급성 감염기

HIV에 감염되고 2-4주가 지나면 몸 안에서 HIV가 폭발적으로 증식되어 감염자에서 발열, 림프절의 부어오름, 인두염, 피부 발진, 설사 등이 나타난다. HIV RNA가 수백만 copies/mL 까지 증식하면,[9] 증상이 나타나기 전에 혈액 속에 바이러스가 돌아다니는 상태(바이러스혈증이라고 한다)가 일어난다.[10] 이때 환자에게 다양한 자각 증상이 나타나며, 며칠 내에 없어지거나, 수 주간 계속하기도 한다. 이런 바이러스혈증의 증상은 감기처럼 일반적으로 흔히 보는 바이러스 감염과 비슷하다. 따라서 바이러스 감염으로 전염성 단핵구증, 인플루엔자, 마진, 풍진, 단순 헤르페스, 급성 바이러스 간염이나, 톡소플라스마증, 약제 알레르기 반응과 비슷하여 감별이 필요하다. 급성 HIV 감염은 증상만으로 다른 바이러스 감염과 감별하기는 어려우며, 문진을 통해 HIV 감염 가능성을 알아보아야 한다.

이 시기에 CD4 세포 수가 일시적으로 저하되며, 때로 다른 미생물에 의한 기회 감염이 일어날 수 있는 수준까지 저하될 수도 있다. 이런 CD4 세포 저하는 혈중에서보다 위장 점막에서 현저하다고 알려져 있다. 바이러스혈증이 있을 때 정액 속의 HIV RNA 양은 혈중 바이러스 양과 같은 수준으로 증가하므로 이 시기에는 다른 사람에게 감염을 일으킬 가능성이 높다.

이런 바이러스혈증은 ART를 시작하지 않아도 약 6개월이 지나면 HIV-RNA 수준이 안정되어 일정한 수준을 유지한다(이를 세트포인트라고 한다).[11]

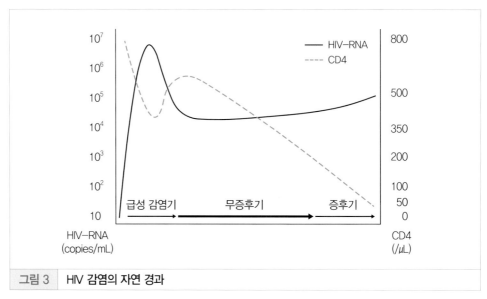

그림 3 HIV 감염의 자연 경과

HIV-RNA: 혈중 HIV-RNA 양은 변동이 커서 1/3에서 3배 정도의 오차가 있다. 또 HIV 이외의 감염이나 백신 접종 등에서 일과성으로 HIV-RNA 양이 증가한다.
CD4: HIV 감염의 면역 지표. 다른 감염, 약물, 스트레스, 영양 실조, 비타민 결핍, 생리적 변동의 영향을 받는다.

(2) 무증후기

감염이 되어도 약 3-10년까지는 자각 증상이 거의 없는 무증후기이다. 그렇다고 이때 HIV에 감염된 사람의 몸 안에 HIV가 가만히 잠복되어 있는 것은 아니다. 매일 100억 개의 HIV가 만들어져 CD4 림프구를 감염시켜 파괴하는 과정을 반복하고 있다. 이렇게 CD4 세포 수는 서서히 감소되어 간다.

⑶ 증후기

혈액 속의 CD4 세포 수가 계속 감소하여 200 /μL 이하가 되면 HIV-RNA 양이 증가하며 HIV와 관련된 증상이 시작한다. 먼저 나타나는 것은 입속에 곰팡이의 일종인 칸디다 감염이며, 대상포진이 반복되고, 원인을 알 수 없는 혈소판 감소 등이다. 이런 증상을 전형적인 후천성 면역부전 증후군(acquired immunodeficiency syndrome; AIDS) 발병 전에 볼 수 있다. 그러다가 HIV 감염자에서 표 1과 같은 질환이나 상태가 나타나면 에이즈 발병으로 진단한다.

표 1	에이즈 지표 질환

A. 진균증
  1. 칸디다증(식도, 기관, 기관지, 폐)
  2. 크립토콕쿠스증(폐 이외)
  3. 콕시디오이데스증
     (1) 전신 파종
     (2) 근육, 목, 폐문 림프절 이외 부위 발생
  4. 히스토플라스마증
     (1) 전신 파종
     (2) 폐, 목, 폐문 림프절 이외 부위 발생
  5. 뉴모시스티스 폐렴

B. 원충증
  6. 톡소플라스마 뇌증(생후 1개월 이후)
  7. 크립토스포리듐증(1개월 이상 계속되는 설사 동반)
  8. 이소스포라증(1개월 이상 계속되는 설사 동반)

C. 세균 감염
  9. 화농성 세균 감염(13세 미만에서 헤모필루스, 연쇄구균 등의 화농성 세균에 의한 다음 증상이 2년 이내에 2종 이상 다발 또는 반복하여 발생)
     (1) 패혈증
     (2) 폐렴
     (3) 수막염
     (4) 골관절염
     (5) 중이, 피부 점막 이외의 부위나 심부 장기의 농양
  10. 살모넬라균혈증(재발을 반복하는 것으로 티푸스균에 의한 것을 제외)
  11. 활동성 결핵*(폐결핵 또는 폐 외 결핵)
  12. 비정형 항산균증
     (1) 전신 파종
     (2) 폐, 피부, 경부, 폐문 림프절 이외 부위 발생

D. 바이러스 감염
  13. 사이토메갈로바이러스 감염(생후 1개월 이후 간, 비장, 림프절 이외)
  14. 단순 헤르페스바이러스 감염
     (1) 1개월 이상 지속하는 점막, 피부 궤양

(2) 생후 1개월 이후 기관지염, 폐렴, 식도염 동반

15. 진행성 다소성 백질뇌증

E. 종양

16. 카포시육종

17. 원발성 뇌림프종

18. 비호지킨림프종(LSG 분류에 의해)

(1) 대세포형(면역아구형)

(2) Burkitt형

19. 침윤성 자궁경부암*

F. 기타

20. 반복성 폐렴

21. 림프성 체액성 간질성 폐렴/폐 림프 과형성: LIP/PLH complex(13세 미만)

22. HIV 뇌증(치매 또는 아급성 뇌염)

23. HIV 소모성 증후군(전신 쇠약 또는 슬림병)

*C11 활동성 결핵 중 폐결핵 및 E19 침윤성 자궁경부암에서는 HIV에 의한 면역 부전을 시사하는 증상 또는 소견이 있는 경우.

8 치료

전 세계 대부분의 나라에서 미국 보건복지부(department of health and human services; DHHS)의 치료 지침(Guidelines for The Use of Antiretroviral Agents In HIV-1-infected Adults And Adolescents)을 따르고 있다.[12]

치료에 사용하는 항바이러스제는 작용 부위(그림 4)에 따라 다음과 분류한다.

(1) 케모카인 보조수용체 저해제

케모카인 보조수용체 저해제(chemokine coreceptor antagonist)는 CCR5를 억제하는 약이며 마라비록(maraviroc; MVC)이 있다. CCR5를 통해 감염된 HIV-1에 효과적이다.

(2) 융합 저해제

융합 저해제(fusion inhibitor)는 HIV가 CD4에 결합하여 융합하는 것을 억제하는 약이며, 엔푸비르티드(enfuvirtide)가 있다. 주사제이며 보통 초기 치료에는 사용하지 않는다.

(3) 핵산계 역전사효소 저해제

핵산계 역전사효소 저해제(nucleoside/nucleotide reverse transcriptase inhibitor; NRTI)로 테노포비르(tenofovir; TDF)/엠트리시타빈(emtricitabine; FTC), 아바카비르(abacavir;

ABC)/라미부딘(lamivudine; 3TC) 복합제를 초기 치료에 사용한다. 이 약은 세포 안에서 인산
화하여 활성형이 되며, HIV의 DNA 합성에 필요한 핵산(nucleoside/nucleotide)과 경쟁하여
DNA를 만들지 못하게 한다. 또 HIV의 DNA에 이 약이 들어가면 DNA 합성이 중단된다.

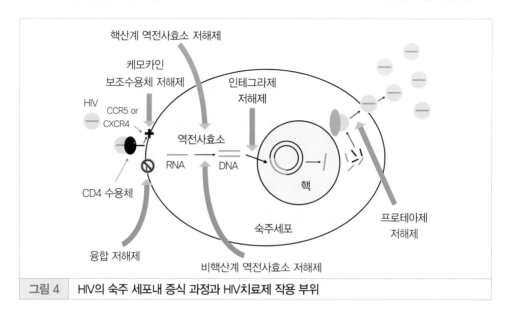

그림 4 | HIV의 숙주 세포내 증식 과정과 HIV치료제 작용 부위

(4) 비핵산계 역전사효소 저해제

비핵산계 역전사효소 저해제(non-nucleoside reverse transcriptase inhibitor; NNRTI)는
역전사 효소의 촉매 부위에 직접 결합하여 그 기능을 억제하는 약이다. 에파비렌츠(efavirenz;
EFV)가 대표적이다.

(5) 인테그라제 저해제

인테그라제 저해제(integrase strand transfer inhibitor; INSTI)는 HIV-DNA가 사람의
DNA 조합에 필요한 인테그라제를 억제한다. HIV-RNA를 감소시키는 작용이 빠르고 부작
용도 비교적 적다. 랄테그라비르(raltegravir; RAL), 돌루테그라비르(dolutegravir; DTG) 및
복합제 엘비테그라비르(elvitegravir; EVG)/코비시스타트(cobicistat; COBI)/엠트리시타빈
(emtricitabine; FTC)/테노포비르(tenofovir; TDF) 등이 있다.

(6) 프로테아제 저해제

프로테아제 저하제(protease inhibitor; PI)는 HIV의 프로테아제에 작용하여 HIV 구조를
만드는 단백질이나 효소 생산을 막아 미성숙하여 감염성이 없는 HIV를 만든다. 아타자나비르
(atazanavir; ATV), 다루나비르(darunavir; DRV), 리토나비르(ritonavir; RTV) 등이 있다.

HIV 감염에서 만성 질환이 일어난다

　　HIV 감염은 이제 더 이상 "죽음에 이르는 병"이 아니다. 최근 조기에 발견하여 제대로 치료하면서 "만성 질환"으로 경과하는 환자가 증가하고 있다(그림 5). HIV 감염의 장기적 예후가 개선된 결과, 당뇨병, 고지혈증, 고혈압, 심혈관 질환 등의 만성 질환의 증가가 새로운 문제가 되었다. 특히 이런 만성 질환은 HIV 감염자의 고령화가 되면서 적극적 대책이 필요하게 되었다(그림 6). 이제 모든 의사가 에이즈 환자의 만성 질환 대처에 대해 잘 알아야 하는 시대가 된 것이다.

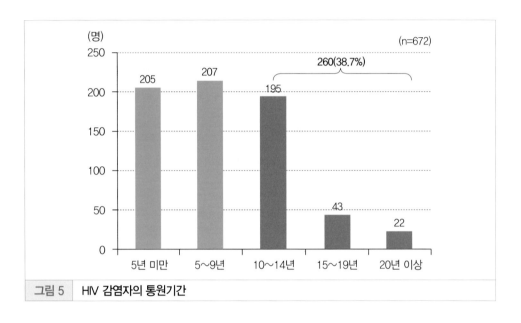

그림 5 　 HIV 감염자의 통원기간

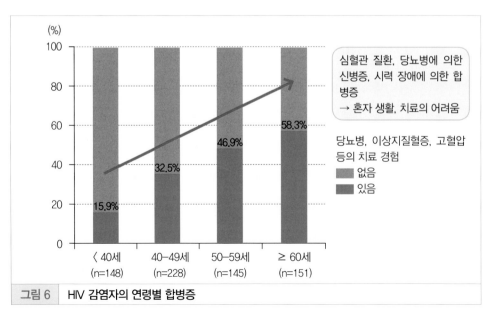

그림 6 　 HIV 감염자의 연령별 합병증

【문 헌】

1) Kahn JO et al: Acute human immunodeficiency virus type 1 infection. N Engl J Med. 1998; 339:33-9.

2) Becker Y: HIV-peplotion vaccine; a novel approach to protection against AIDS by transepithelial transport of viral peptides to Langerhans cells for long-term antiviral CTL response. Acta Microbiol Immunol Hung. 1996;43:1-17.

3) Nilsson J et al: Early immune activationIn gut-associated and peripheral lymphoid tissue during acute HIV infection. AIDS. 2007;21:565-74.

4) Rosenberg ES et al: Vigorous HIV-1 specific CD4+T cell responses associated with control of viremia. Science. 1997;278:1447-50.

5) Migueles SA et al: Long-term nonprogressive disease among untreated HIV-infected individuals; clinical implications of understanding immune control of HIV. JAMA 2010;304:194-201.

6) Pereyra F et al: Persistent low-level viremia in HIV-1 elite controllers and relationship to immunologic parameters. J Infect Dis. 2009;200:984-90.

7) Chohan S et al: The biology of HIV-1 transmission and re-infection. 12th conference on retroviruses and opportunistic infections. February 22-25, 2005.

8) Smith DM et al: HIV superinfection. J Infect Dis. 2005;192:438-44.

9) Fiebig EW et al: Dynamics of HIV viremia and antibody seroconversion in plasma donors; implications for diagnosis and staging of primary HIV infection. AIDS. 2003;17:1871-9.

10) Fiebig EW et al: Intermittent low-level viremia in very early primary HIV-1 infection. J Acquir Immune Defic Syndr.2005;39:133-7.

11) Quinn TC: Acute primary HIV infection. JAMA. 1997;278:58-62.

12) DHHS: Guidelines for the use of antiretroviral agents in HIV-1 infected adults and adolescents [HTtp://aidsinfo.nih.gov/guidelines]

2장 HIV 감염 상태를 알기 위해 시행하는 검사

1 HIV 검사에 대한 이해

HIV 감염 검사는 항체 검사와 원인 검사로 나뉜다.

항체 검사에는 선별 검사에 이용하는 효소면역 측정법(enzyme immunoassay; EIA)과 면역크로마토그래피법(immunochromatography; IC), 확인 검사에 이용하는 웨스턴블롯법(western blot; WB)이 있다. 선별 검사에는 감도가 높은 검사법을 이용하며, 특이도가 높은 WB법은 가짜양성을 배제하기 위해 시행한다.

원인 검사는 핵산 증폭법(polymerase chain reaction; PCR)을 시행한다. 신속 검사법으로 새로운 검사법이 개발되어 감도나 특이도가 개선되고 있으나, 아직 어떤 검사법도 완전하지 않은 상태이다. 특히 급성기의 조기 진단이나 HIV-2 진단(HIV-2는 17쪽에서 설명)에 대한 검사를 계속 연구하고 있다. 실제로 에이즈를 확진하기 위해서는 각 검사의 특징을 이해하여 상황에 따라 여러 검사를 조합하여 시행할 필요가 있다.

2 HIV 검사법의 종류

(1) EIA법

HIV-1에 대한 항체(IgG 면역글로불린)를 검출하는 검사이다. HIV에 감염되면 대부분 6-12주에 IgG 항체가 나타나기 시작하며, 6개월이 되면 거의 모든 환자에서 양성이 되며 평생 지속한다. 감염 직후에 IgG가 만들어지지 않았을 때는 혈액의 항체 검사에서는 검출되지 않는 음성이므로 감염이라고 진단할 수 없다. 이때를 윈도우기(window period)라고 한다.

항체를 정밀하게 검출하기 위한 EIA 측정법은 계속 발전되고 있어 최근에는 감도가 높은 검사법을 이용한다(그림 1, 표 1).[1-3] 이런 검사법은 HIV에 대한 IgM 항체와 IgG 항체를 모두 검출한다. IgM 항체는 면역 반응 초기에 만들어지는 항체이므로, 초기 감염부터 검출할 수 있으므로 윈도우기를 단축했다. HIV-1와 HIV-2에 대한 항체를 모두 검출할 수 있는 것도 있다. 최근 개발된 검사법은 HIV에 대한 항체뿐 아니라 HIV의 표면에 있는 단백질 p24 항원을 검출할

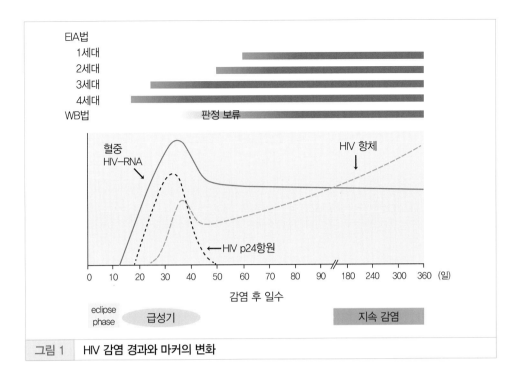

그림 1   HIV 감염 경과와 마커의 변화

표 1   각종 검사의 특징

검사법		검출 물질	Window period(일)
EIA	1세대	IgG	35~45
	2세대	IgG	25~35
	3세대	IgM, IgG	20~30
	4세대	IgM, IgG, p24 항체	15~20
WB		IgG	45~60
PCR		RNA	10~15

수 있는 것도 있다(항원에 대한 항체 검사라고 한다). 항체가 충분하지 않은 급성기에도 p24 항원이 있으면 검출이 가능하므로 윈도우기를 더 단축시켰다. 이렇게 감염 초기에 아직 항체가 만들어지지 않아 음성으로 진단될 수 있는 시기에도 p24 항원을 검출하면 양성으로 판정할 수 있다.

원인 검사인 PCR 검사로 HIV를 검출하는 검사법은 감염 4-5일 후에 양성이 되므로 급성기 진단을 크게 발전시켰다. 그러나 PCR 양성까지의 기간은 역시 윈도우기가 되어 아직 검출할 수 없다.

EIA 검사법은 선별 검사라고 부르며, 검사 시약에 따라 0.3% 정도의 가짜양성이 있다. 0.3%를 얼마 안 되는 숫자라고도 생각할 수 있으나, 에이즈 유병률이 높은 집단에서는 결코 무시할 수 없다. 가짜양성이 나타나는 경우는 환자가 가진 교원병, 혈액 종양, 어떤 예방주사를 맞은 직후, 임신 등이다. 따라서 선별 검사에 양성이라고 즉시 에이즈라고 진단하는 것은 아니며 확인 검사에서 양성으로 확인해야 비로소 HIV 감염으로 확진한다.

한편 HIV에 감염되었어도 혈액 검사에 음성인 가짜음성도 있다. 가짜음성의 원인으로 급성기의 윈도우기 상태가 가장 많다. 감염 초기에 항체가 있어도 음성으로 나타나는 증례도 보고되었으며 계속 음성인 보고도 있다. 이렇게 항체 검사에 음성인 HIV 감염에서 기회 감염의 하나인 뉴모시스티스 폐렴 발병이 있었다.[4] 이런 증례는 면역 부전 진행이 빠르며, HIV-RNA 양도 많아 사망률이 높다. 이렇게 음성이 나오는 이유는, 체액 면역이 제대로 형성되지 않거나, 급성기에 HIV 특이 CD4 양성 T 림프구가 급격히 감소하기 때문이라고 생각하고 있다. 그 밖에 무감마글로불린혈증, 악성 종양, 약에 의한 면역 부전, ART 조기 치료에 의한 항체 양성화 지연, 전격성 HIV 감염 등에서 가짜음성이 보고되었다.

(2) 신속 검사(IC법)

HIV 감염자는 증상이 없어 감염되었는지 전혀 모르는 경우가 대부분이므로, 조기 발견을 위해서는 광범위한 검사 보급이 중요하다. 최근에는 병원이나 보건소 이외의 장소에서 검사 기회를 늘리는 노력이 이루어지고 있다. 이때 이용하는 신속 검사법은 검사 장비가 불필요하고, 바로 결과를 알 수 있는 방법이다.

신속 검사는 IC 법을 이용한 항체 검사 킷을 이용한다. 이런 검사는 30분 이내에 결과를 얻을 수 있다. 그러나 EIA법보다 감도가 떨어져(특히 급성기에) 가짜음성이 많아 감염을 놓칠 가능성이 높다. 항원에 대한 항체를 검출할 수 있는 IC 킷도 있어 급성기 진단에 이용할 수 있다. 신속 검사법은 가짜양성 비율이 비교적 높아 결과 해석에 주의가 필요하다.

(3) WB법

HIV 구성 단백을 분해시켜 전기 영동으로 분리하여 셀룰로오스 막에 옮기고, 이 막에 환자의 혈청을 반응시켜 HIV에 대한 특이 항체를 검출하는 검사법이다. 결과 판정에는 세계보건기구(WHO)나 미국 질병관리센터(CDC)의 기준을 이용한다. 이 둘에 약간의 차이가 있지만 특정 밴드가 2개 이상 나타나면 양성으로 판정한다. 밴드가 나타나지 않으면 음성으로 판정하지만, 명확하지 않으면 판정을 보류한다. 감염 급성기에는 음성 또는 판정 보류가 많아 PCR 법을 병용하여 확인할 필요가 있다.

WB법은 특이도가 높아 만성기 진단에 유용하다. 교차 반응이 나타날 수 있으나 HIV-1과 HIV-2 감별에 도움이 되는 검사이다.

⑷ 핵산 증폭법

PCR법이 대표적이다. HIV-1의 유전 정보인 RNA를 역전사효소를 이용하여 DNA로 바꾼 후 PCR로 증폭하는 방법(RT-PCR법)이며, HIV-RNA를 고감도로 검출할 수 있는 방법이다. 감도가 높고 측정 범위가 넓은 실시간 PCR 측정 킷을 사용하고 있다.

PCR법에도 가짜양성이 나타날 가능성이 있으며, 때로 바이러스가 이상하게 매우 낮은 가짜 음성 가능성도 있는 검사이다. 확인 검사로 시행할 때는 WB법과 병용한다. PCR법의 장점은 윈 도우기가 짧아 급성기 진단에 유용하다는 점이다. 그러나 혈중에 바이러스가 나타날 때까지는 역시 음성이며, 이 시기를 일식기(eclipse phase)라고 부르고 진단이 불가능하다. 일반적으로 이용되는 검사는 모두 HIV-1을 검출하는 킷뿐이고 HIV-2를 검출할 수 있는 킷은 아직 시판되 지 않아 특수 연구실에서 시행하고 있다.

핵산증폭법이 특히 유용한 경우는 모자 감염의 진단이다. 신생아의 체내에는 모체에서 옮겨온 항체가 약 18개월부터 존재하므로 항체 검사로는 진단하기 어렵다. 따라서 유아의 감염 가능성 은 핵산증폭법으로 진단해야 한다. 대부분의 유아에서 4-6주에 진단이 가능하다.

3 HIV 감염은 어떻게 진단하는가?

HIV 감염은 선별 검사와 확인검사(WB법과 PCR법)를 조합하여 진단한다(그림 2). 만성기에 는 EIA법과 WB법을 조합한 검사로 확진하며, 윈도우기에 가짜음성을 되도록 줄이기 위해 감도 가 높은 선별 검사와 PCR법 병용이 필요하다. 검사에서 문제가 되는 것은 급성기와 HIV-2 감 염 가능성의 고려이다. 항상 병력과 신체 소견으로 위험성을 생각하여 대처할 필요가 있다.

⑴ 급성기의 진단

감염되고 처음 며칠 동안 혈액 중에 바이러스가 없는 상태는 현재 검사법으로 진단이 불가능 하다(일식기). 그러나 급성기에 나타나는 증상으로 HIV 감염을 의심하여 2주 정도에 PCR법이 나 고감도 항체 검사를 시행하면 양성이 되며, 이어서 WB법을 시행하여 급성기라고 진단할 수 있다.

급성기는 HIV 감염 경과 중에서 혈중 HIV-RNA 양이 많은 시기이며, 다른 사람에게 전염 력이 매우 강한 시기이다.[7] 앞에서 설명한 대로 이 시기에 다른 바이러스 감염 증상이나 전염성 단핵구증과 비슷한 증상으로 병원 진료를 받을 가능성이 높다. 이때 병력에서 HIV 감염을 의심 하여 검사를 시행하면 급성기에 진단할 수 있으나, 이 시기가 지나면 무증상기가 되므로 환자가 자발적으로 검사받지 않는 한 발견 기회를 놓치게 된다. HIV 감염을 조기에 진단하면 감염자 생

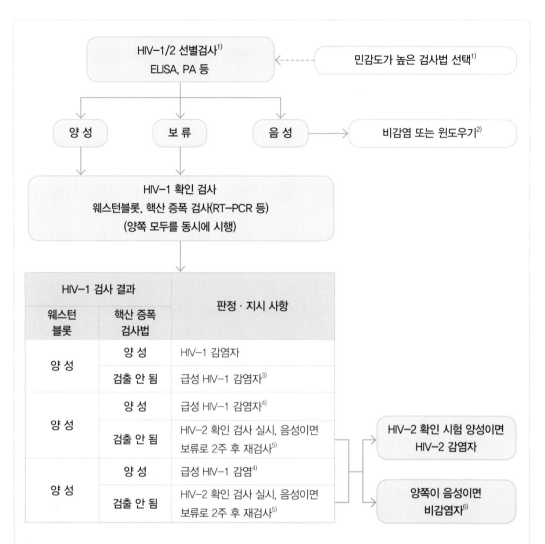

1) 명확한 감염 위험이 있거나 급성 감염을 의심하는 증상이 있으면 항원·항체 동시 검사법에 의한 선별 검사에 더해 HIV-1 핵산 증폭 검사도 고려한다.

2) 급성 감염 의심 검사에서 HIV-1/2 선별 검사와 웨스턴블롯에 음성 또는 보류이며, HIV 핵산 증폭 검사(RT-PCR법)이 양성이면 HIV-1 급성 감염으로 진단하나, 나중에 HIV-1/2 선별 검사와 웨스턴블롯으로 양성을 확인한다.

3) HIV-1 감염자로 하지만, HIV-1 핵산 증폭 검사(RT-PCR)에서 검출되지 않으면 HIV-2 웨스턴블롯을 시행하여 양성이면 HIV-2 감염자를 부정할 수 없다(교차 반응으로). 이런 증례는 전문기관에 의뢰한다.

4) 나중에 적절한 시기에 웨스턴블롯으로 양성을 확인한다.

5) 2주 후 재검사하여 선별 검사 음성, HIV-1/2의 확인 검사에 음성/보류이면 처음 선별 검사는 가짜양성이며 비감염 (감염 없음)으로 판정한다.

6) 감염 위험이 있거나 급성 감염 의심 증상이 있으며 보류로 재검사가 필요하다. 또 증상을 일으킨 원인도 동시에 검색할 필요가 있다.

주 1) 임산부 건강 진단, 수술전 검사 등의 선별 검사 양성 예의 대부분은 가짜양성 반응이므로 결과 설명에 주의한다.

주 2) 모자 간염 진단에서는, 이행 항체가 존재하므로 항체 검사는 유용하지 않고, 신생아 혈액의 HIV-1 항원 또는 HIV-1 핵산 증폭 검사에 의해 확인할 필요가 있다.

그림 2   HIV-1/2 감염 진단의 흐름

명 예후를 좋게 하며, 사회적으로 감염 확대를 예방하는 기회가 되므로 일상적으로 흔한 감염 환자를 보는 의사의 역할이 크다고 할 수 있다.

(2) HIV-2 감염의 진단

HIV-1은 전 세계에서 약 3,300만 명이 감염되어 있으며, HIV-2는 서아프리카를 중심으로 약 100만 명이 감염되어 있는 것으로 추정하고 있다.[8] HIV-2는 HIV-1에 비해 바이러스 양이 적고, 병태의 진행도 완만한 경향이 있다. 일본에서 보고된 HIV-2 감염은 10예 이하이며, HIV-1과 HIV-2의 중복 감염 예는 보고되지 않았다. HIV-1 치료에 사용하는 HIV치료제 중에는 HIV-2에 효과가 없는 것도 있어, 유행 지역에서는 감별이 필요하다. HIV-2 WB법으로 감별할 수 있으나, 감도가 낮고 HIV-1의 WB법과 교차 반응도 있어 진단이 어렵다. 이런 이유에서 PCR법에 의한 진단도 어렵다.

4 판단이 어려운 경우의 대책

(1) 선별 양성, WB법 판정 보류, HIV-RNA 음성

감염 위험이 낮은 증례이면 가짜양성 가능성을 생각할 수 있다. 급성기가 강하게 의심되면 PCR법의 가짜음성을 고려하여 다른 검사법으로 PCR 검사를 다시 시행하거나, HIV-2 WB법에 의한 검사도 고려한다.

(2) WB법에서 HIV-1와 HIV-2 모두 양성

WB법은 특이도가 높으므로 양성이면 확진한다. 그러나 교차 반응을 고려하여 HIV-1 감염 예에서 HIV-2 관련 밴드가 양성이면 판정을 보류한다. 우선 HIV-1 PCR검사를 시행하여 HIV-1 감염을 확인한다. HIV-2 PCR 검사도 고려하나, 연구실 수준의 검사이므로 전문가에게 상의할 필요가 있다.

(3) 다른 병원 선별 검사에서 양성이 나와 재검했는데 선별 검사 음성, WB법 판정 보류

선별 검사에 사용하는 항체 검사는 검사 킷에 따라 윈도우기가 다르므로, 급성기에는 검사법의 차이에 따라 다른 결과가 나올 수 있다. 고감도 항체 검사에서 항체 출현이 늦어지면 양성 반응이 일시적으로 음성인 경우가 있다. 감염 위험성이 높으며 급성기 가능성이 높으면 HIV-1에 대한 PCR법으로 검사하여 양성이면 급성기라고 생각한다. WB법으로 밴드가 하나뿐인 양성이 지속되는 비감염 예도 있으므로 위험도가 낮은 경우에는 가짜양성일 가능성도 생각할 수 있으나, PCR법으로 감별한다.

【문 헌】

1) Cornett JK et al: Laboratory diagnosis of HIV in adults; a review of current methods. Clin Infect Dis. 2013;57:712-8.

2) Sranson BM: The future of HIV testing. J Acquir Immune Defic Syndr.2010;55 Suppl 2:5102-5.

3) Owen SM: Testing for acute HIV infection; implications for treatment as prevention. Curr Opin HIV AID5. 2012;7:125-30.

4) Spivak AM et al: Seronegative HIV-1 infection; a review of the literature. AIDS. 2010;24:1407-14.

5) Committee on pediatric AIDS: Identification and care of HIV-exposed and HIV-1 infected infants, children, and adolescents in foster care. American Academy of Pediatrics. Pediatrics. 2000;106:149-53

6) 야마모토 나오키: 진료에서 HIV-1/2 감염 진단 지침 2008:일본 에이즈학회 · 일본 임상 검사 의학회 표준 권고. 일본에이즈학회지. 2009;11:70-2.

7) Cohen MS et al: Acute HIV-1 infection. N Engl J Med. 2011;364:1943-54.

8) Campbell-Yesufu OT et al: Update on human immunodeficiency virus(HIV)-2 infection. Clin Infect Dis. 2011;52:780-7.

9) 가토 마코토오: HIV 검사의 새로운 전개. 일본에이즈학회지 2011;18:132-6.

2

증가하는 만성 질환

AIDS 환자에서 급속히

1장 내분비 질환
1. 당뇨병 동반이 흔하다

1 HIV 감염과 당뇨병

당뇨병(diabetes mellitus; DM)은 점차 진행하는 병이며, 시간 경과에 따라 다양한 만성 합병증이 일어난다. 콩팥이 나빠진 신병증으로 혈액투석을 받게 되거나, 심혈관 질환의 하나인 뇌경색으로 마비가 나타나며, 시력을 저하시키는 망막증은 삶의 질을 현저히 저하시킨다. HIV 감염에서 당뇨병의 조기 발견과 철저한 치료는 이런 합병증을 예방할 수 있다.

HIV 감염자에서 DM이 나타나는 형태는, ① HIV 감염 판정 시 DM으로 진단된 경우, ② HIV 감염으로 ART 시작 전에 이미 DM이 있던 경우, ③ HIV 치료 중에 DM이 발생된 경우의 3가지를 생각할 수 있다.

에이즈에서 DM이 발생하는 이유(그림 1)는 당뇨병의 가족력, 연령 증가에 의한 인슐린 분비 부족, 비만의 동반, C형 간염 바이러스 감염이 같이 있을 때 CD4 양성 T림프구 수의 저하, HIV-RNA의 증가 등이다.[1,2] HIV 감염자에서 HIV와 관련된 자가면역성 DM 보고도 있으나, 대부분은 2형 DM 발생이다. 앞에서 HIV 감염은 만성 염증의 지속이라고 설명했으며 이런 염증에서 만들어진 각종 사이토카인이 인슐린 저항성을 일으키고 혈당을 올리며,[3,4] 또 ART에 의한 대사 장애도 당뇨병을 일으킨다.[5] 이렇게 원인이 복합적으로 작용하여 HIV 감염자에서 DM 발생률은 감염이 없는 사람에 비해 2-4배나 높다.[6]

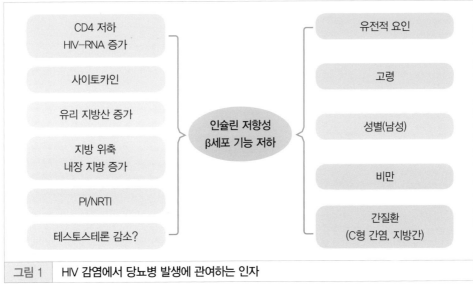

| 그림 1 | HIV 감염에서 당뇨병 발생에 관여하는 인자 |

CD4: CD4 양성 T림프구, PI:프로테아제 저해제, NRTI:핵산계 역전사효소 저해제

2 진단 과정

DM 진단 과정은 그림 2와 같다. DM의 기준에 해당되지 않는 당뇨병 전단계의 혈당 증가에서부터 식사요법과 운동 요법에 의한 관리가 필요하다.

* 당뇨병 전문가의 진료가 필요한 경우

- 1형 당뇨병
- 케토산혈증 등 급성 합병증이 있는 경우(혈당 300 mg/dL 이상 + 소변 케톤 양성, 심한 탈수)
- 임신 당뇨병
- 당뇨병에 대한 이해가 부족으로 입원하여 관리가 필요한 경우
- 인슐린 치료가 필요한 중증 고혈당
- 망막증이 시작되어 정기 검사가 필요한 경우

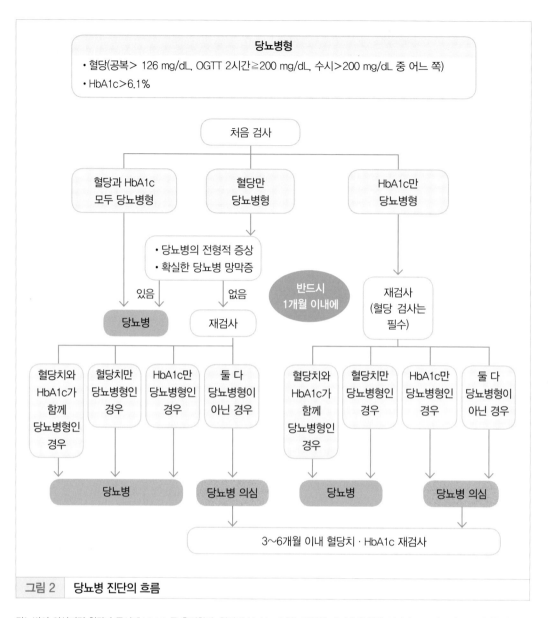

당뇨병형
- 혈당(공복> 126 mg/dL, OGTT 2시간≧200 mg/dL, 수시>200 mg/dL 중 어느 쪽)
- HbA1c>6.1%

처음 검사

혈당과 HbA1c 모두 당뇨병형

혈당만 당뇨병형

HbA1c만 당뇨병형

- 당뇨병의 전형적 증상
- 확실한 당뇨병 망막증

있음 → 당뇨병

없음 → 재검사

반드시 1개월 이내에

재검사 (혈당 검사는 필수)

혈당치와 HbA1c가 함께 당뇨병형인 경우

혈당치만 당뇨병형인 경우

HbA1c만 당뇨병형인 경우

둘 다 당뇨병형이 아닌 경우

혈당치와 HbA1c가 함께 당뇨병형인 경우

혈당치만 당뇨병형인 경우

HbA1c만 당뇨병형인 경우

둘 다 당뇨병형이 아닌 경우

당뇨병

당뇨병 의심

당뇨병

당뇨병 의심

3~6개월 이내 혈당치 · HbA1c 재검사

그림 2 당뇨병 진단의 흐름

당뇨병이 의심되면 혈당과 동시에 HbA1c를 측정한다. 혈당과 HbA1c가 당뇨병형을 나타내면 처음 검사만으로 당뇨병으로 진단한다.

3 치료

HbA1c 7.0% 미만을 목표로 혈당을 치료한다(그림 3). 티미딘 유사체(thymidine analog) 및 아바카비르(ABC)를 사용하면 평균 적혈구용적(MCV)이 증가되어 HbA1c치가 과소평가되므로 주의한다.[8]

⑴ 식사 요법과 운동 요법

치료의 기본은 표준 체중을 유지하기 위한 식사 요법(**표 1**) 및 운동 요법이다. 표준 체중에 따라 하루에 필요한 칼로리량을 결정하여 영양 교육을 시행한다. 운동 요법은 1주에 적어도 3회 시행한다. 운동 강도는 심박수 100–120/분 정도의 힘들지 않을 정도로 한다. 보행을 1일 1만 보(1회 15–30분을 1일 2회)를 기준으로 주 3회 이상 시행한다. 안저 출혈이 있거나 신장이 나쁘면 운동 요법 시행 전에 내분비 전문의와 상의한다. 또 10년 이상의 비만 병력이 있으며, 고지혈증의 동반이 있으면 관상동맥 질환 위험이 높으므로 심전도나 심장 초음파 검사를 시행하여 운동요법 시작을 고려한다. 설폰요소제 복용이나 인슐린을 사용하고 있으면 약의 작용이 최고가 되는 시간에 저혈당 발생을 주의한다(치료 흐름은 **그림 4** 참조).

혈당 정상화를 목표로 할 때의 목표	합병증 예방을 위한 목표	치료 강화가 어려울 때 목표
HbA1c* 6.0% 미만	**HbA1c* 7.0% 미만**	HbA1c* 8.0% 미만

그림 3	혈당 조절 목표치

*MCV를 증가시키는 티미딘 유사체나 아바카비르 사용은 HbA1c를 과소평가한다.

표 1	당뇨병의 식사요법

식사 요법

신체 활동에 따라 표준 식사량(칼로리량)을 설정한다.
- 가벼운 노동(사무직, 주부 등) 25–30 kcal x 표준체중*
- 서서 하는 업무가 많은 경우 30–35 kcal x 표준체중*
- 힘든 노동 35 kcal x 표준체중*

영양 지도
- 1일 3식, 먹는 시간도 규칙적으로, 제대로 먹는다.
- 잘 씹어 먹는다.
- 식품의 종류는 가능한 한 많이, 균형 있게 섭취한다.
- 간식을 하지 않는다.

*표준체중(kg)=신장(m)^2 x 22

⑵ 약물 요법(혈당강하제)

대표적 혈당강하제는 표 2와 같다. 식사요법 및 운동요법을 병용하여 혈당 조절이 부족하면 경구 혈당강하제 사용을 시작한다. 경구 혈당강하제 선택과 사용에 익숙하지 않으면 내분비 전문의에게 의뢰한다. 경구 혈당강하제를 소량부터 시작한다. 보통 2주간의 혈당치를 보아 혈당강하제 투여량을 조절한다. 최근에 많이 사용하는 DPP-4 저해제는 단독으로 사용하면 저혈당을 잘 일으키지 않지만 설폰요소제와 병용하면 저혈당에 주의가 필요하다. 메트포르민은 신기능 장애(혈청 Cr: 남성 1.3 mg/dL 이상, 여성 1.2 mg/dL 이상)가 있으면 젖산 산혈증 위험에 주의한다.

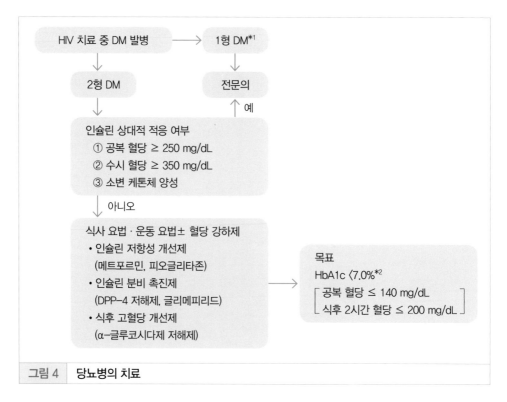

| 그림 4 | 당뇨병의 치료 |

*1 췌장 β세포가 자가면역 기전으로 파괴되어 인슐린의 절대적 결핍을 일으킨다. 급속한 체중 감소, 고혈당, 소변 케톤체 양성이 있다.
*2 MCV를 증가시키는 티미딘 유사체나 아바카비르 사용에서 과소평가된다.

BMI가 25 이상이면 인슐린 저항성 개선제를 선택하고, BMI 22 이하에서는 인슐린 분비 촉진제를 선택한다(BMI는 체질량지수라고 하며, 체중 kg을 키 m의 제곱으로 나눈 값이며 25 이상이면 비만이라고 한다).

표 2 주요 혈당 강하제의 작용 기전과 부작용

약품명	작용 기전	부작용
메트포르민	인슐린 저항성 개선	위장 장애, 젖산 산혈증
DPP-4저해제	혈당 의존성으로 인슐린 분비 촉진과 글루카곤 분비 억제	설폰요소제 병용으로 저혈당 증가
설폰요소제	인슐린 분비 촉진	저혈당
티아졸리딘제	인슐린 저항성 개선	부종, 심부전, 골다공증, 간기능 장애
α-글루코시다제저해제	식후 고혈당 개선	위장 증상
SGLT2 저해제	근위세뇨관에서 당흡수 억제	요로 감염증, 탈수
GLP-1수용체 작용제	저혈당이 적다	위장 증상
인슐린	모든 상황에서 유효	저혈당

4 당뇨병의 만성 합병증

(1) 망막증

보통 나이가 들면서 나타나는 2형 당뇨병은 DM 진단 시에 이미 망막 합병증이 동반되는 일이 있어 안과 진료를 받거나 안저 촬영을 시행한다.

(2) 신병증

조기 진단으로 표 3과 같은 알부민뇨 검사로 시행한다. 미량알부민뇨가 있어서도 충분한 혈당 조절, 안지오텐신 변환효소 저해제(ACE 저해제)나 안지오텐신 II수용체 길항제(ARB) 사용 및 염분 제한을 포함한 혈압 관리에 의해 신병증 개선을 기대할 수 있다. 한편 현성 신병증에서도 적극적 치료에 의해 진행을 억제할 수도 있다. 그 결과 투석 도입을 늦추는 것이 가능하다.

(3) 말초 신경병증

양쪽 발이 저려 잠을 이루지 못하는 다발 신경병증, 설사와 변비가 반복되거나 어지럼증이 심한 자율 신경 장애, 안면 신경 마비로 물체가 둘로 보이는 단신경 장애 등이 있다. 대부분 치료가 어렵고 대증 요법을 이용한다.

(4) 발병변

신경병증에 의한 감각 저하로 발에 상처나 화상을 입어 시작되며, 말초 혈관 장애가 있고 세균 감염이 더해져 발에 궤양 병변이나 괴저가 생기면 발을 잘라야 하는 끔찍한 상황이 된다. 평소에 발관리 방법을 교육하고 발을 꼼꼼히 조사하여 조금이라도 이상이 있으면 즉시 병원에서 치료하도록 알려준다.

표 3	당뇨병 신병증의 조기 진단		
소변 알부민 배설		**평가**	**진단**
< 30 mg/g Cr		정상 알부민뇨	정상
30–299 mg/g Cr		미량 알부민뇨	조기 신병증
≥ 300 mg/g Cr 또는 ≥0.5 g/g Cr		진성 알부민뇨 또는 지속성 단백뇨	현성 신병증

(5) 동맥경화

DM에서 고혈당은 혈관내피를 손상시켜 동맥경화를 시작하며 또 빠르게 악화시킨다. 결국 심장의 혈관을 막는 심근경색이나 뇌혈관을 막는 뇌경색까지 진행하여 생명에 위협이 된다. 당뇨병에서는 고혈압과 고지혈증 동반이 많으며(대사증후군이라고도 부른다)이런 경우에는 동맥경화 위험이 더 높다. 당뇨병이 있는 사람의 생활 습관으로 흡연, 알코올 습관이 있으면 동맥경화성 질환 발생 가능성은 매우 높다. 치명적인 심근경색이나 뇌졸중을 방지하기 위해 금연을 포함한 생활습관 개선은 당뇨병 진단 초기부터 필요하다. HIV 감염 자체가 만성 염증 상태라고 앞에서 설명했지만 이런 만성 염증이 당뇨병과 관계없이 동맥경화를 촉진하는 것도 알려져 있다.

(6) 고혈압

당뇨병에서는 고혈압 동반이 많으며 또 고혈압에서 당뇨병 발생이 많은 것은 앞에서 말한 대사증후군을 알면 이해하기 쉽다. 병원 진료에서 혈압 130/80 mmHg 미만을, 집에서 측정한 혈압으로 125/75 mmHg 미만이 되도록 치료한다. 혈압 강하제로 ACE 저해제 또는 ARB가 1차 선택제이며, 효과가 충분하지 않으면 장시간 작용형 디히드로피리딘계 칼슘 길항제나 소량의 티아자이드계 이뇨제를 병용한다.

(7) 고지혈증

DM에 동반된 고지혈증은 동맥경화와 다른 합병증을 일으키므로 다음을 목표로 치료한다.

- LDL-콜레스테롤(LDL-C) 120 mg/dL 이하
- HDL-콜레스테롤(HDL-C) 40 mg/dL 이상
- 아침 공복 중성지방(TG) 150 mg/dL 이하
- Non-HDL-C(총 콜레스테롤에서 HDL-C을 뺀 값) 150 mg/dL 이하

LDL-C을 직접 측정할 수 없으면, 아침 공복 TG 〈 400 mg/dL일 때, LDL-C = 총 콜레스테롤 - HDL-C -TG/5로 계산한다. TG가 400 mg/dL이거나 식후 채혈에서는 non HDL-C 150 mg/dL 이하를 목표로 한다.

고지혈증은 스타틴이라는 약으로 잘 치료된다. 그러나 에이즈 치료제와 상호 작용으로 부작용 발생에 주의해야 한다.

(8) 치주병

당뇨병 환자에서 치주병 발생은 흔한 합병증이며 제대로 치료하지 않아 이빨이 빠지면 식사를 제대로 할 수 없어 영양 상태가 나빠지고 혈당 조절이 나빠져서 당뇨병을 악화시킨다. 당뇨병에 비만이 있고, 흡연하며, 고령이면 치주병은 더 나빠진다. DM으로 진단되면 정기적 치과 진료가 필요하다. 치주병에 의한 염증 악화도 혈당을 높이며 치주병을 치료하면 당화혈색소가 좋아진다는 사실도 알려졌다. HIV 감염 자체에서도 치주병이 악화된다.

(9) 암

당뇨병 환자는 당뇨병이 없는 사람에 비해 암 위험 발생 위험이 크게 증가한다.[9] 과거 당뇨병 환자는 심장병이나 신장 합병증으로 사망했으나 최근에는 암으로 사망하는 사람이 가장 많다. 많은 암 중에서 특히 간암, 췌장암, 대장암 위험이 높다(그림 5). 당뇨병에서 암이 증가하는 원인으로, 고인슐린혈증, 고혈압, 만성 췌장염 등이 관여한다고 생각하고 있다. 암을 예방하기 위해서는 충분한 혈당 조절과 동시에 건강한 식사, 운동, 금연 및 절주 등이 중요하다. HIV 감염 자체도 물론 암 위험을 증가시킨다.

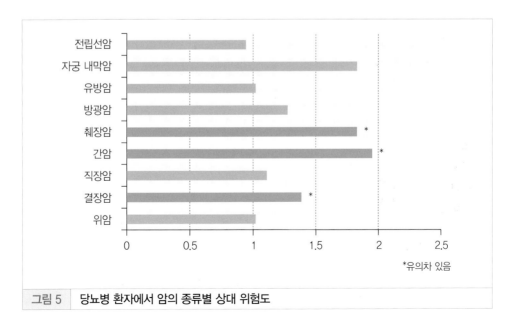

| 그림 5 | 당뇨병 환자에서 암의 종류별 상대 위험도 |

⑽ 치매

HIV 감염에서는 HIV 관련 신경 인지 장애(HAND)에 의해 치매가 증가하는데, 당뇨병이 동반하여 혈당 조절이 불량하면 치매 발생 위험이 크게 증가한다.

⑾ 골다공증

DM에서는 골밀도가 높아도 뼈를 구성하는 단백질이 불량한 골질 악화로 골절 위험이 높다. 골질 악화에는 고혈당에 의해 당화 종산물(advanced glycation end product)이라고 부르는 당과 콜라겐이 결합한 물질이 증가하여 뼈를 지탱해주는 힘이 약해지기 때문이다. 그런데 HIV 감염 자체도 골밀도 저하를 일으킨다. 따라서 HIV에서 DM이 발생하면 골밀도가 저하되고 골질이 악화되어 골절이 일어나기 쉽다.

5 ART에 의한 당뇨병 발생

ART 자체가 당뇨병을 일으킬 수 있다. 따라서 당뇨병 발생 위험이 높은 환자(DM의 가족력, 비만 동반, 췌장염 병력, 내당능이상 병력, 임신 당뇨병 병력)는 DM에 발생에 영향을 주지 않는 약제를 선택하거나, 변경할 필요가 있다. 급성으로 당뇨병을 일으키는 약으로 프로테아제 저해제가 잘 알려져 있다(표 4).[10,11] 또 핵산계 역전사효소 저해제(사닐부딘, 지도부딘)를 계속 투여하면 약의 누적 작용으로 당뇨병이 발생한다.[12] 따라서 이런 약을 사용하면 정기적 혈당 검사가 필요하며, 이것은 혈당이 당뇨병 진단 기준 정도로 올라가도 아무 증상이 없기 때문이다.

| 표 4 | HIV 관련 약과 당뇨병 |

작용 기전	당뇨병 관련 HIV치료제 및 기회감염 치료제								
	IDV	RTV	LPV	NFV	SQV	d4T	ZDV	ddl	펜타미딘
GLUT4 차단	○	○							
TG 및 유리 지방산 증가에 의한 DM 발생		○	○						
β세포의 제1상 인슐린 분비를 25% 저하	○		○	○	○				
누적 효과에 의한 DM발생						○	○	○	
β세포 파괴									○

GLUT4 당수송체 4, TG:트리글리세리드, IDV:인디나비르, RTV:리토나비르, LPV:로피나비르, NFV:넬피나비르, SQV 사퀴나비르, d4T 사닐부딘, ZDV:지도부딘, ddl:디다노신

ART 투여 이외에 기회 감염 치료제도 당뇨병을 일으킨다. 에이즈에서 가장 흔히 나타나는 감염인 뉴모시스티스 폐렴(PCP) 치료제인 펜타미딘도 DM을 일으킨다. 그 기전은 췌장 베타세포 파괴에 의한 인슐린 부족이다.

6 정기적으로 당뇨병 검사를 시행하자

에이즈 초진 시에 혈당 검사를 시행하고, ART를 시작하고 6개월에 혈당을 검사한다. 고령자에서 공복이 정상이어도 식후 혈당이 높을 수도 있으므로, 의심스러우면 포도당 용액 75 g을 마시고 채혈하는 당부하 검사를 시행하고, 이때 동시에 혈청 인슐린 검사도 해둔다. 당부하 검사가 번거로우면 당화혈색소 검사를 의뢰한다. 이런 검사에 이상이 없어도 연 1회 혈당 검사로 당뇨병의 조기 발견 노력에 소홀하면 안 된다. 이런 정기적 혈액 검사 이외에 BMI 변화에도 주의하여 급격한 변화가 있으면 다음 검사 시기까지 기다리지 말고 바로 검사해야 한다.

【문헌】

1) Fichtenbaum CJ et al: Treating morphologic and metabolic complications in HIV-infected patients on antiretroviral therapy. A consensus statement of an advisory committee of the international association of physicians in AIDS care. IAPAC Mon. 2005;11:38-46.

2) Norris A et al: Lipodystrophy syndrome: The morphologic and metabolic effects of antiretroviral therapy in HIV infection. J Assoc Nurses AIDS Care. 2004;15:46-64.

3) Smith JC et al: Effects of GH replacement on endothelial function and large-artery stiffness in GH-deficient adults: a randomized, double-blind, placebo-controlled study. Clin Endocrinol. 2002;56:493-501.

4) Vigouroux C et al: Serum adipocytokines are related to lipodystrophy and metabolic disorders in HIV-infected men under antiretroviral therapy. AIDS. 2003;17:1503-11.

5) Dagogo-Jack S: HIV therapy and diabetes risk.Diabetes Care. 2008;31:1267-8.

6) Brown TT et al: Antiretroviral therapy and the prevalence and incidence of diabetes mellitus in the multicenter AIDS cohort study. Arch Intern Med. 2005;165:1179-84.

7) 일본당뇨병학회 당뇨병 진단 기준에 대한 조사 검토 위원회: 당뇨병의 분류와 진단 기준에 대한 위원회 보고(국제 표준화 대응) 당뇨병. 2012;55 :494.

8) Kimp S et al: A1C underestimates glycemia in HIV infection. Diabetes Care. 2009;32:1591-3.

9) Sasazuki S et al: Diabetes mellitus and cancer risk: pooled analysis of eight cohort studies in Japan. Cancer Sci.2013;104:1499-507.

10) Woerle HJ et al: Mechanisms for the deterioration in glucose tolerance associated with HIV protease inhibitor regimens. Diabetes. 2003;52:918-25.

11) Lee GA et al: The effects of HIV protease inhibitors on carbohydrate and lipid metabolism. Curr Infect Dis Rep. 2004;6:471-82.

12) Fleischman A et al: Effects of a nucleoside reverse transcriptase inhibitor, stavudine, on glucose disposal and mitochondrial function in muscle of healthy adults. Am J Physiol Endocrinol Metab. 2007;292:E1666-73.

1장 내분비 질환
2. 고지혈증이 나타난다

1 HIV에 고지혈증 동반이 많다

　　HIV 감염자에서 고지혈증 동반이 높은 이유는, HIV 감염 자체에 의한 것과 에이즈 치료제의 영향 때문이다. 고지혈증은 심혈관 질환을 일으키는 가장 중요한 원인이다. HIV 감염자의 예후가 ART 발전에 의해 극적으로 개선되었으나 동맥경화 질환이 발생되고 진행하여 큰 문제가 되고 있다. HIV 감염자의 치료에서 혈액을 검사하여 고지혈증을 진단하고 생활습관을 조사하여 충분한 치료 대책을 세워야 한다. 최근 고지혈증 치료제로 스타틴을 많이 사용하고 있으며 실제로 심혈관 질환 발생과 사망률을 줄이고 있다. 그러나 ART 치료제와 고지혈증 치료제의 상호 작용에는 주의가 필요하다.

　　HIV 감염에서 고지혈증이 증가하는 기전은 감염에 의한 만성 염증의 증가이다. 만성 염증에서, 먼저 사이토카인의 하나인 종양괴사인자(TNF-α) 증가 → 지단백 리파제(LPL) 합성 억제 → 고중성지방혈증 발생 과정을 생각할 수 있다. 또 감염에 의한 HDL 콜레스테롤(HDL-C) 저하도 일어난다.

　　에이즈 치료제에 의한 고지혈증의 발생에는 프로테아제 저해제(PI)의 영향이 가장 강하다. PI는 간에서 중성지방(TG) 합성을 촉진하며, 초저밀도지단백(VLDL)의 합성과 분비를 촉진하고, LPL 합성을 억제하여 심한 고중성지방혈증을 일으킨다.[1]

2 고지혈증을 진단한다

⑴ 혈청 지질 측정

　　아침 공복에 병원에 와서 정맥혈을 채혈하여 혈청 지질을 측정한다(10-12시간 금식을 공복이라고 한다. 물이나 차 같은 칼로리가 없는 수분 섭취는 가능하다). 측정 항목은 다음과 같다.

- 총 콜레스테롤(TC)
- HDL 콜레스테롤(HDL-C)
- 중성지방(트리글리세리드:TG)

LDL 콜레스테롤(LDL-C)을 채혈하여 측정하면 정확하지만 한국의 의료 보험은 직접 측정을 인정하지 않고 Friedewald 공식(LDL-C=TC-HDL-C-TG/5)으로 계산하라고 한다. 그러나 TG가 400 mg/mL 이상이면 이 공식을 이용할 수 없다. 이런 공식을 사용할 수 없으면(식후 채혈 등) nonHDL-C (TC-HDL-C)로 계산하며, 기준은 nonHDL-C=LDL-C+30 mg/dL이다(표 1).[2]

표 1	고지혈증 선별을 위한 기준	
LDL-C	140 mg/dL 이상	고LDL콜레스테롤혈증
	120-139 mg/dL	경계 고LDL콜레스테롤혈증
HDL-C	40 mg/dL 미만	저HDL 콜레스테롤혈증
TG	150 mg/dL 이상	고중성지방혈증

(2) 고지혈증에 동반된 상황에 대해 문진한다

TG는 식후에 상승하기 시작하여 약 5-6시간에 최고치가 된다. TG가 높은 환자에서는 채혈 전 식사 시간과 내용을 알아본다.

고지질혈증이 있으면 과거에 진단된 적이 있는지, 그 후에 치료했는지 조사한다(초진 시에 고지질혈증이 있을 때 특히 중요하다. 에이즈 치료제 투여 중에 진단되었을 때는 과거력을 다시 확인한다). 체중 변동이나 여성에서 폐경 시기 등도 알아본다.

환자의 과거력으로 심혈관 질환의 병력, 고혈압이나 당뇨병 유무, 갑상선 질환 유무 등을 조사한다.

가족력도 중요하다. 가족에 젊은 나이 관상동맥 질환 발생이나 돌연사가 있으면 동맥경화 가능성이 생각할 수 있다(젊은 나이 발생은 남성에서 55세 미만, 여성에서 65세 미만). 젊어서부터 혈중 콜레스테롤이 높은 가족성 고콜레스테롤혈증의 빈도가 드물지 않으며 관상동맥 질환의 위험이 높으므로 가족력을 잘 알아보는 것은 중요하다.

고지혈증을 악화시키는 생활 습관을 조사하여 대책을 세운다.

식사: 식사량과 내용(좋아하는 식품), 섭취 상황, 간식 유무, 음주 빈도와 양

운동: 정기적 운동(종류와 빈도), 평상시에 걷는 습관, 일상생활의 활동성 정도

직업: 사무직인지 몸을 움직이는 업무인지

흡연: 흡연 습관이 있으면 매일 흡연 수/계속 년수

생활 습관 개선부터 시작하겠다는 환자의 마음 움직임이 치료에 중요하다. 병원에서 다 알아서 약을 처방해주었으니까 약만 먹으면 되겠지라고 생각하여 생활 습관을 바꾸지 않으면 혈청 지질은 어느 정도 떨어져도 동맥경화증이나 심혈관 질환은 방지할 수 없다. 사실 심혈관 질환이 고지혈증만으로 나타나는 것은 아니며 또 고지혈증 치료제가 콜레스테롤을 줄여주는 것은 불과 30% 정도뿐이다. 고지혈증 치료 중에도 생활 습관을 개선하도록 계속 격려해주어야 한다(그림 1, 표 2). 고지혈증 치료제를 계속 투여해도 목표 혈당치에 도달하지 않으면 고지혈증을 일으킬 수 있는 다른 원인 질환(갑상선 기능 저하증, 당뇨병, 신증후군, 쿠싱증후군, 갈색세포종, 약제성 등)을 찾아보아 확인한다. 원인 질환이 있으면, 이에 대한 치료도 필요하다. 이렇게 치료해도 고지혈증이 지속되면 보다 철저한 대책이 필요하다.

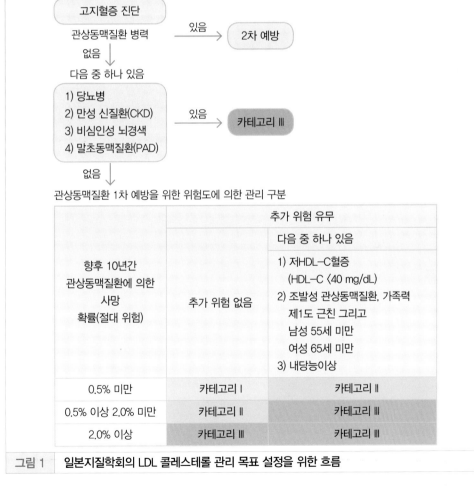

향후 10년간 관상동맥질환에 의한 사망 확률(절대 위험)	추가 위험 유무	
	추가 위험 없음	다음 중 하나 있음 1) 저HDL-C혈증 (HDL-C 〈40 mg/dL) 2) 조발성 관상동맥질환, 가족력 제1도 근친 그리고 남성 55세 미만 여성 65세 미만 3) 내당능이상
0.5% 미만	카테고리 I	카테고리 II
0.5% 이상 2.0% 미만	카테고리 II	카테고리 III
2.0% 이상	카테고리 III	카테고리 III

그림 1 **일본지질학회의 LDL 콜레스테롤 관리 목표 설정을 위한 흐름**

내당능이상(당뇨병을 포함하지 않는다)은 추가 위험으로 한 단계 엄격한 카테고리에 해당. 당뇨병(내당능 이상 불포함)은 바로 카테고리 III으로 한다.

| 표 2 | 카테고리별 관리 치료 목표 |

치료 방침의 원칙	관리 구분	지질 관리 목표치(mg/dL)[*1]			
		LDL-C[*2]	HDL-C	TG	non HDL-C
1차 예방	카테고리 I	〈 160	≥ 40	〈 150	〈 190
	카테고리 II	〈 140			〈 170
	카테고리 III	〈 120			〈 150
2차 예방	관상동맥질환 병력	〈 100			〈 130

대규모 역학연구(NIPPON DATA 80)에서 향후 10년 내 관상동맥 질환 사망률 0.5% 미만을 카테고리 I, 0.5~2.0% 미만을 카테고리 II, 2.0% 이상을 카테고리 III으로 하고 있다. [*1] 이런 수치는 도달 노력 목표이다. [*2] LDL-C는 20~30% 저하 목표도 고려한다.

관상동맥 질환의 병력이 없으면 생활 습관 개선을 통한 비만 감소가 중요하다. 금연은 필수이다. 관상동맥 질환 병력이 있으면 생활 습관 개선(식사 요법, 운동 요법, 금연 등)과 함께 약물 요법도 잘 지키는 것도 중요하다.

(1) **식사 요법**

다음을 기준으로 영양 상담을 적극 이용한다.[4]

① 칼로리 섭취량과 신체 활동량을 고려하여 표준체중(kg)(신장 $[m]^2 \times 22$)을 유지한다.

② 지방질 칼로리 비율을 20~25%, 포화지방산은 4.5% 이상 7% 미만, 콜레스테롤 섭취량을 200 mg/일 미만으로 억제한다.

③ n-3계 다가불포화지방산 섭취량을 늘린다.

④ 탄수화물 칼로리 비율을 50~60%로 하고, 식이섬유 섭취량을 늘린다.

⑤ 식염 섭취량은 6 g/일 미만을 목표로 한다.

⑥ 알코올 섭취량을 25 g/일 이하로 억제한다.

포화지방산 및 콜레스테롤 섭취량을 줄이기 위해서 지방이 적은 육류를 선택하여 과잉 섭취를 억제한다. 포화지방산을 줄인 만큼 불포화지방산을 섭취한다. 어류, 특히 등푸른 생선에 많은 n-3계 다가불포화 지방산을 섭취를 권고한다. 어류나 n-3계 다가불포화 지방산 섭취량과 관상동맥 질환이나 심근경색에 의한 사망률 억제의 상관성이 알려졌다.[5,6]

탄수화물에는, 소화 흡수되는 당질과 소화되지 않는 식이섬유가 있다. 당질의 종류나 섭취량은 당대사나 TG, HDL-C에 영향을 준다. 식이섬유는 LDL-C 저하 작용이 있다.[7]

고콜레스테롤혈증에는 고지방식이나 콜레스테롤이 많은 식품의 과잉 섭취는 문제가 된다. 고중성지방혈증에서는 과음이나 과일 과다 섭취를 확인할 필요가 있다.

(2) 운동 요법[8]

운동 요법으로, 유산소 운동을 매일 30분 이상 계속함이 바람직하다. 그러나 환자 상태에 따라 결정하며, 중증 심질환이나 안저 출혈이 있는 당뇨병성 증식성 망막증, 조절이 나쁜 당뇨병(공복 혈당 250 mg/dL 이상, 소변 케톤 양성)은 운동 금지에 해당한다.

운동 요법은, 가벼운 운동부터 시작하여 서서히 강도를 더하며, 최대 산소 섭취량의 약 50%에 해당하는 운동을 한다. 이런 운동 강도는, 숨이 차지 않는 정도이며, 맥박 수로 보면 50대에 120/분, 60~70대에 100/분이 대체적 기준이다. 주 3~4회 이상 시행을 권고한다.(50% 강도는, 심박 수[138−연령/2], 주관적 운동 강도를 나타내는 보르그 스케일 11[편하다]−13[약간 힘들다]을 목표로 한다).[9]

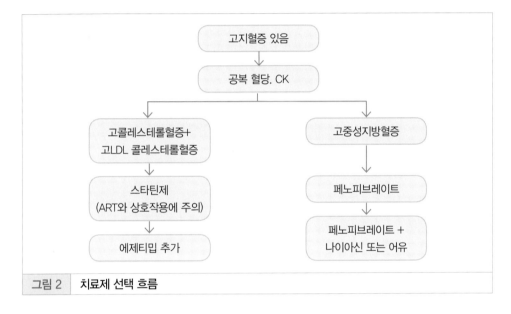

그림 2 치료제 선택 흐름

대퇴근이나 대둔근 등 큰 근육을 활발하게 움직이는 유산소 운동이 효과적이다. 빠르게 걷기, 수중 운동, 사이클링, 라디오 체조, 천천히 달리기 등이 권고된다. 팔굽혀펴기 같은 근력을 높이는 저항성 운동을 유산소 운동과 병용할 수 있으나, 과도한 혈압 상승을 일으키지 않도록 숨을 멈추지 않고 보통 호흡을 하면서 시행하는 것을 권한다.

(3) 약물 요법

일차 예방에서는 식사 요법, 운동 요법의 생활습관 개선과 동시에 약물 요법을 시행한다.

관상동맥 질환의 병력이 있는 2차 예방에서는 약물 요법이 중요하다.

치료 목표가 되는 지표는 LDL-C (nonHDL-C)이며, 고중성지방혈증 개선은 2차 목표, 저HDL콜레스테롤혈증 개선은 3차 목표이다(표 2). 치료제는 **그림 2**를 참고로 선택한다.

4 | ART에서 고지혈증의 발생

LDL-C 저하가 중요한 목표이며, 투여 약제는 스타틴제(HMG-CoA 환원효소 저해제)이다. 그러나 ART 치료제와 스틴의 상호작용이 약에 따라 차이가 있다.[10,11] 특히 PI와의 상호작용에 주의해야 한다(표 3, 4).

표 3	스타틴과 프로테아제 저해제의 상호 작용

스타틴	HIV치료제	영향 및 상호 작용	권고 및 임상적 코멘트
심바스타틴	프로테아제 저해제	CYP3A4 강력 저해, 심바스타틴 농도 상승 SQV/r 400 mg/400 mg BID에 의해 심바스타틴 AUC↑3,059%	금기, 병용하지 않음
로스바스타틴	LPV/r ATV/r	LPV/r로 로스바스타틴 AUC↑108%, Cmax↑366% ATV/r로 로스바스타틴 AUC↑3배,Cmax↑7배	로스바스타틴 투여량 신중 점증 로스바스타틴 10 mg/일 넘지 않게
	DRV/r	로스바스타틴 AUC↑48%, Cmax↑139%	로스바스타틴 투여량 신중 점증
	FPV +/-RTV	로스바스타틴에 유의한 영향 없음	용량 조정 불요
	SQV/r	데이터 없음	로스바스타틴 투여량 신중 점증
아트로바스타틴	ATV, ATV/r	아트로바스타틴 농도 상승 가능성 있음	아트로바스타틴 투여량 신중 점증
	DRV/r FPV, FPV/r SQV/r	아트로바스타틴 10 mg≒아트로바스타틴 40 mg단독 FPV±RTV에서 아트로바스타틴 AUC↑130-153 % 아트로바스타틴 AUC↑79%	아트로바스타틴 투여량 신중 점증 주의 깊게 사용, 아트로바스타틴20mg/일을 넘지 않게
	LPV/r	아트로바스타틴 AUC↑488%	아트로바스타틴 최저 용량 이용
프라바스타틴	DRV/r	프라바스타틴 AUC↑81%	최저량으로 시작, 신중하게 감시
	LPV/r	프라바스타틴 AUC↑33%	용량 조정 불요
	SQV/r	프라바스타틴 AUC↓ 47-50%	용량 조정 불요
피타바스타틴	프로테아제 저해제	ATV에 의해 피타바스타틴 AUC↑31%, Cmax↑60% ATV: 유의 작용 없음 LPV/r에 의해 피타바스타틴 AUC↓20% LPV: 유의 작용 없음	용량 조정 불요
로바스타틴	프로테아제 저해제	로스바스타틴 농도 상승 가능성 있음	금기, 병용하지 않음
에제티미브 페노피브레이트 Fish oils(어유)	프로테아제 저해제 프로테아제 저해제 모든 HIV치료제	상호작용 없음 상호작용 없음 안전	

SQV: 사퀴나비르, r:리토나비르, LPV:로피나비르, ATV:아타자나비르, DRV:다루나비르, FPV: 포삼프레나비르, RTV 리토나비르, AUC: 혈중농도 1시간 곡선하 면적, Cmax:최고 혈중농도

표 4	스타틴과 기타 HIV치료제의 상호작용		

스타틴	HIV치료제(NNRTI)	영향 및 상호 작용	권고 및 임상적 코멘트
아트로바스타틴	EFV, ETR	EFV, ETR에 의해 아트로바스타틴 AUC ↓ 32–43%	지질 효과에 따라 최대 용량을 넘지 않게 아트로바스타틴 용량 조정
	RPV	아트로바스타틴 AUC ↔ 아트로바스타틴 대사 산물	용량 조정 불요
푸르바스타틴	ETR	푸르바스타틴 농도 상승 가능	푸르바스타틴 용량 조정 필요
로바스타틴 심바스타틴	EFV	심바스타틴 AUC ↓ 68%	지질 효과에 따라 최대 용량을 넘지 않게 심바스타틴 용량 조정 RTV로 부스터한 PI와 EFV 병용 시 심바스타틴, 로스바스타틴은 금기
	ETR, NVP	로바스타틴 농도 저하 가능 심바스타틴 농도 저하 가능	지질 효과에 따라 최대 용량을 넘지 않게 로바스타틴 또는 심바스타틴 용량 조정. RTV로 부스터한 PI와 ETR 또는 NVP 병용 시 심바스타틴 및 로바스타틴 사용 제한
피타바스타틴	EFV, ETR, NVP, RPV	데이터 없음	권고 용량 없음
프라바스타틴 로스바스타틴	EFV	프라파스타틴 AUC ↓ 44% 로스바스타틴:데이터 없음	지질 효과에 따라 최대 용량을 넘지 않게 스타틴 용량을 조정
	ETR	유의한 영향 예상 없음	용량 조정 불요
스타틴	HIV치료제(INSTI)	영향 및 상호작용	권고 및 임상적 코멘트
아트로바스타틴	EVG/COBI/TDF/FTC	아트로바스타틴 농도상승 가능	아트로바스타틴 신중 투여, 최저 용량 이용
로바스타틴	EVG/COBI/TDF/FTC	로바스타틴 농도 대폭 상승 가능	금기, 병용하지 않음
피타바스타틴 프라바스타틴	EVG/COBIITDF/FTC	데이터 없음	권고 용량 없음
로스바스타틴	EVG/COBI/TDF/FTC	로스바스타틴 AUC ↑38% Cmax ↑89 %	로스바스타틴을 신중 증량, 최저 용량 이용
심바스타틴	EVG/COBI/TDF/FTC	심바스타틴 농도 대폭 상승 가능	금기, 병용하지 않음

EFV: 에파비렌츠, ETR: 에트라비린, RPV: 릴피비린, NVP: 네비라핀, RTV: 리토나비르, EVG: 엘비테그라비르, COBI:코비시스타트, TDF:테노포비르, FTC:엠트리시타빈, PI: 프로테아제 저해제, AUC:혈중 농도–시간 곡선하 면적, Cmax: 최고 혈중 농도

스타틴 투여는 혈당 상승 작용이 있다.[12] HIV 감염자에서는 당뇨병 발생이 많으므로 빈번한 혈당 측정이 필요하다. 특히 ART 시작 전과 시작 후 3–6개월에 혈당 검사가 필요하며,[13, 14] 고지혈증 중증도에 따라서는 매월 채혈하여 검사한다. 또 스타틴에 의한 횡문근 융해증 부작용이 많은 것에도 주의할 필요가 있다.

모든 환자에서 공복 시 혈청 지질 측정이 필요하다. 공복 시가 아니면 nonHDL-C을 이용한다. TG는 식사에 영향을 받으므로 검사 전 식사 내용 조사도 중요하다.

갑상선 기능 저하증에서는 지질 대사이상 동반이 많으며, 이때는 갑상선 기능 저하에 대한 치료가 필요하다. 따라서 지질 대사이상에서는 TSH, FT4 검사도 필요하다. 갑상선 이상에서는 CK, ALP 상승도 동반한다.

* 내분비 전문의에게 의뢰가 필요한 경우

TG가 1,000 mg/dL을 넘으면 급성 췌장염을 일으킬 가능성이 있어 내분비 전문의에게 의뢰한다. 치료가 어려운 경우가 많다. HIV 감염자에서 고중성지방혈증이 흔하므로 되도록 공복 시에 채혈하여 재검사하여 전문가에게 의뢰한다. 치료 경과에서 사용 약제와 검사치 변화에 대한 정보 제공도 필요하다.

【문 헌】

1) Mooser V et al: Antiretroviral therapy-associated hyperlipidaemia in HIV disease. Curr Opin Lipidol. 2001;12:313-9.

2) 일본 동맥경화학회: 동맥경화성 질환 예방을 위한 고지혈증 치료지침. 2013년판. 일본동맥 경화학회, 2013, p25.

3) 일본 동맥경화학회: 동맥경화성 질환 예방 지침. 2012년판. 일본 동맥경화학회, 2012, p39-43.

4) 일본 동맥경화학회: 동맥경화성 질환 예방 지침 2012년판. 일본 동맥경화학회, 2012, p57-9.

5) Iso H et al: Intake of fish and n-3 fatty acids and risk of coronary heart disease among Japanese: The Japan public health center-based(JPHC) study cohort 1. Circulation.2006;113:195-202.

6) Yamagishi K et al: Fish, omega-3 polyunsaturated fatty acids, and mortality from cardiovascular diseases in a nationwide community-based cohort of Japanese men and women The JACC(Japan collaborative cohort study for evaluation of cancer risk) study. J Am coll cardiol.2008;52:988-96.

7) Sood N et al: Effect of glucomannan on plasma lipid and glucose concentrations, body weight, and blood pressure: systematic review and meta-analysis. Am J Clin Nutr.2008;88:1167-75.

8) 일본 동맥경화학회: 동맥경화성 질환 예방을 위한 고지혈증 치료지침. 2013년판. 일본 동맥경화학회, 2013, p44.

9) Borg GA: Perceived exertion: A note on "history" and methods. Med Sci Sports. 1973;5:90-3

10) Ahmed MH et al: The safety and effectiveness of stations as treatment for HIV dyslipidemia: the evidence so far and the future challenges. Expert Opin Pharmacother.2012;13:1901-9.

11) DHHS: Guidelines for the Use of antiretroviral agents in HIV-1-infected adults and adolesents [HTtp://aidsinfo.nih.gov/guidelines]

12) Rajpathak SN et al: Statin therapy and risk of developing type 2 diabetes: A meta analysis. Diabes Care.2009;32:1924-9.

13) Dube MP et al: Guidelines for the evaluation and management of dyslipidemia in human immunodeficiency virus(HIV) -infected adults receiving antiretroviral therapy: Recommendations of the HIV medical association of the infectious disease society of America and the adult AIDS clinical trials group. Clin Infect Dis. 2003;37:613-27.

14) Schambelan M et al: Management of metabolic complications associated with antiretroviral therapy for HIV-1 infection: Recommendations of an International AIDS Society-USA panel. J Acquir Immune Defic Syndr. 2002;31:257 -75.

2장 신 질환이 나타난다
1. 만성 신질환

1 HIV 감염에서 만성 신질환의 발생

만성적으로 지속하는 신장병의 중요성을 강조하기 위해 만성 신질환(chronic kidney disease; CKD)이라는 개념이 도입된 것은 2002년이며 그 후 10년 이상 경과했지만 아직 이에 대한 인식은 부족하다. 만성 신질환은 원인 질환과 관련 없이 3개월 이상의 신장 장애(주로 단백뇨, 혈뇨)나 신기능 장애(추정 사구체 여과량[eGFR] 저하)가 지속되는 상태이다. 이런 질환 개념을 사용하는 것은, 신장병이 환자의 수명을 짧게 하고 생명에 위협을 준다는 근거가 있기 때문이다.

HIV 감염자의 생명 예후가 ART 도입으로 크게 개선되었으나,[1,2] 장기간 생존하는 HIV 감염자에서 만성 질환의 하나로 만성 신질환이 중요한 질병으로 등장했다.[3] 만성 신질환은 혈액 투석(인공 신장) 치료나 신장 이식이 필요한 말기 신부전(end stage renal disease; ESRD)으로 진행하며, 동시에 심혈관 질환, 빈혈, 골대사 이상, 암 발생이 증가한다.[1-7] 이런 질환 중에서 어떤 것이 발생해도 사망 위험이 높으며, 앞으로 HIV 감염자의 고령화가 진행하면 만성 신질환이 늘어나서 환자 관리에 중요한 부분이 될 것으로 예상한다.

HIV 감염자에서 만성 신질환이 나타나는 이유로, 일반인에서처럼 연령 증가(50세 이상), 당뇨병, 고혈압 동반이 중요하다(표 1).[8] 그 밖에 인종(아프리카계 미국인), CD4 양성 T림프구 수 저하, 고지혈증 동반, HIV 치료제로 테노포비르(TDF)이나 인디나비르(IDV) 등 신독성이 있는 약의 사용과 관계가 있다.[8, 9]

만성 신질환은 계산한 eGFR와 알부민뇨 정도를 이용하여 1-5단계로 분류한다(표 2).[10] 이런 분류법에 의한 만성 신질환 중증도는, 일반인에서 예후(ESRD로 진행 가능성), 심혈관 질환 발생, 사망률 등의 예측에 도움이 되며, HIV 감염자에서도 역시 유용성이 높다.[11] 따라서 HIV 감염자에서도 단백뇨와 eGFR를 측정하여 표 2의 중증도 분류에 따라 만성 신질환 단계를 평가한다.

표 1 다변량 회귀분석에 의한 HIV 감염자의 CKD 관련인자

공변수	단일 변량 분석		다변량 분석	
	OR(95% CI)	P value	OR(95% CI)	P value
연령 ≥50세	3.95 (2.89–5.40)	〈 0.0001	2.81 (2.02–3.92)	〈 0.0001*
남성	0.85 (0.44–1.61)	0.6144	—	—
고혈압	4.29 (3.13–5.89)	〈 0.0001	3.04 2.17–4.26)	〈 0.0001*
당뇨병	3.88 (2.29–6.59)	〈 0.0001	2.05 (1.15–3.66)	0.0146개*
C형 간염	1.67 (0.90–3.19)	0.1069	—	—
LogCD4 수(/μL)	0.44 (0.22–0.86)	0.0160	0.52 (0.25–1.09))	0.0846
Log HIV–RNA수(copies/mL)	0.82 (0.65–1.04)	0.1015	—	—

*유의차 있음

표 2 CKD 중증도 분류

원질환	단백뇨 구분		A1	A2	A3
당뇨병	소변 알부민정량 (mg/일)		정상	미량알부민뇨	현성 알부민뇨
	소변 알부민/Cr비 (mg/g Cr)		30 미만	30–299	300 이상
고혈압 신장염 다발성 낭포신 신장 이식 불명 기타	소변 단백 정량 (g/일)		정상	경도 단백뇨	고도 단백뇨
	소변 단백/Cr비 (g/g Cr)		0.15 미만	0.15–0.49	0.50 이상
GFR 구분 (ml/분/ 1.73m²)	G1	정상 또는 증가 ≥ 90			
	G2	정상 또는 경도 저하 60–89			
	G3a	경도–중등도 저하 45–59			
	G3b	중등도–고도 저하 30–44			
	G4	고도 저하 15–29			
	G5	말기 신부전(ESKD) 〈 15			

중증도는 원질환, GFR 구분, 단백뇨 구분에 의한 단계로 평가한다. CKD 중증도는 사망, 말기 신부전, 심혈관 사망 발생 위험 단계가 ▨ ▨ ▨ 순서로 상승한다(일본의 DIGOCKD guideline).

2 만성 신질환의 대책

    ART에 의한 충분한 HIV 감염 조절이 치료의 기본인 것은 말할 필요가 없다. 그리고 만성 신질환의 치료 원칙은, 동반된 당뇨병, 고혈압, 고지혈증의 적절한 관리를 위한 ① 식사 요법, ② 약물 요법, ③ 생활 습관 개선이다.

    만성 신질환에서 식사 요법으로 중요한 사항은, 염분 제한(1일 소금 섭취량 6 g 이하), 단백질 제한식(1일 섭취량 0.6-0.8 g/kg 체중 이하), 칼륨 제한식(1일 섭취량 1,500 mg 이하)이다. 당뇨병이 동반되면 여기에 적절한 칼로리 제한이 더해진다. 고지혈증이 있으면 콜레스테롤 제한도 필요하다. 올바른 식사 요법을 시행하기 위해서는 염분과 지방질이 많은 외식을 피하고, 금주와 금연을 지키고, 규칙적 생활 습관을 몸에 익혀야 한다. 경도의 만성 신질환에서는 가벼운 유산소 운동(산책, 걷기 등)을 일상생활에서 시행하며 혈당과 지질 대사 개선에 노력한다. HIV 감염자도 일반인처럼 당뇨병이나 고혈압은 만성 신질환이 시작하고 악화하는 중요한 요인이므로, HIV 환자는 만성 신부전 초기부터 당뇨병과 고혈압에 대한 엄격한 관리를 시작해야 한다. HIV 감염자나 만성 신질환 환자에서 당뇨병과 고혈압 치료 목표에는 차이가 없다. 고혈당이나 고혈압에 의한 괴로운 증상이 없는 초기 환자는 치료에 소홀한 경우가 많지만 아무 증상 없이 만성 신질환은 진행한다. 생활 습관 개선이나 약물요법 치료에 대한 준수도가 낮은 환자는 전문의에게 진료를 의뢰하거나 전문 진료과에 입원하여 치료하는 것도 대안이다.

    다른 과의 치료를 받는 환자는 반드시 약 처방전을 갖고 오게 하거나 약을 처방한 약국에 전화를 걸어 현재 복용하는 약의 신독성과 신장애 가능성을 확인하고, 또 신기능 저하에 따라 신장을 나쁘게 할 수 있는 약 용량이 투여되고 있는지 조사가 필요하다. 신기능이 비교적 안정되어 있던 환자가 갑자기 신기능이 악화되는 원인으로 환자가 무심코 복용한 다른 약, 기능식품, 한약인 경우가 많다. 외상이나 다른 급성 질환으로 다른 과에서 처방받은, 비스테로이드 소염제, 항생제, 방사선 촬영 시 투여한 조영제에 의해 만성 신질환의 급격한 악화도 자주 볼 수 있다.

    나이가 들면 신 기능이 약해지므로 신장을 통해 배설되는 약의 용량을 줄여야 함을 잊지 말아야 한다.

3 신 질환에서 나타나는 합병증

(1) 신성 빈혈

    만성 신질환 환자에게는 대부분 빈혈이 있다. 혈액 검사에서 빈혈이 발견되면 빈혈의 원인을 찾아보며, 출혈, 악성 종양, 감염(HIV 이외의), 철 결핍 등이 제외되면 신성 빈혈로 진단한다. 신 기능이 저하되면 신장에서 혈액을 만드는 촉진인자 에리스로포이에틴(erythropoietin) 생산이 되지 않아 빈혈이 된다. 신성 빈혈에는 에리스로포이에틴을 주사한다. 보통 혈색소가 10 g/dL 이하에서 투여를 시작하며, 치료 목표는 혈색소 10-12 g/dL로 한다. 만성 신질환에서 에리스로포이에틴을 목표 혈색소에 이를 때까지 월 1-2회 투여하며, 빈혈이 좋아지면 피곤감이 없어져서 일상생활의 불편함이 적어진다. 에리스로포이에틴을 투여하여 혈액이 만들어지면 상대적 철 결핍 상태가 되므로 검사를 시행하여 경구 철제도 투여한다.

철제 보충 시작 기준은
① 트란스페린 포화도(TSAT):(Fe/TIBCx100) 20% 이하
② 혈청 페리틴 100 ng/mL 이하

(2) 신 질환에서 흔한 골대사 이상의 발견과 대책

신장은 칼슘 대사조절에 중요한 역할을 하고 있으며, 만성 신질환이 진행하면 골대사 이상이 나타난다. 가장 빈도가 높은 상태는 2차성 부갑상선 기능항진증이며 혈청 부갑상선 호르몬을 측정하여(intact PTH) 65 pg/mL 이상이면 가능성이 있다. 이런 골대사 이상에서는 혈청 칼슘 저하, 인 상승, 알카리성 인산화효소 상승이 나타난다. 혈청 칼슘 부족은 허약감, 뼈의 통증, 발저림 등을 나타내고 뼈의 기질적 변화로 골절이 일어나기 쉽다. 이때 칼슘제 투여만으로는 효과가 없고 칼슘 흡수를 촉진시키는 비타민 D가 필요하다. 일반적으로 사용하는 비타민 D는 효과가 없으며 이것은 비타민 D가 간과 신장에서 활성화되어야 작용할 수 있으나 신장이 나쁘면 활성화되지 않기 때문이다. 따라서 활성형으로 만든 비타민 D(칼시트리올)를 투여한다. 혈중 인이 높으면 구토, 식욕 부진 같은 위장 증상과 피부 가려움증 등의 괴로운 증상이 나타나며 고인혈증 개선을 위해서 인 흡착제를 투여한다. 이렇게 만성 신질환의 상태를 개선하기 위한 다양한 약을 투여하는 적극적인 치료법이 발전하고 있다.

(3) 동맥경화증의 진행은 삶과 죽음의 갈림길이다

만성 신질환으로 사망하게 되는 원인은 허혈성 심질환, 심부전, 뇌졸중, 폐색성 동맥경화증 등 이며 그 배경은 동맥경화증이다.[10] 물론 이런 위험성의 증가는 단백뇨 정도 및 eGFR 저하와 관련이 있다(그림 1).[12] 따라서 모든 만성 신질환 환자에서 심혈관 질환 진행을 항상 생각하여 진료한다. 동반된 당뇨병, 고혈압, 고지혈증은 심혈관 질환을 높이지만 충분히 치료가 가능한 상태이며 계속 치료해야 한다. 만성 신질환 상태에 이른 환자에게 혈당, 혈압, 고지혈증의 꾸준한 관리가 필요하다고 설명해도 귀에 들어오지 않으며 획기적으로 단기간에 회복시킨다는 근거 없는 광고에 빠져들어 순식간에 신장을 파괴시키는 안타까운 일도 있다.

⑷ 고칼륨혈증과 대사성 산혈증의 대책

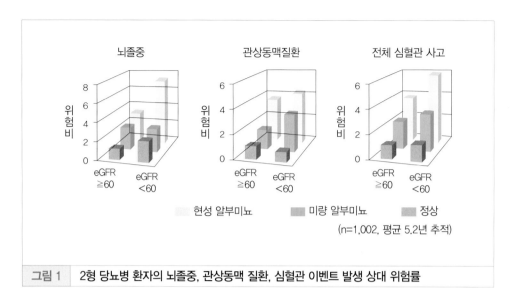

그림 1 2형 당뇨병 환자의 뇌졸중, 관상동맥 질환, 심혈관 이벤트 발생 상대 위험률

　신 기능이 저하되면 신장에서 칼륨이 빠져나가지 못하여 혈중 칼륨이 증가하는 고칼륨혈증이 된다. 이때 칼륨이 많이 들어 있는 과일이나 생채소를 많이 먹으면 생명에 위험한 고칼륨혈증이 된다. 칼륨이 높으면 심장 정지가 일어나기 때문이다. 만성 신질환에서 흔히 사용하는 ARB나 ACE 저해제 같은 고혈압약이나 이뇨제로 사용하는 알닥톤도 혈청 칼륨 농도를 올려준다. 혈청 칼륨치는 5.5 mEq/L가 허용 범위라고 진료 시에 알려준다. 혈청 칼륨을 유지하기 위해 카리메이트를 처방한다. 이 약은 양이온교환수지라고 하는 물질이며 장에서 칼륨과 결합하여 대변으로 빠져나가게 하므로 혈청 칼륨을 어느 정도 내려줄 수 있다. 이런 약을 먹으면 심한 변비가 생긴다. 변비에는 채소를 먹어야 한다고 알고 있는 사람이 생채소를 먹으면 다시 칼륨이 많이 올라간다. 채소를 익혀 먹으면 어느 정도의 칼륨이 빠져나가므로 채소는 반드시 익혀 먹고, 국의 채소를 먹을 때 국물은 먹지 않도록 한다.

　우리 몸에서는 음식물의 분해 과정에서 강한 산이 만들어진다. 신장은 이런 산을 배설하는 작용이 있는데 신 기능이 나빠지면 산이 빠져나가지 못해 피가 산성으로 바뀌는 산혈증 상태가 된다. 가벼운 산혈증에서는 칼슘이 빠져나가 뼈가 약해지는 정도이지만 심한 산혈증에서는 혈압이 떨어지며 호흡 곤란이 일어나고 의식을 잃고 사망하게 된다. 산혈증이 시작되면 산을 중화시키기 위해 탄산수소나트륨 1.5~3.0 g을 처방한다.

　이렇게 고칼륨혈증이나 산혈증이 나타나면 이미 중증 만성 신질환이다. 전문가에 의한 철저한 치료를 받지 않으면 매우 위험한 심각한 상태라고 보아야 한다.

만성 신질환을 발견하는 검사를 받는다

만성 신질환인지 알기 위해서 소변검사와 신 기능 검사를 시행한다. 소변에 적혈구가 있는지 현미경으로 조사하고 알부민뇨를 측정한다(소변 Cr 1 g당 단백 배설량 g/Cr으로 표시한다). 그리고 혈청 크레아티닌을 측정하여 다음 계산식으로 eGFR을 계산한다.

eGFR 계산식
남성 eGFR(mL/분/1.73m^2) = 194 $\times$ Cr$^{-1.094}$ $\times$ 연령(세)$^{-0.287}$
여성 eGFR(mL/분/1.73m^2) = 194 $\times$ Cr^{-1094} $\times$ 연령(세)$^{-0.287}$ $\times$ 0.739

(크레아티닌과 연령을 입력하면 바로 결과를 알려주는 스마트폰의 앱이 있다)
다음의 표 2와 같이 CKD 중증도 단계를 판정한다.

전문의에게 의뢰할 시기
1) 요단백 0.5 g/g Cr 이상. 또는 소변 검사용지에서 요단백(2+)
   이상 지속
2) 단백뇨와 혈뇨 양성(1+ 이상)의 지속
3) 40세 미만에서 eGFR 60 mL/분/1.73 m^2 미만
   40세 이상 70세 미만에서 eGFR 50 mL/분/1.73 m^2 미만
   70세 이상 eGFR 40 mL/분/1.73 m^2 미만

【문헌】

1) Lohse N et al: Survival of persons with and without HIV infection in Denmark, 1995– 2005. Ann Intern Med. 2007;146:87–95.

2) Antiretroviral therapy cohort collaboration: Life expectancy of individuals on combination antiretroviral therapy in high–income countries: A collaborative analysis of 14 cohort studies. Lancet. 2008;372:293–9.

3) Gupta SK et al: Guidelines for the management of chronic kidney disease in HIV–infected patients: Recommendations of the HIV medicine association of the infectious diseases society of America. Clin Infect Dis. 2005;40:1559–85.

4) Go AS et al: Chronic kidney disease and the risk of death, cardiovascular events, and hospitalization. N Engl J Med. 2004;351:1296–305.

5) Astor BC et al: Association of kidney function with anemia: The third national health and

nutrition examination survey(1988–1994). Arch Intern Med. 2002;162:1401–8.

6) Martion KJ et al: Metabolic bone disease in chronic kidney disease. J Am Soc Nephrol. 2007;18:875–85.

7) Wong G et al: Association of CKD and cancer risk in older people. J Am Soc Nephrol. 2009;20:1341–50.

8) 야나기사와 나오키: HIV 감염자에서 만성 신질환. 일본에이즈학회지 2013;15: 63–70.

9) Yanagisawa N et al: Clinical characteristics of kidney disease in Japanese HIV-1 Infected patients. Nephron Clin Pract. 2011;118:c285–91.

10) 일본신장학회: CKD 진료지침 2012, 도쿄의학사. 2012.

11) Yanagisawa N et al: Classification of human immunodeficiency virus-infected patients with chronic kidney disease using a combination of proteinuria and estimated glomerular filtration rate. Clin Exp Nephrol.2014;18:600–5 .

12) Bouchi R et al: Association of albuminuria and reduced estimated glomerula filtration rate with incident stroke and coronary artery disease in patients with type 2 diabetes. Hypertens Res. 2010;33:1298–304.

2장 신 질환이 나타난다
2. 고혈압

1 HIV 감염과 고혈압

ART 도입으로 HIV 감염자의 생명 예후가 크게 좋아져 장수가 가능해졌다. 그러나 오래 살게 되면서 고혈압을 비롯한 당뇨병, 고지혈증 같은 합병증이 나타나서 새로운 문제가 되고 있다. 특히 고혈압은 뇌혈관 질환, 심근경색, 만성 신질환을 일으키는 중요한 원인이지만, 제대로 치료하면 이런 합병증의 예방에 도움이 된다.

ART가 도입되기 이전에 HIV 감염자에게 고혈압은 드문 합병증이라고 생각했다.[1] 그러나 ART 도입 후 조사에서 고혈압이 드물지 않은 것으로 알게 되었으며, 보고에 따라 차이가 있지만 백인 및 흑인 코호트에서 13–31% 정도라고 한다.[2-4]

일본인에서 HIV 감염자 813명의 조사(1회 혈압 측정으로)에서 수축기 혈압 140 mmHg 이상이거나 확장기 혈압 90 mm 이상, 또는 혈압약을 복용하는 환자를 고혈압으로 정의하면 37.1%의 빈도였다. 일본인에서 30세 이상의 고혈압 이환율은 2000년에 남성의 47.5%, 여성의 43.8%이다.[5] 이렇게 일본인 HIV 감염자에서 고혈압 이환율이 백인이나 흑인 코호트에 비해 높은 이유는 일본인에 고혈압 이환율이 높기 때문이다. 이렇게 보면 HIV 감염자에서 고혈압은 무시할 수 없는 중요한 합병증이라고 생각할 수 있다

HIV 감염에서 고혈압이 생기는 이유에는 아직 일정한 견해가 없다. 다만 HIV의 긴 유병 기간, HIV 감염에 동반된 만성 염증에 의한 혈관내피 손상과 동맥경화 발생, ART에 사용하는 프로테아제 저해제(PI) 등이 관여할 가능성이 있다.

2 고혈압의 진단

혈압 측정 및 고혈압 기준은 HIV 비감염자와 다르지 않다. 진료실에서 혈압을 숙련된 의료인이 측정하면 진정한 혈압을 알 수 있다. 간혹 진료실에서는 고혈압이지만 집에서는 정상인 혈압(의사의 흰 가운 때문이라고 백의 고혈압이라고 한다), 진료실에서는 정상 혈압이지만 집에서는 고혈압(가면 고혈압이라고 한다) 같은 측정상의 문제가 있다. 집에서 혈압을 측정할 수 있는

혈압계가 보급되고 있다. 이런 가정 혈압 측정은 고혈압 치료 계속률을 향상시키고, 혈압약 과잉에 의한 혈압 저하나 불충분한 혈압 저하의 평가에도 유용하다. 가정 혈압이 진료실에서 측정한 혈압보다 생명 예후를 예측하는 좋은 인자라는 보고도 있다.[6] 따라서 가정 혈압 측정이 고혈압 관리나 생명 예후 개선에 효과적이라고 생각할 수 있다. 또한 24시간 동안 혈압을 측정하는 장치도 있다. 이런 방법으로 하루 종일 혈압 변동을 알 수 있으면 적절한 혈압약 투여 시간(아침 또는 저녁 투여 등)을 결정할 수 있다. 혈압은 보통 아침에는 높고 밤에는 10% 정도가 내려가는데, 밤에 내려가지 않거나 오히려 올라가는 사람에서 심혈관 질환이 높다고 한다. 24시간 동안의 혈압을 재보면 낮보다 밤에 혈압이 높은 상태를 알 수 있는 중요한 검사로 이용한다(표 1-3).[7]

* 전문가에게 의뢰가 필요한 경우

- **고혈압 응급 상황:** 혈압이 180/120 mmHg 이상으로 크게 올라가서 뇌혈관 장애를 일으킬 위험이 있다.
- **악성 고혈압:** ① 확장기 혈압이 항상 130 mmHg 이상, ② 안저소견에 유두 부종과 망막 출혈, ③ 신 기능 장애 단계의 신부전(혈청 크레아티닌 5.0 mg/dL 이상), ④ 전신 증상의 급격한 악화에 의한 운동실조, 지각장애, 두통, 현기증, 메스꺼움 등의 뇌 자극 증상이나 호흡 곤란, 흉통, 부정맥 등의 심혈관 증상 출현.
- **치료 저항성 고혈압:** 생활습관 개선과 이뇨제를 포함하여 3종류 이상 혈압약을 계속 투여해도 목표 혈압까지 내려가지 않는 경우.
- **2차성 고혈압이 의심되는 경우:** 신장 실질성 고혈압, 신혈관성 고혈압, 원발성 알도스테론증, 쿠싱증후군, 갈색세포종 등.
- **악성 고혈압을 발견하기 위한 안과 정기 검사가 필요한 경우**

표 1	가정 혈압 측정 방법, 조건, 평가

1. 장치
상완 커프, 오실로메트릭에 의한 장치

2. 측정 환경
1) 조용하고 적당한 실온 환경[*1]
2) 원칙적으로 등받이가 있는 의자에 앉아 1–2분 안정 후
3) 대화하지 않는 환경
4) 측정 전 흡연, 음주, 카페인 섭취를 하지 않는다
5) 커프 위치를 심장 높이로 유지할 수 있는 환경

3. 측정 조건
1) 필수 조건
    a. 아침(기상 후 1시간 이내), 배뇨 후, 아침 약 복용 전, 아침 식사 전,
      앉아서 1–2분 안정 후
    b. 밤(취침 전)
      앉아서 1–2분 안정 후
2) 추가 조건
    a. 지시에 따라 저녁 식사 전, 저녁 약 복용 전, 목욕 전, 음주 전 등
      기타 필요 시, 자각 증상이 있을 때, 휴일 낮, 심야 수면 중[*2]

4. 측정 회수와 취급[*3]
원칙적으로 한 번에 2회 측정하여 평균을 낸다.
한 번에 1회 측정한 경우에는 그 혈압치를 이용한다.

5. 측정 기간
되도록 장기간

6. 기록
모든 측정치를 기록한다.

7. 평가 대상
아침 측정치 5일(5회) 이상의 평균
저녁 측정치 5일(5회) 이상의 평균
모든 개개 측정치

8. 평가
고혈압   아침, 저녁의 각각 평균치 ≥ 135/85 mmHg
정상   아침, 저녁의 각각 평균치 〈125/80 mmHg

[*1]   겨울에 난방이 없는 방에서 측정하면 혈압이 올라가므로 실온에 주의한다.
[*2]   야간 수면 시 혈압을 자동으로 측정하는 가정 혈압계도 있다.
[*3]   너무 많은 빈도로 측정할 필요는 없다.
주 1   가정 혈압 측정에 불안한 사람은 강제로 측정하지 않는다.
주 2   측정치에 일희일우 할 필요가 없다는 것을 교육한다.
주 3   측정치에 따라 임의로 혈압약을 중지하거나 증·감량하지 않도록 교육한다.

| 표 2 | 측정법에 따른 고혈압 기준(mmHg) |

	수축기 혈압		확장기 혈압
진료실 혈압	≥140	and/or	≥90
가정 혈압	≥135	and/or	≥85
자유 행동 하혈압 24시간 낮 밤	≥130 ≥135 ≥120	and/or and/or and/or	≥80 ≥85 ≥70

| 표 3 | 혈압 치료 목표 |

	진료실 혈압	가정 혈압
청년, 중년, 전기 고령자	140/90 mmHg 미만	135/85 mmHg 미만
후기 고령자 환자	150/90 mmHg 미만 (견딜 수 있으면 140/90 mmHg 미만)	145/85 mmHg 미만 (견딜 수 있으면 135/85 mmHg 미만)
당뇨병	130/80 mmHg 미만	125/75 mmHg 미만
CKD(단백뇨 양성)	130/80 mmHg 미만	125/75 mmHg 미만
뇌혈관 장애 환자 관상동맥 질환 환자	140/90 mmHg 미만	135/85 mmHg 미만

진료실 혈압과 가정 혈압의 목표 치 차이는 진료실 혈압 140/90 mmHg, 가정 혈압 135/85 mmHg이 고혈압 진단 기준이므로 이 차이를 적용한다.

3 고혈압 치료는 단순하지 않다

고혈압을 치료하는 목적은 심혈관 질환과 뇌혈관 질환의 발생과 진행을 방지하고 또 생명에 위협이 되는 중증 합병증을 방지하여 사망률을 감소시키려는 것이다. 고혈압 치료의 기본은 생활 습관 교정과 약물 요법이며, 이것은 HIV 감염자나 비감염자에서 같다. 고혈압 치료의 흐름은 그림 1과 같다.

(1) 생활 습관 교정

약물 요법을 시행하기 전에 모든 고혈압 환자에게 생활 습관 교정의 중요성을 교육해야 한다. 환자가 반드시 이해하여 지켜야 할 요점은 표 4와 같다. 이 중에서 가장 중요한 것은 소금 섭취 감소이다. 많은 연구에서 소금 섭취가 많을수록 혈압이 높아진다고 한다.[9] 동양인은 소금을 조금만 더 먹어도 혈압이 많이 올라가므로(이것을 식염 감수성이라고 한다) 소금 감소의 이점이 크다. 한국의 평균 소금 섭취는 2012년 국민 영양조사에서 남성 17.3 g/일, 여성 12.1 g/일로 매우 높다. 세계보건기구가 권장하는 1일 소금 섭취 목표는 6 g/일 미만이므로, 일상 식사에서 목표치 도달은 매우 어렵다. 이런 목표를 지속하기는 쉽지 않지만 소금 감소는 진정으로 심혈관 질환, 뇌혈관 질환 위험을 줄일 수 있다고 마음 속에서 받아들여야 한다.[9] 소금을 줄여야 한다고 설명하면 자신은 전혀 짜게 먹지 않는다고 주장하는 환자도 만난다. 이럴 때 소변을 검사하여 나트륨 배설량을 측정해보면 소금 섭취량을 알 수 있다. 사실 짜게 먹지 않는다고 우기는 환자는 미각의 저하로 짠 맛에 대한 감각이 떨어졌을 가능성이 있다. 소금 섭취 평가와 꾸준한 영양 교육으로 조금이라도 섭취 목표에 가까워지도록 계속 노력하는 것이 중요하다. 표 4의 항목을 포함한 교정으로 혈압을 더 내릴 수 있으므로 생활 습관의 복합적 교정은 매우 중요하다.

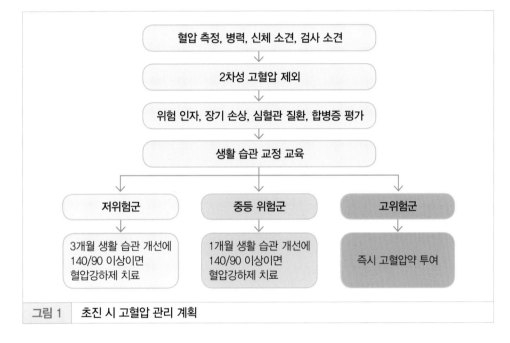

| 그림 1 | 초진 시 고혈압 관리 계획 |

| 표 4 | 생활 습관 수정 항목 |

소금 제한	6 g/일 미만
채소, 과일	적극적 섭취
지방질	콜레스테롤이나 포화 지방산 섭취를 줄인다. 생선(어유) 적극적 섭취
감량	BMI(체중[kg])÷[키(m)]² 25 미만
운동	심혈관질환이 없으면 유산소 운동 정기적 시행 (매일 30분 이상을 목표)
절주	에탄올 남성 20–30 mL/일 이하, 여성 10–20 mL/일 이하
금연	(간접 흡연 방지 포함)

생활 습관의 복합적 수정이 보다 효과적이다

*중증 신장애 환자는 고칼륨혈증 위험이 있어 채소, 과일 섭취에 주의한다. 당분이 많은 과일 섭취는 비만이나 당뇨병 등 칼로리 제한이 필요한 환자에게는 권고하지 않는다.

⑵ 혈압약 복용을 소홀히 하지 않는다

혈압이 140/90 mmHg 이상으로 높으면 혈압약 복용을 시작한다. 처음에 시작하는 혈압약은 칼슘길항제, 안지오텐신 수용체 차단제(영어로는 ARB라고 줄여서 부르며, 로살탄, 발살탄처럼 살탄이라는 명칭이 있어 여기서는 살탄제로 부른다), 안지오텐신 전환효소 억제제(영어로는 ACEI라고 줄여부르며, 캡토프릴, 리시노프릴이라는 명칭이 있어 여기서는 프릴제라고 부른다), 이뇨제 중에서 선택한다. 이런 약은 혈압을 내리는 효과가 좋으며, 심혈관 질환을 방지한다는 근거가 있다(표 5).[7] 이 중에서 칼슘길항제는 혈압 저하 효과가 뛰어나고, 하루 한 번 복용해도 효과가 좋아 많이 사용된다. 그러나 칼슘길항제를 HIV 치료제와 같이 사용하면 약물 상호작용이 나타나서 주의가 필요하다. PI와 병용하면 혈압 저하 작용이 증가하며, 비핵산계 역전사효소 저해제(NNRT)와 병용하면 혈압 저하 작용이 감소할 수 있다. 칼슘길항제와 ART의 상호작용을 정리하면 표 6과 같다.

표 5   주요 혈압 강하제의 적극적 적응

	Ca길항제	ARB/ACE 저해제	티이아자이드계 이뇨제	β차단제
좌심실 비대	●	●		
심부전		●	●	●*1
빈맥	● (비 디히드로피리딘계)	●*1		●
협심증	●			●*2
심근경색 후		●		●
CKD 단백뇨(−)	●		●	
CKD 단백뇨(+)		●		
뇌혈관 장애 만성기	●		●	
당뇨병/대사증후군		●		
골다공증			●	
흡인성 폐렴		● (ACE 저해제)		

*1 소량으로 시작하여 주의 깊게 증량한다.
*2 관상동맥 경련성 협심증에 주의

혈압 조절 목표가 한 가지 약만으로 도달하지 않으면 여러 약을 병용한다. 특히 단백뇨가 있는 당뇨병이나 만성 신질환에서는 단백뇨를 줄이는 작용이 있는 살탄제나 프릴제를 병용한다. 먹는 약 종류가 많아지면 복용에 불편하므로 복합제(살탄제 + 칼슘길항제, 살탄제 + 이뇨제 등)를 사용하면 복용 준수도가 높아 혈압 조절 목표 달성을 쉽게 한다.

표 6 혈압 강하제와 ART의 상호작용

혈압강하제		ATV/r	DRV/r	FPV/r	LPV/r	EFV	ETV	RPV	RAL	DTG	ABC	FTC	3TC	TDF	EVG+COBI+TDF+FTC
ACE저해제	에나라프릴	—	—	—	—	—	—	—	—	—	—	—	—	—	—
	페린도프릴	—	—	—	—	—	—	—	—	—	—	—	—	—	—
	칸데살탄	—	—	—	—	—	—	—	—	—	—	—	—	—	—
ARB	이르베살탄	AHA↓	AHA↓	AHA↓	AHA↓	AHA↑	AHA↑	—	—	—	—	—	—	—	AHA↑
	로살탄	AHA↓	AHA↓	AHA↓	AHA↓	—	—	—	—	—	—	—	—	—	AHA↓
	올메살탄	—	—	—	—	—	—	—	—	—	—	—	—	—	—
	텔미살탄	—	—	—	—	—	—	—	—	—	—	—	—	—	—
	발산탄	—	AHA↑	AHA↑	AHA↑	—	—	—	—	—	—	—	—	—	—
β차단제	비소프로롤	AHA↑	AHA↑	AHA↑	AHA↑	—	—	—	—	—	—	—	—	—	—
	카베디롤	AHA↑	AHA↕	AHA↕	AHA↕	AHA↕	AHA↕	—	—	—	—	—	—	—	AHA↕
α차단제	독사조신	AHA↑	AHA↑	AHA↑	AHA↑	AHA↓	AHA↓	—	—	—	—	—	—	—	AHA↓
Ca길항제	암로디핀	AHA↑	AHA↑	AHA↑	AHA↑	AHA↓	AHA↓	—	—	—	—	—	—	—	AHA↓
	니페디핀	AHA↑	AHA↑	AHA↑	AHA↑	AHA↓	AHA↓	—	—	—	—	—	—	—	AHA↓
	니카르디핀	AHA↑	AHA↑	AHA↑	AHA↑	AHA↑	AHA↑ ART↑	ART↑	—	—	—	—	—	—	AHA↑ ART↑
	딜티아젬	AHA↑	AHA↑	AHA↑	AHA↕	AHA↑	AHA↑ ART↑	ART↑	—	—	—	—	—	—	AHA↑ ART↑
이뇨제	프로세미드	—	—	—	—	—	—	—	—	—	—	—	—	ART↑	ART↑
	트라세미드	AHA↓	AHA↓	AHA↓	AHA↓	AHA↓	—	—	—	—	—	—	—	—	ART↑
	스피로노락톤	—	—	—	AHA↓	AHA↑	AHA↑	—	—	—	—	—	—	—	AHA↑

ATV:아타자나비르, r:리토나비르, DRV: 다루나비르, FPV: 포삼프레나비르, LPV:로피나비르, EFV:에파비렌즈, ETV:엣테라비린, RPV: 릴피비린, RAL:랄테그라비르, DTG: 돌루테그라비르, ABC: 아바카비르, FTC:엠트리시타빈, 3TC:라미부딘, TDF:테노포비르, EVG:엘비테그라비르, COBI:코비시스타트, AHA:고혈압 치료제, ART:항HIV 요법

고혈압 치료는 약만 먹으면 간단하다고 생각할 수 있으나 그렇게 쉽지는 않다. 장기적으로 매일 먹어야 하지만 잊는 날도 있고, 또 감기나 위장 장애로 다른 약을 먹을 때 혈압약을 중단하는 일도 많다. 혈압약의 부작용이 적지도 않다. 칼슘길항제를 먹으면 발이 부어 신장이 나빠진 것은 아닌지 걱정하게 되고, 프릴제는 기침이 나서 괴로우며, 살탄제는 혈청 칼륨이나 크레아티닌이 올라가서 놀라게 된다. 혈압약을 먹고 있는 사람이 어쩌다 식사를 거르거나 탈수에 의해 어지럼이 생기면 혈압약 때문에 저혈압이 되었다고 혈압약을 아주 중단하는 사람도 있다. 혈압약의 부작용을 알려주면 열심히 운동해서 혈압을 내리고 약은 먹지 않겠다는 사람도 있다. 혈압약은 혈압을 잘 내려서 심혈관 질환을 예방해주지만 좋은 약이지만 제대로 약을 먹어 정상 혈압을 유지하는 사람이 많지 않은 것도 현실이다. 고혈압 치료에 생활 습관 개선이 중요하지만 오랜 세월에 걸쳐 굳어진 생활을 바꾸기 어려우면 약이라도 잘 먹어야 할 것이지만 제대로 복용하는 사람은 많지 않다.

4 고혈압의 다양한 합병증

(1) 심혈관 질환이 나타난다

고혈압이 오래 계속되면 몸 안 여러 기관에 손상을 일으킨다. 이것을 표적 장기 장애라고 한다. 심장은 고혈압의 표적 장기의 하나이며, 심혈관 질환을 일으키는 중요한 원인이 된다. 스위스의 HIV 감염자 연구에서 콜레스테롤 증가, 흡연, 고령, PI제 투여 등과 더불어 수축기 혈압 상승은 심혈관 질환 발생과 관계가 있었다.[10] 따라서 HIV 감염자에서도 충분한 혈압 조절이 중요하다.

(2) 뇌혈관 질환이 매우 많다

고혈압에 의한 장기 손상으로 뇌혈관 질환의 빈도가 높다. 최근 HIV 감염자에서 뇌혈관 질환 발생이 증가하고 있다. HIV 감염 자체가 뇌혈관 질환을 일으키는 중요한 원인의 하나이며, 고혈압의 동반이나 PI제나 NNRT 치료를 통한 동맥경화 진행은 뇌혈관 질환 위험을 더욱 높이다.[11] HIV 비감염자와 같은 적절한 혈압 저하는 뇌혈관 질환 예방에 중요하다.

(3) 만성 신질환의 원인도 고혈압이다

혈압이 높으면 신질환을 악화시키며, 신장이 나쁘면 혈압이 더 오르게 하여 고혈압과 만성 신질환은 악순환 관계에 있다. 일본에 만성 신질환(eGFR 60 mL/분/1.73 m^2 이하로 정의) 빈도는 성인 인구의 10.6% 정도이다.[12] 한편 HIV 감염자에서 만성 신질환은 약 7–10%[15]로 일반 인구와 거의 같은 비율이다. 만성 신질환에서 혈압이 높을수록 예후가 나쁘며, 뇌혈관 질환, 심혈관 질환, 사망률이 높아진다.[16] 혈압을 관리하면 신 기능 저하를 감소시키며 그 후 심혈관 질환 위험도 저하한다. 신 기능 크게 나쁘지 않아도 단백뇨 양성에서도 순환기 질환에 의한 사망 위험이 높으며,[17] 살탄제나 프릴제 투여는 이런 위험을 줄여준다. HIV 감염자에서도 살탄제 투여는 신장 보호 작용이 있으므로,[8] 혈압 조절과 더불어 단백뇨를 감소하는 살탄제나 프릴제 치료가 필요하다. 만성 신질환이 시작하여 악화하면 전문의에게 의뢰한다.

5 ART 치료가 고혈압을 일으킨다

칼슘길항제는 PI나 NNRTI와 상호 작용을 일으키므로 주의해야 한다. HIV치료제 중에서 상호 작용이 적은 약제는 인테그라제 저해제(INSTI)인 랄테그라비르(RAL)이다. 고혈압에 동반된 심혈관 질환이 있을 때 핵산계 역전사효소 저해제(NRTI)인 아바카비르(ABC), 신 기능에 영향을 주는 테노포비르(TDF)는 만성 신질환 환자에게 사용할 수 있다. 이런 합병증이 있을 때 HIV 치료제 선택에 주의가 필요하다.

6 고혈압이 있을 때 시행하는 검사

병원 진료 시의 혈압, 가정에서 혈압 변화를 조사하고, 최근의 체중 변화를 알아보며 진찰 소견에서 민맥, 종아리 부종 유무 등을 확인한다. 초진 시 및 치료 경과 중에 정기적으로 소변의 알부민뇨 측정을 포함한 소변검사, 혈액 검사에서 요소질소, 크레아티닌, 요산, 전해질, 지질, HbA1c를 측정하고, 흉부 방사선 검사에서 심장 비대를 확인한다. 이런 검사 항목에 이상이 있으면 심 초음파 검사에서 심장 벽 움직임을 확인하고, 신장 초음파 검사에서 양쪽 신장의 크기와 실질의 변화를 조사한다. 경부 혈관초음파 검사나 발목-팔 혈압지수(ankle-brachial index; ABI)로 동반된 동맥경화를 평가한다. 고혈압 병력이 오래되었으며 머리 MRI를 시행하여 뇌경색이나 뇌출혈 동반을 조사한다. 24시간 혈압 측정은 하루 동안 혈압 변동을 아는 좋은 검사이다. 안과 진찰에서 안저 촬영으로 고혈압성 변화를 알 수 있다.

【문 헌】

1) Seaberg EC et al: Association between highly active antiretroviral therapy and hypertension in a large cohort of men followed from 1984 to 2003. AIDS. 2005;19:953-60.

2)   Medina-Torne S et al: Hypertension is common among HIV-infected persons, but not associated with HAART. J Int Assoc Physicians AIDS Care(Chic). 2012;11:20-5.

3)   Jung O et al: Hypertension in HIV-1-infected patients and its impact on renal and cardiovascular integrity. Nephrol Dial Transplant. 2004;19:2250-8.

4)   Bergersen BM et al: Prevalence of hypertension in HIV-positive patients on highly active retroviral therapy(HAART) compared with HAART-naïve and HIV-negative controls: Results from a Norwegian study of 721 patients. Eur J Clin Microbiol Infect Dis. 2003;22:731-6.

5)   순환기병 예방연구회: 완전 수록 제 5차 순환기 질환 기초조사 결과. 중앙 법규, 2003.

6)   Ohkubo T et al: Home blood pressure measurement has a stronger predictive power for mortality than does screening blood pressure measurement: A population-based observation in Ohasama, Japan. J Hypertens. 1998;16:971-5.

7)   일본 고혈압학회 고혈압 치료 지침 작성 위원회: 고혈압 치료 지침 2014, 일본 고혈압 학회, 2014, P18, 20, 35, 40, 46.

8)   Intersalt: an international study of electrolyte excretion and blood pressure. Results for 24 hour urinary sodium and potassium excretion. Intersalt cooperative research group. BMJ.1988;297:319-28.

9)   Aburto NJ et al: Effect of lower sodium intake on health: systematic review and meta-analyses. BMJ. 2013;346:f1326.

10)   Nuesch R et al: Risk of cardiovascular events and blood pressure control in hypertensive HIV-infected patients: Swiss HIV cohort Study(SHCS). J Acquir Immune Defic Syndr.2013; 62:396-404.

11)   Sen S et al: Recent developments regarding human immunodeficiency virus infection and stroke. Cerebrovasc Dis. 2012;33:209-18.

12)   일본 신장학회: CKD 진료 가이드 2012 도쿄 의학사, 2012, p5-7.

13)   Yanagisawa N et al: Clinical characteristics of kidney disease in Japanese HIV-infected patients. Nephron Clin Pract. 2011;118:c285-91.

14)   야나기사와 나오키: HIV 감염자에서 만성 신질환. 일본에이즈학회지 2013;15:63-70.

15)   Yanagisawa N et al: Classification of human immunodeficiency virus-infected patients with chronic kidney disease using a combination of proteinuria and estimated glomerular filtration rate. Clin Exp Nephrol.2014;18:600-5.

16)   Weier DE et al: Chronic kidney disease as a risk factor for cardiovascular disease and all-cause mortality: A pooled analysis of community-based studies. J Am Soc Nephrol. 2004; 15:1307-15.

17)   Tanihara S et al: Proteinuria is a prognostic marker for cardiovascular mortality: NIPPONDATA 80,1980-1999. J Epidemiol. 2005;15:146-53.

18)   Ucciferri C et al: Proteinuria in an African HIV-infected patient: effects of telmisartan. Infez Med. 2011;19:125-7.

3장 심혈관 질환이 생명 예후를 결정한다
1. 허혈성 심질환의 발생

1 HIV 감염에서 허혈성 심질환의 중요성

HIV 감염자에 동맥경화에 의한 심근경색이 많이 발생하는 것으로 알려져 있다.[1] 허혈성 심질환이 많은 이유는 일반적 관상동맥 질환 위험 요인을 가지고 있는 것 이외에, ① ART 부작용으로 고지혈증이 생기며,[2] ② 흡연자가 많고,[3] ③ HIV 감염에서 동맥경화의 배경이 되는 만성 염증이 지속하는 것[4] 등을 생각할 수 있다. ART 도입에 의해 장기 생존 시대가 오늘날 안정 상태에 있는 HIV 감염자가 앞으로 에이즈에 의한 합병증보다 심혈관 질환이 생명 예후를 결정할 가능성이 있다. 따라서 심혈관 질환의 예방과 치료 대책이 중요한 위치를 차지하고 있다.

심혈관 질환은 생활 습관의 영향을 받으므로, 심장병이 시작되기 전 1차 예방에서는 생활 습관 개선이 필수적이다. HIV 감염 자체 및 ART가 동맥경화와 밀접한 관계를 가지기 때문이다. 정기적 검진으로 심혈관 질환의 조기 발견은 매우 중요하며 일단 심혈관 질환이 발생된 2차 예방에 대해서는 보다 엄격한 대책이 필요하다.

HIV 감염 진료를 담당하는 의사는 심혈관 질환을 놓치지 않도록 초기 대응에 대한 이해가 필요하다. 여기서는 허혈성 심질환을 중심으로 진단 순서나 치료의 개요를 설명한다.

2 안정 협심증의 진단과 치료

(1) 협심증의 증상 · 분류

흉통이나 병력 청취는 병태 파악에 중요한 요점이다. 그러나 일부에서 무증후성 심근허혈 증례가 있어[5] 주의가 필요하다. 협심증의 전형적 증상은, 활동에 동반하여 주로 왼쪽 앞 가슴 전체에 몇 분간 지속하는 조이는 느낌이나 압박감의 호소이다. 한 손가락 끝으로 나타낼 수 있는 제한된 좁은 범위에서 나타난 몇 초간의 날카로운 통증인 경우는 적다. 오른쪽 흉부 압박감이나 목에서 턱에 걸친 방산통, 오목가슴 통증 및 뒤쪽의 답답함을 호소하는 증례도 있어, 역류성 식도염이나 위궤양, 췌장염과의 감별이 필요하다. 활동 시에는 증상이 없지만 안정 시의 흉통이 특히 밤이나 이른 아침에 나타나면 관상동맥 경련성 협심증을 의심한다. 이 중에는 역류성 식도염 등의 위장 증상과 감별이 어려운 증례도 많다.

갑자기 생긴 새로운 흉통이며 빈도가 잦고 지속 시간이 길어지는 경향을 보이고, 활동 시뿐 아니라 가벼운 운동이나 안정 시에도 나타나면 급성 심근경색 발생 위험이 높아진다. 이런 불안정 협심증이 나타나면 즉시 전문의에 의뢰하는 대책이 필요하다. 협심증의 초기 대응 중에서 가장 긴급한 상황이다.

불안정 협심증 진단에는 브라운왈드 분류(Braunwald classification)(표 1)[6]나 캐나다 심혈관학회의 기능 분류(표 2)[7]를 이용한다. 협심증 발작 지속 시간은 대부분 몇 분 이내이며, 10분 이상 지속하면 급성 관상동맥 증후군이나 다른 질환 가능성을 생각할 필요가 있다.

표 1 불안정 협심증의 Braunwald 분류

중증도

Class I: 새로 발생한 중증 또는 악화형 협심증
- 최근 2개월 이내에 발병한 협심증
- 하루 3회 이상 발작이 빈발하거나 가벼운 활동에도 발작이 일어난다.
  악화형 협심증이며 안정 협심증은 아니다.

Class II: 아급성 안정 협심증
- 최근 1개월 이내에 1회 이상의 안정 협심증이 있으나, 48시간 이내에는 발작이 없다.

Class III: 급성 안정 협심증
- 48시간 이내에 1회 이상의 안정 시 발작

임상 상황

Class A: 2차성 불안정 협심증
 (빈혈, 발열, 저혈압, 빈맥 등 심장 이외의 원인에 의해 출현)

Class B: 1차성 불안정 협심증
 (Class A의 원인이 없는 것)

Class C: 경색 후 불안정 협심증
 (심근경색 발생 후 2 주간 이내의 불안정 협심증)

표 2 CCS의 기능 분류

1도: 협심증 증상이 걷기, 계단 오르기 등 일상활동에서는 일어나지 않지만, 격렬하거나 급한, 또는 장시간의 활동에서 일어난다.

2도: 일상생활의 가벼운 장애. 서둘러 걷거나 계단 오르기, 비탈길 걷기, 식사나 추위, 바람 속, 정신적 스트레스가 있을 때나, 아침에 일어나서 즉시 걷기나 계단 오르기에 제한이 있다. 보통 속도로 2구역 이상을 걷지 못하고, 2층 이상의 계단을 오를 수 없다.

3도: 일상생활이 현저하게 제한된다. 보통 상태에서 1-2구역 걷기나 계단 오르기를 할 수 없다.

4도: 신체 활동이 항상 불쾌감을 동반한다. 안정 시에도 협심증 증상이 있다.

⑵ 진찰 소견

협심증에 특징적 신체 소견은 없으며, 특히 협심증의 통증이 없을 때는 진찰에 이상 소견이 없다. 그러나 안정된 상태인지 판단하기 위해 우선 활력증후(vital sign)를 확인한다. 그 후, 심음과 호흡음의 청진, 복부 질환 감별을 위해 복부 압통 등의 복부 소견 확인, 폐 혈전 색전증 감별을 위한 하지의 발적·종창 확인, 심부전에 의한 부종, 경정맥 확장의 확인, 대동맥 박리에 의한 사지의 혈류 부전 소견 등의 확인이 필요하다.

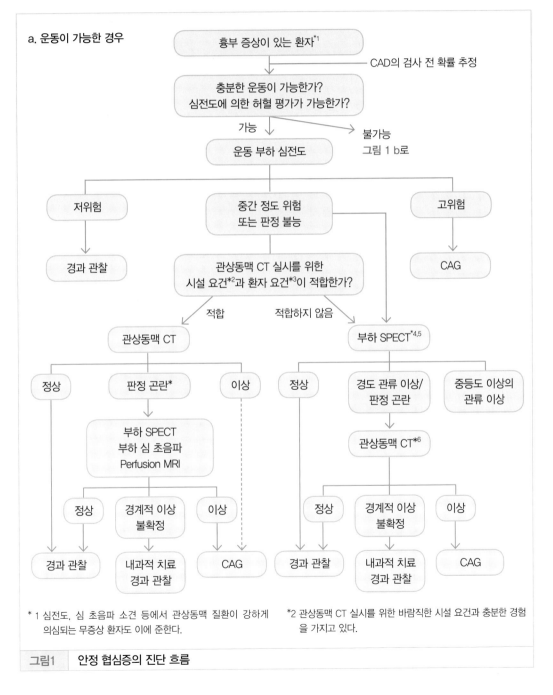

a. 운동이 가능한 경우

흉부 증상이 있는 환자[1] — CAD의 검사 전 확률 추정

충분한 운동이 가능한가? 심전도에 의한 허혈 평가가 가능한가?

가능 → 운동 부하 심전도
불가능 → 그림 1 b로

저위험 → 경과 관찰

중간 정도 위험 또는 판정 불능 → 관상동맥 CT 실시를 위한 시설 요건[2]과 환자 요건[3]이 적합한가?

고위험 → CAG

적합 → 관상동맥 CT
적합하지 않음 → 부하 SPECT[4,5]

관상동맥 CT:
- 정상 → 경과 관찰
- 판정 곤란* → 부하 SPECT / 부하 심 초음파 / Perfusion MRI
  - 정상 → 경과 관찰
  - 경계적 이상 불확정 → 내과적 치료 경과 관찰
  - 이상 → CAG
- 이상 → CAG

부하 SPECT[4,5]:
- 정상 → 경과 관찰
- 경도 관류 이상/판정 곤란 → 관상동맥 CT[6]
  - 정상 → 경과 관찰
  - 경계적 이상 불확정 → 내과적 치료 경과 관찰
  - 이상 → CAG
- 중등도 이상의 관류 이상

*1 심전도, 심 초음파 소견 등에서 관상동맥 질환이 강하게 의심되는 무증상 환자도 이에 준한다.

*2 관상동맥 CT 실시를 위한 바람직한 시설 요건과 충분한 경험을 가지고 있다.

| 그림1 | 안정 협심증의 진단 흐름 |

⑶ 초기 검사(혈액검사, 심전도 검사, 심 초음파검사)

그림 1[(8)]은 안정 협심증 검사의 흐름(flow chart)이다. 안정 협심증에 특징적 혈액 검사 소견은 없다. 그러나 급성 관상동맥증후군의 감별을 위해 백혈구 수, 심근 효소 측정, 관상동맥 위험인자 확인을 위한 지질 이상이나 당뇨병, 신 기능 등의 확인이 필요하다. 때로 빈혈에 의해 관상동맥이 상대적 허혈을 일으켜 흉통이나 협심증 변화를 일으키므로 빈혈 유무도 중요하다.

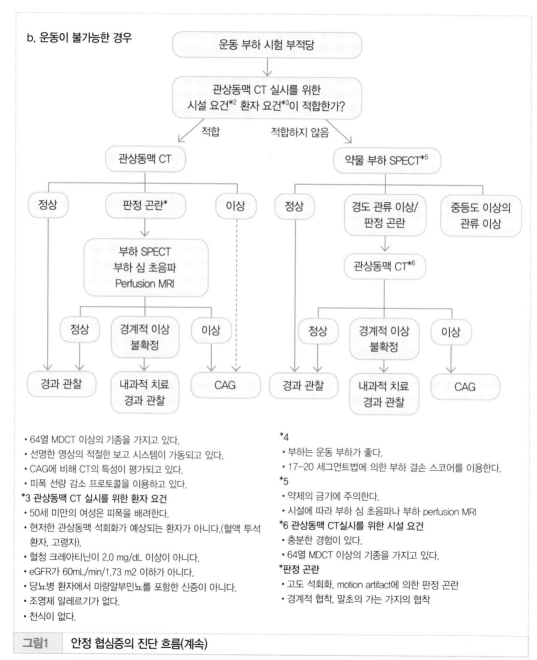

b. 운동이 불가능한 경우

- 64열 MDCT 이상의 기종을 가지고 있다.
- 선명한 영상의 적절한 보고 시스템이 가동되고 있다.
- CAG에 비해 CT의 특성이 평가되고 있다.
- 피폭 선량 감소 프로토콜을 이용하고 있다.
*3 관상동맥 CT 실시를 위한 환자 요건
- 50세 미만의 여성은 피폭을 배려한다.
- 현저한 관상동맥 석회화가 예상되는 환자가 아니다.(혈액 투석 환자, 고령자).
- 혈청 크레아티닌이 2.0 mg/dL 이상이 아니다.
- eGFR가 60mL/min/1.73 m2 이하가 아니다.
- 당뇨병 환자에서 미량알부민뇨를 포함한 신증이 아니다.
- 조영제 알레르기가 없다.
- 천식이 없다.

*4
- 부하는 운동 부하가 좋다.
- 17-20 세그먼트법에 의한 부하 결손 스코어를 이용한다.
*5
- 약제의 금기에 주의한다.
- 시설에 따라 부하 심 초음파나 부하 perfusion MRI
*6 관상동맥 CT실시를 위한 시설 요건
- 충분한 경험이 있다.
- 64열 MDCT 이상의 기종을 가지고 있다.
*판정 곤란
- 고도 석회화, motion artifact에 의한 판정 곤란
- 경계적 협착, 말초의 가는 가지의 협착

| 그림1 | 안정 협심증의 진단 흐름(계속) |

(일본순환기학회의 지침, [http://www.j-circ.or.jp/guideline/pdf/JCS2010_yamashina_h.pdf]

표 3	운동부하 심전도 검사의 금기

절대 금기

① 급성 심근경색 발생 초기, 불안정 협심증
② 조절 불량 부정맥
③ 증후성 고도의 대동맥판 협착
④ 급성 또는 중증 심부전
⑤ 급성 폐색전 또는 폐경색
⑥ 급성 심근염 또는 심막염
⑦ 박리성 대동맥류 등의 중증 혈관 병변

상대 금기

① 왼쪽 관상동맥 주간부 협착
② 중등도의 협착성 판막증
③ 고도의 전해질 이상
④ 중증 고혈압
⑤ 빈맥성 부정맥 또는 서맥성 부정맥
⑥ 폐색성 비대형 심근증 등의 유출로 협착
⑦ 운동 부하를 시행할 수 없는 정신적·신체적 장애
⑧ 고도의 방블록

심전도에서 안정 협심증의 비발작 시에는 변화가 없으나, 협심증 발작 시에는 ST 저하나 부정맥을 동반할 수 있으며, 심전도 검사는 필수 검사이다. 새로 나타난 심방세동이나 심실성 부정맥, 방블록에 의한 부정맥이 있으면 그 원인으로 심근허혈 가능성을 생각한다. 심근허혈 감별은 항상 염두에 두지 않으면 안 된다. ST 변화 등의 심전도 변화가 있으면, 불안정 협심증 가능성이 있어, 즉시 전문의에게 의뢰하여 치료를 시작하는 것이 바람직하다. 비발작 시에 심전도 변화가 없어도 심근허혈을 부정할 수 없다는 것에 항상 주의해야 한다.

심 초음파 검사로 벽 운동을 평가하며, 밤이나 이른 아침에 증상이 있으면 24시간 홀터 심전도 검사로 확인한다. 안정 활동성 협심증이 의심되고, 신체 활동도가 양호하면 운동 부하 심전도 시행을 고려한다. 그러나 운동 부하 심전도(트레드밀 부하검사, 에르고미터 부하 검사)는 **표 3**과 같은 운동 부하 금기 증례에는 주의한다. 특히 불안정 협심증 환자에서 운동 부하 시행 시 급성 심근경색이 발생할 수 있다.

심 초음파 검사는 비침습적 검사이며 반복하여 시행할 수 있는 점에서 유용한 검사이지만, 심전도처럼 협심증 비발작 시에는 이상 소견이 없다. 특히 주의해서 관찰할 중요한 소견은, 관상동맥 분포 영역에 따른 국소벽 운동 이상이나, 벽이 얇아진 오래된 심근경색, 심부전, 판막증, 운동 부하 검사가 금기인 폐색형 비대형 심근증이나 중증 대동맥판 협착 유무이다.

⑷ **영상 검사(관상동맥 CT검사, 핵의학 검사)**

심혈관 컴퓨터촬영의 등장으로 간편하게 관상동맥을 평가할 수 있게 되었다. 그러나 촬영에 조영제 사용이 가능해야 하고, 어느 정도 숨을 참아야 하며, 심박 수를 억제하기 위해 베타-차단제를 복용하고, 부정맥이 없어야 하는 등의 제한이 있다. 관상동맥 석회화가 현저하면 판독이 어려운 점도 있다.

대학병원에서 동위원소를 이용한 심근 신티그래피 검사는 심근 생존도를 평가하여 치료 방침 결정에 유용하다. 또 신부전 환자에서도 시행할 수 있는 이점이 있다. 약물 부하 검사에서는 기관지 천식 유발이나 혈압 저하에 주의한다.

⑸ **약물 치료**

혈압이 유지되는 협심증 발작에는 단시간 작용형 질산제의 설하 투여나 스프레이를 사용한다. 협심증 발작 시에는 니트로글리세린이 유효하고 진단에 도움이 되지만, 혈압이 저하된 쇼크나 폐동맥 혈전에 의한 쇼크에는 사용할 수 없다.

발작 예방에는 베타-차단제나 칼슘길항제를 사용한다. 베타-차단제는 활동성 협심증 치료에 빠뜨릴 수 없는 약이지만, 기관지 천식이나 관성동맥 경련 유발, 서맥, 혈압 저하 및 심부전 등의 부작용 출현에 주의한다. 질산제나 칼륨 채널 작용제가 효과적인 경우도 있다. 관상동맥 경련성 협심증에는 칼슘길항제를 처방한다.

예후 개선을 위해 저용량 아스피린(100 mg/일)에 의한 항혈전요법이 권고된다. 위점막 장애가 일어날 가능성이 있어 프로톤펌프 저해제 병용도 고려한다.

관상동맥 질환에서는 혈청 LDL 콜레스테롤을 100 mg/dL 이하로 관리하는 것이 권고된다. 스타틴제 투여는 혈청 콜레스테롤을 저하하며, 관상동맥 플라크의 안정화나 퇴축 효과도 보고되었다. 이렇게 스타틴은 중요한 치료제이지만, ART에 사용하는 프로테아제 저해제(PI)와 약물 상호작용을 일으킨다. PI는 고지혈증을 일으킬 수 있으며, 약을 대사하는 시토크롬을 저해하여 스타틴 농도를 올리므로 횡문근 융해증이나 간장애 같은 부작용이 나타날 수 있다. 이런 경우에는 시토크롬과 상호작용이 적은 수용성 스타틴(예: 프라바스타틴 10 mg/일)을 사용한다. 효과가 충분하지 않으면 혈액 검사를 반복하여 부작용에 주의하며 아트로바스타틴을 처방한다.

⑹ **관상동맥의 혈행 재건술**

관상동맥이 많이 막혀 허혈성 심질환 재발이 우려되면 경피적 관상동맥 형성술(PCI)이나 관상동맥 우회술(CABG) 등의 관상동맥 혈행 재건술을 시행한다. 환자의 배경, 심근허혈 상태, 치료 시 위험, 관상동맥 협착도나 병변 형태, PCI/CABG의 장점과 단점 등을 고려하여 치료 방침을 결정한다(PCI 후 재협착도 있다). 최근 많이 사용하는 약제 용출성 스텐트는 재협착 예방에 우수하며, 장기간 항혈소판제를 투여하여 재협착을 예방한다. 항혈소판제를 복용하고 있을 때는 수술에 대한 대책과 출혈 위험을 고려한다.

협심증 진단과 치료의 어느 단계에서나 심근허혈이 의심되면 즉시 전문의에게 의뢰한다.

3 급성관상동맥 증후군(불안정 협심증과 급성 심근경색)의 진단과 치료

급성관상동맥 증후군은 관상동맥 죽종의 파탄과 혈전 형성에 의해 급성 심근허혈을 일으킨 상태이며, 불안정 협심증에서 급성 심근경색 및 심장 급사까지 포괄하는 개념이다. 발생 예방이 중요하며, 급성 관상동맥 증후군이 발생하면 즉시 전문의와 심장 중환자실에 연락할 필요가 있다.

⑴ 급성 관상동맥 증후군의 증상·분류

급성 관상동맥 증후군에는, ① ST 상승형 급성 심근경색, ② 비ST 상승형 급성 심근경색, ③ 불안정 협심증이 포함된다. 지속된 흉통이나 식은 땀을 동반하는 흉부 불쾌감 및 가슴이 조이는 증상의 악화로 나타난다. 신속하게 전문의에게 의뢰하고, ST 상승형 급성 심근경색에서는 그림 2의 흐름을 따라 재관류요법을 검토한다. 비ST 상승형 급성 심근경색이나 불안정 협심증은 그림 3의 흐름에 따라 대응한다. ST 상승 유무에 따라 침습적 검사·치료 시기나 적응이 다르다.

어느 경우에나 간결하고 정확한 병력 청취를 통해, 신속한 진단·치료에 연결하는 것이 중요하다. 특히 흉부 증상의 성질이나 현재 증상의 유무, 발생 시각, 관상동맥 위험 요인의 정보, 출혈성 위험(암이나 화학요법에 의한 혈구 감소, 위장관 질환, 수술 후 상태 등의 확인), 뇌혈관 장애·협심증·심근경색·관상동맥 혈행 재건술의 병력 등은 진단뿐 아니라 치료 방법 선택에 중요하다. HIV 감염자에서는 침습적 치료의 가능성, CD4 양성 T림프구(CD4) 등의 정보도 중요하다.

⑵ 진찰 소견

우선 환자의 상태를 활력 증후로 평가한다. 청진에서 심음 이상, 심근경색 합병증에 의한 심잡음 유무, 폐울혈 확인을 위해 호흡음을 확인한다. 대동맥 박리 등 혈관 장애 진단에는 동맥 박동이나 사지의 색조 및 혈관 잡음(경동맥, 복부 대동맥, 대퇴 동맥)을 확인한다. 출혈성 질환 감별을 위해 안검 결막에서 빈혈 유무를 확인한다. 심부정맥 혈전증 확인에 하지 부종이나 발적·종창 확인이 필요하다. 울혈성 심부전 평가에 경정맥 확장이나 하지 부종, 간 비대를 시사하는 소견이 있는지 확인한다.

시시각각 변화하는 상태이며, 치료 방침 결정이나 쇼크 상태 평가에 반복된 혈압 측정이나 맥박의 확인·모니터 관리가 중요하다.

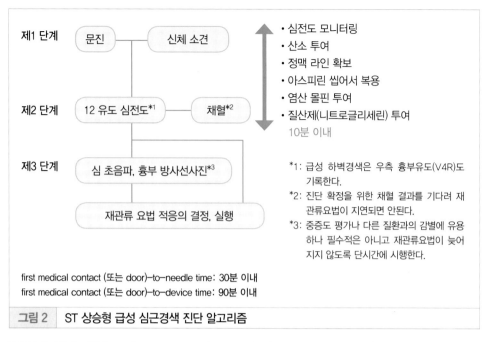

그림 2   ST 상승형 급성 심근경색 진단 알고리즘

(일본순환기학회 지침, [http://www.j-circ.or.jp/guideline/pdf/JCS2012_kimura_h.pdf]

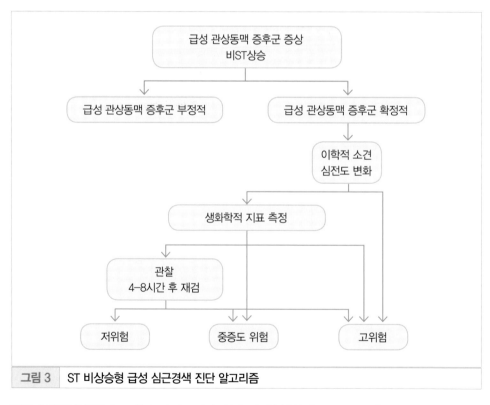

그림 3   ST 비상승형 급성 심근경색 진단 알고리즘

(일본 순환기학회 지침, [http://www.j-circ.or.jp/guideline/pdf/JCS2012_kimura_h.pdf]

(3) 초기 검사(혈액 검사, 심전도 검사, 심장 초음파 검사, 흉부 방사선검사)

혈액 검사로 심근 손상 지표(심근 트로포닌, CK, CK-MB, 미오글로빈, 심장형 지방산 결합 단백) 등에 의해 심근 장애 평가를 시행한다. 검사 결과 판정에는 발생 후 시간 경과나 신기능이 영향을 주므로 주의가 필요하다. 심근 손상 지표의 시간에 따른 변화는 **표 4**와 같다.

빈혈의 확인, 관상동맥 위험 평가를 위한 고지혈증이나 당뇨병 유무, 신기능, 울혈 평가를 위해 BNP를 측정한다. 폐혈전 색전증의 감별에는 D-dimer 등 혈액응고계 항목 측정이 필요하다.

ST 상승형 심근경색의 심전도 검사에서, 초급성기에 T파의 날카로운 증가가 있으며, 그 후 ST 상승, R파 높이 감소, Q파 출현 등이 시간 경과에 따라 변화한다. ST 상승이나 Q파 부위에 따라 심근경색을 일으킨 관상동맥 추정도 가능하다.

비ST 상승형 심근경색은, ST 저하나 흉부 유도에서 음성 T파를 나타내는 경우가 많다. ST 저하에서 허혈부위 진단은 불가능하다. 또 후벽경색이나 비교적 작은 관상동맥 경색에서 명확한 ST 변화가 없는 것의 이해도 필요하다. 우심실경색이 의심되면 우측 흉부 유도 확인도 시행한다. 심 초음파검사에서 국소의 벽 운동 이상으로 경색을 일으킨 관상동맥을 추정하며, 울혈성 심부전의 동반, 심근경색의 합병증으로 자유벽 파열이나 심실 중격 천공, 유두근 단열, 승모판 폐쇄 부전증, 심장 벽의 혈전 유무 등을 평가한다.

감별 질환으로 급성 대동맥 박리(대동맥내 플랩, 대동맥판 역류, 심막액 저류), 급성 폐 혈전 색전증(우심계의 확대나 폐 고혈압 유무) 등의 확인을 신속히 시행할 필요가 있다. 흉부 방사선 검사에서 폐 울혈 정도나 대동맥 확대 유무를 확인한다.

표 4 시간 경과에 따른 심근 바이오 지표의 진단 정밀도

	<2 시간	2-4 시간	4-6 시간	6-12 시간	12-24 시간	24-72 시간	>72 시간
미오글로빈*	○	○	○	○	○	△	×
심장형 지방산 결합단백 (H-FABP)*	○	○	○	○	○	△	×
심근 트로포닌 I, T*	×	△	◎	◎	◎	◎	◎
고감도 심근 트로포닌 I, T	◎	◎	◎	◎	◎	◎	◎
CK-MB	×	△	◎	◎	◎	△	×
CK	×	△	○	○	○	△	×

◎: 민감도, 특이도가 모두 높아 진단에 유용하다. ○ : 민감도는 높지만 특이도에 한계가 있다. △ : 민감도, 특이도에 모두 한계가 있다. X: 진단에 유용하지 않다. *: 전혈 신속 진단이 가능하다.
(일본순환기학회 지침, [http://www.j-circ.or.jp/guideline/pdf/JCS2013_kimura_h.pdf])

⑷ **영상검사(관상동맥 CT검사, 핵의학 검사, 관상동맥 조영술)**

ST 상승형 급성 심근경색의 급성기에는 긴급 관상동맥 조영이 우선되므로 관상동맥 CT나 심장 핵의학 검사는 시행하지 않는다. 1차 대응으로 안정화된 저위험의 비ST 상승형 심근경색을 의심하는 증례나, 안정화되어 명확한 협심증으로 진단이 되지 않으면 관상동맥 CT나 핵의학 검사를 고려한다. 비ST 상승형 심근경색이나 불안정 협심증에 대한 침습적 관상동맥 조영 시기는 표 5의 단기 위험 평가나 그림 4의 진료 흐름에 따라 판단한다.

표 5 급성 관상동맥증후군(ST 비상승형 급성 심근경색, 불안정 협심증)의 단기 위험 평가

평가 항목	고위험 (적어도 다음 항목 중 하나)	중등도 위험 (적어도 다음 항목 중 하나)	저위험 (고 또는 중등도 위험 소견이 없고, 다음 항목 중 하나)
병력	• 선행 48시간에 급격히 진행	• 심근경색, 말초혈관질환, 뇌혈관장애, 관상동맥 우회술 병력 • 아스피린 복용력	
흉통의 특징	• 안정 시 흉통의 지속(〉 20분)	• 지속성(〉20분)안정시 협심증이 있었으나 현재는 소실, 관상동맥 질환 가능성이 중등도-고도. • 야간 협심증 • 안정 시 협심증(〈 20분 또는 안정이나 니트로글리세린 설하 투여로 호전) • 안정 시 협심증(〉20분)이 없고, 신규 또는 악화되는 협심증으로 관상동맥 질환 가능성이 중등도-고도이다.	• 지속 시간, 빈도, 강도가 악화되는 협심증 • 낮은 역치에서 발생하는 협심증 • 과거 2주-2개월 이내의 신규 발생 협심증
임상소견	• 허혈과 관련된 폐수종 • 신규 또는 악화되는 승모판 역류음 • Ⅲ음 또는 신규이거나 악화되는 수포음 • 저혈압, 서맥, 빈맥 • 연령 〉75세	• T파 변화	
심전도	• 일과성 ST변화(〉 0.05 mV)를 동반한 안정 시 협심증 • 신규 또는 신규라고 생각되는 각블록 • 지속성 심실 빈맥	• T파 변화 • 이상 Q파 또는 안정 시 심전도의 여러 유도(전 흉부, 하벽, 측벽)에서 ST 하강(〈 0.1 mV)	• 정상 또는 변화 없음
심근 지표	• 심근 트로포닌 T(TnT), I(TnI) 상승(〉0.1 ng/mL) 또는 CK-MB 상승	• TnT, TnI의 경도 상승(0.01-0.1 ng/mL), CK-MB 상승	• 정상

⑸ **초기 치료**

즉시 심장 중환자실에 입원시켜 안정과 충분한 산소 공급, 흉통 해소, 부정맥에 대응한다. 금기 증례가 아니면 혈압 저하에 주의하면서 질산제 투여, 아스피린(300 mg)을 씹어서 복용하고, 헤파린 투여를 시작한다. 서맥이나 혈압 저하, 심부전 동반에 주의하면서 베타—차단제 투여도 고려한다.

불안정 협심증에서 흉통이 해소되어도 수 시간 후 재발작을 일으킬 수 있으므로 입원하여 안정, 경과 관찰이 원칙이다.

⑹ **재관류요법**

ST 상승형 급성 심근경색은 가능한 조기에 혈류 재개가 바람직하다. 비ST상승형 급성 심근경색이나 불안정 협심증이며, 중등도에서 고위험인 환자도 조기에 관상동맥 조영술과 치료를 검토한다.

ST 상승형 급성 심근경색에서는, 경정맥 혈전 용해 요법과 PCI 및 CABG에 의한 혈행 재건술이 고려되며 각각에 장점과 단점이 있다. PCI가 주류이지만 PCI가 어려운 지역이나 시설 상황에 따라서는 경정맥 혈전 용해 요법을 시행하고, 병변에 따라 CABG가 선택된다. 쇼크 상태에서는 대동맥내 벌룬펌프(IABP) 등이 시행된다.

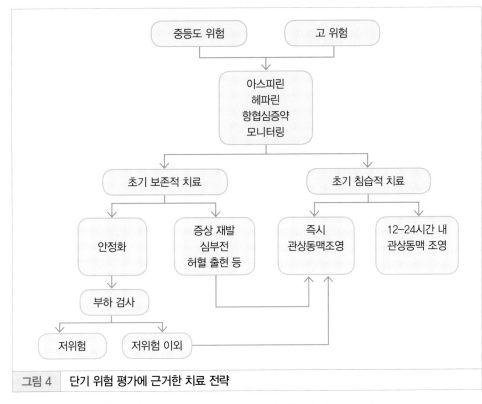

그림 4   단기 위험 평가에 근거한 치료 전략

(일본순환기학회 지침, [http://www.j-circ.or.jp/guideline/pdf/JCS2012_kimura_h.pdf]

ART를 시행하여 상태가 안정되어 있는 환자는 수술이 가능하지만 CD4 200/μL 이하에서 수술 후 패혈증이나 사망률 증가 보고가 있다.[13, 14] CD4 200/μL 이하 증례의 침습적 치료는 수술 시기나 적응을 신중히 판단한다. 심장 수술에서도 같은 대응이 필요하다고 생각한다. 금식 등으로 상태에 따라 약제 복용이 어려우면 단기간의 ART 치료 중단은 허용된다.

침습적 치료 후에 심근경색 2차 예방을 위해 항혈소판제 투여나 스타틴 투여, 심장 재구축에 대해 프릴제를 투여한다. 생활 습관에 문제가 있으면 회복기에 생활 습관 개선이 필요하다.

4 결론

HIV 감염자의 장기 생존 시대를 맞이하여 순환기 질환을 동반한 HIV 감염자 증가가 우려된다. 협심증이나 급성 관상동맥 증후군을 의심하여 불안정한 상태라고 판단되면 전문의에게 의뢰하여 대응을 시작해야 한다.

ART 시행으로 전신 상태가 안정되어 있으며, CD4 200/μL 이상을 유지하고 있으면 관상동맥 조영술 및 치료, 하대정맥 필터 유치, 페이스메이커 삽입술, 감염성 심내막염에서 판막 대치술, 복부 대동맥류 수술 등을 흉부 외과에 의뢰하여 치료하며, 수술 후 감염 악화 등의 문제는 없다.

ART를 시행하여 전신 상태와 CD4 세포 수가 안정된 HIV 감염자 치료는, 감염에 대한 주의나 병용 약의 주의, 바늘에 찔리는 사고가 발생했을 때의 대응과 준비가 필요하지만 HIV 비감염자와 차이가 없는 치료가 가능하다.

【문 헌】

1) Malvestutto CD et al: Coronary heart disease in people infected with HIV. Cleve Clin J Med. 2010;77:547-56.

2) Shahmanesh M et al: Antiretroviral treatment reduces very-low-density lipoprotein and itermediate-density lipoprotein apolipoprotein B fractional catabolic rate in human immunodeficiency virus-infected patients with mild dyslipidemia. J Clin Endocrinol Metab.2005;90:755-60.

3) Saves M et al: Risk factors for coronary heart disease in patients treated for human immunodeficiency virus infection compared with general population. Clin Infect Dis. 2003;37:292-8.

4) Hsue PY et al: Role of viral replication, antiretroviral therapy, and immunodeficiency in HIV-associated atherosclerosis. AIDS. 2009;23:1059-67.

5) Cohn PF et al: Silent myocardial ischemia. Circulation. 2003;108:1263-77.

6) Braunwald E: Unstable angina. A classification. Circulation. 1989;80:410-4.

7) Campeau L: Letter: Granding of angina pectoris. Circulation. 1976;54:522-3.

8) 일본 순환기학회:관상동맥 병변의 비침습적 진단법에 대한 지침, 순환기병의 진단과 치료에 대한 지침(2007-2008년 연구반 보고).[http://www.j-circ.or.jp/ guideline/pdf/JCS2010_yamashina_h.pd]

9) Gibbons RJ et al: ACC/AHA guidelines for exercise testiong. A report of the American college of cardiology/American heart association task force on practice guideline 5(Committee on exercise testing). J Am Coll Cardiol.1997;30:260-311.

10) 일본순환기학회 · 순환기병 진단과 치료에 대한 지침(2012년 합동 연구반 보고) ST 상승형 급성 심근경색 진료 지침(2013년 개정판).[http://www.j-circ. or.jp/guideline/pdf/JCS2013_kimura_h.pdf]

11) 일본 순환기학회:순환기병의 진단과 치료에 대한 지침(2011년 합동 연구반 보고). 비ST상승형 급성 관상동맥 증후군의 진료에 대한 지침(2012년 개정판).[http://www.j-circ.or.jp/guideline/pdf/JCS2012_kimura_h.pdf]

12) Anderson JL et al: ACC/AHA 2007 guidelines for the management of patients with unstable angina/non-ST-segement elevation myocardial infarction. Circulation. 2007;116:e148-304.

13) Xia XJ et al: Preoperative CD4 count or CD4/CD8 ratio as a useful indicator for postoperative sepsis in HIV-infected patients undergoing abdominal operations. J Surg Res. 2012; 174:e25-30.

14) Albaran RG et al: CD4 cell counts as a prognostic factor of major abdominal surgery in patients infected with the human immunodeficiency virus. Arch Surg. 1998;133:626-31.

3장 심혈관 질환이 생명 예후를 결정한다
2. 뇌경색도 많다

1 HIV 감염과 뇌경색

　　뇌혈관 장애(뇌졸중)은 발생 초기부터 적절한 진단과 치료가 필요한 신경계 응급 질환이다. 신속하고 정확한 진단과 치료 시행은 생명을 구할 뿐 아니라 장기적으로 기능 회복에 영향을 준다. 오늘날에도 뇌졸중은 중요한 사망 원인이며 60% 정도는 뇌경색이다. 일본에서 뇌경색 발생률은 인구 10만 명당 100-200명이지만, 40세 이상에서는 인구 10만 명당 600명으로 추정하며, 향후 인구 고령화에 따라 뇌경색 환자는 더 증가할 것으로 예상하고 있다.

　　HIV 감염자에서 뇌졸중 발생에 대한 미국의 역학 조사에서, HIV 비감염자 3.75/1,000명(연)에 비해 HIV 감염자는 5.27로 높았으며, 뇌경색이 많았고 젊은 사람에서 발생하는 경향이 있었다.[1] 1997부터 2006년까지 시행한 미국의 뇌졸중 역학 조사에서, HIV 감염을 동반한 뇌졸중 환자 수가 60% 증가했으며, 특히 허혈성 뇌경색이 HIV 감염자에서 증가했다. 또한 평균 발생 연령은 50세로 비감염자보다 젊은 경향이었다.[2] ART에 의한 HIV 감염자의 고령화 증가에 따라 향후 뇌경색 환자가 증가할 가능성이 있다.

　　뇌경색의 The Trial of Org 10172 in Acute Stroke Treatment (TOAST) 분류는, ① 대혈관 죽상경화, ② 심장성 뇌경색증, ③ 소혈관 폐색(라쿠나경색), ④ 기타 원인 등으로 구분한다. HIV 감염에서 뇌경색의 발생은, 혈액 응고 이상, 심장성 뇌경색, 기회 감염, 혈관염, HIV 감염에 의한 혈관내피 기능 장애와 동맥경화, 악성 종양, ART에 의한 동맥경화 등의 다양한 기전을 통해서 일어나며, 가장 중요한 것은 죽상경화증의 가속화이다(표 1).[3]

표 1   TOAST 분류에 의한 HIV 감염자의 뇌경색 기전

- 대혈관 죽상경화
- 심원성 뇌색전증
  - 감염성 심내막염(정맥 약물 남용 동반/동반 없음)
  - 심방세동
  - 비세균성 혈전성 심내막염(정맥 약물 남용 동반/동반 없음)
  - 점액종 모양의 판막 변성
  - 심근이나 판막 손상 카포시육종
  - 심근증(HIV 심근염 및 심장벽 혈전을 동반한 확장성 심근증 포함)
- 소혈관 폐색(라쿠나 경색)
- 기타의 원인에 의한 뇌경색
  - 뇌 기회 감염, 혈관염/혈관증: 수두–헤르페스 바이러스, 매독, 크립토콕쿠스증, 결핵균, 사이토메갈로 바이러스, 뮤코르증, 아스페르길루스증, 칸디다 · 아레피칸스, 톡소플라스마증, 콕시디오이데스증
  - 종양(뇌 림프종)
  - 혈전 전구 상태
  - 프로테인 S 결손증, 항인지질 항체 증후군, 진행기의 파종성 혈관내 응고 증후군
  - 정맥 약물 남용
  - HIV 관련 혈관증
  - 비감염성 혈관염
- 원인 미확정 뇌경색

2   진단

뇌졸중을 의심하는 증상은 한쪽 반신의 운동 마비나 감각 장애, 언어 장애, 한쪽 눈의 실명, 현기증, 실조 등이다. 그 밖에 의식 장애나 뇌기능 장애도 뇌경색 증상으로 중요하다.

진단에서 제1 단계는 뇌졸중 여부의 판단이며, 뇌졸중이면 뇌경색, 뇌출혈, 지주막하 출혈 중에서 어떤 병형인지 생각한다. 병력 청취와 진찰에서 뇌졸중이 의심되면 뇌 CT (MRI/MRA)를 일반 검사와 함께 신속하게 시행한다. 뇌경색으로 진단되면 제2 단계로 뇌경색의 병형을 판단한다. 제1 단계 검사 이외에 뇌혈관계 검사(MRA, 혈관 초음파 검사, CT 혈관 조영, 뇌혈관 조영, 뇌혈류 검사 등)와 심장 검사(심 초음파 검사, 홀터 심전도 등), 혈액 검사(혈액 응고 검사, 감염 선별, 면역능 등), 경우에 따라 척수액 검사를 시행한다. 뇌경색의 병형에 따라 치료 방침이 정해지므로, 제2 단계 정밀 검사도 가능한 한 신속하게 시행한다. 그림 1은 HIV 감염자의 뇌졸중 관리 과정이다.[4]

* 전문의에게 의뢰가 필요한 경우
- 뇌졸중의 확정 진단과 병형 진단
- 뇌졸중의 급성기 치료
- 뇌졸중 중환자실 입원 여부 결정

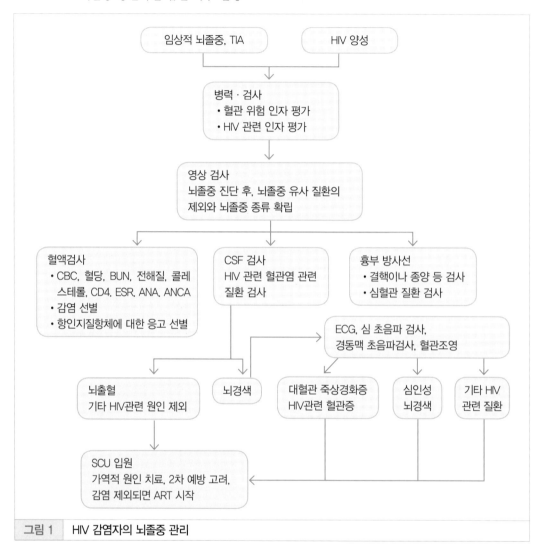

그림 1 | HIV 감염자의 뇌졸중 관리

TIA: 일과성 뇌허혈 발작, BUN: 요소질소, ESR: 적혈구 침강 속도, ANA:항핵항체, ANCA: 항호중구 세포질항체, CSF:뇌척수액, ECG: 심전도, SCU:뇌졸중 집중 치료실

3 치료

(1) 급성기 치료

뇌경색은 뇌조직에 허혈이 일어난 병태이다. 허혈 상태가 지속 되면 비가역성 변성이 일어나

서 뇌경색이 진행된다. 일단 비가역적 뇌경색에 빠진 뇌조직을 회복시키기는 어렵다. 비가역적 변화에 빠지기 전 단계, 즉 가역적 변화에 머무른 상태인 페난브라(뇌동맥의 폐색에 의한 뇌관류 저하로 신경세포 활동이 정지되었으나 아직 세포가 죽지 않은 영역)는 시간 경과에 따라 감소하므로 되도록 빨리 임상 병형과 병태를 확정하여 그에 따른 적절한 치료에 의해 페난브라 부분을 구하는 것이 중요하다. 미국 심장협회의 "뇌졸중 초기 진료에 중요한 7개의 D"는, ① Detection(발견 및 통보), ② Dispatch(구급차 출동), ③ Delivery(적절한 의료 기관에 수송), ④ Door(의료 기관 도착), ⑤ Data(정보 및 검사), ⑥ Decision(치료 방침 결정), ⑦ Drug(약물 치료)이다.

HIV 감염에서는, HIV-RNA 양과 CD4 양성 T림프구 수에서 뇌졸중의 원인을 예측한다. 면역능이 거의 정상이면 비감염자와 같은 뇌졸중 치료 지침[5]에 준해 병형에 따른 급성기 치료를 시행한다. 이때 혈전 용해 요법이나 항응고 요법에 대해 HIV 감염자를 대상으로 한 성적은 없지만, ART와 약물 상호 작용에 주의가 필요하다. 면역능이 저하되어 있으면 혈관 장애를 일으킬 수 있는 기회 감염을 제외할 필요가 있으며, 기저 질환이 있으면 그 치료를 시행한다.

*초급성기

발생 4.5시간 이내 환자는 t-PA 주사를 시행한다. ART와 상호작용은 보고되지 않았으나 tipranavir는 혈소판 응집 억제 작용이 있어 출혈에 주의해야 한다.[6]

*급성기

• 병형에 따른 치료

라쿠나 경색: 항혈소판제(정맥 주사제 오자그렐[발생 120시간 이내], 경구제로 아스피린[발생 48시간 이내])를 권고한다. 아스피린과 테노포비르(TDF) 병용은 신 기능 장애를 일으킬 가능성이 있으며, 또 티프라나빌(tipranavir)과 병용하면 출혈 경향이 나타날 위험이 있다.[6]

죽종 혈전성 뇌경색: 항혈소판제(라쿠나 경색과 동일) 또는 선택적 트롬빈 저해제 아르가트로판(발생 48시간 이내)이 권고된다.

심장성 뇌색전증: 헤파린(발생 48시간 이내) 사용을 고려한다.

• 뇌 보호제: 에다라본 투여가 권고된다.

• 뇌부종 관리: 두개 내압 항진을 동반한 큰 경색에는 글리세롤(10%) 정맥 주사가 권고한다.

• 혈관내 치료: 발생 8시간 이내 환자에서 t-PA 주사로 재개통이 안 되거나, t-PA 주사 적응이 안 되면, 발생 4.5시간 이후 증례에 적응이 된다.

⑵ 만성기 치료

만성기에는 재발 예방에 초점을 두어, 생활 습관병 등 위험 인자 관리와 항혈전 요법을 시행한다.

*위험 인자 관리

고혈압, 흡연, 당뇨병은 뇌졸중을 일으키는 가장 큰 원인이다. HIV 감염자는 비감염자보다 흡연율이 높다고 한다. 적극적 금연 권고가 필요하다. 또한 ART의 영향에 의한 지질이나 당대사 이상도 많다. 동맥경화를 일으킬 수 있는 위험 인자를 되도록 줄이는 것이 중요하다. 특히 부적절한 식사 습관, 운동 부족, 수면 부족, 과도한 스트레스, 흡연 등의 생활 습관을 점검하여 생활 습관병 발생을 예방해야 한다.

이미 고혈압, 심질환, 당뇨병, 고지혈증, 만성 신질환 등이 발생되어 있으면, 생활 습관 개선과 적절한 약물 치료를 시행한다. 각각의 약물 치료는, 당뇨병(p 20), 고지혈증(p 31), 만성 신질환(p 40), 고혈압(p 47), 허혈성 심질환(p 57) 항목을 참고한다. 현저한 두개 내·외의 혈관 협착이 있으면 혈관 외과 치료 필요성을 평가한다.

*항혈전 요법

HIV 비감염자의 뇌졸중 치료 지침에 준한 치료를 적용하여,[5] 항혈소판제(아스피린, 클로피도그렐, 실로스타졸)을 투여한다. 아스피린은 앞에서 설명한 주의가 필요하다.[6] 비판막증성 심방세동에서 뇌졸중 발생률은 5% 전후이며, 심방세동이 없는 환자보다 2–7배 높다. CHADS2 스코어(표 2)에서 2점 이상이면 항응고요법(와파린, 항트로빈 저해제, Xa 인자 저해제) 사용이 원칙이다. 와파린은 사이토크롬에서 대사되므로 프로테아제 저해제(PI) 및 비핵산계 역전사효소 저해제(NNRTI)와 상호 작용을 일으킬 가능성이 있다. 따라서 프로트롬빈 시간(국제 표준비 PT-INR)을 측정하여 신중한 모니터링이 필요하다.[6]

표 2	CHADS2 스코어
C: 울혈성심부	1
H: 고혈압	1
A: 연령〉 75세	1
D: 당뇨병	1
S: 뇌경색/TIA	2
합계	0–6점

⑶ 후유증에 대한 대처

운동 마비, 뇌기능 장애, 뇌졸중 후 경련, 치매 등 뇌졸중 후 후유증에 대한 대응은 HIV 비감염자와 같다.

뇌졸중의 1차 예방에 대한 뇌졸중 치료 지침[5]은 다음과 같은 내용을 권고한다.

- 고혈압(혈압 조절 목표): 고령자 140/90 mmHg 미만, 중년 130/85 mmHg 미만, 당뇨병 환자 130/80 mmHg 미만

- **당뇨병:** 엄격한 혈당 조절
- **고지혈증:** LDL 콜레스테롤을 목표로 스타틴 투여
- **흡연:** 금연 실시
- **음주:** 에탄올 450 g/주 이상은 피한다.
- **심방세동:** 와파린, 항트롬빈 저해제, Xa인자 저해제를 투여하며, 약제 선택에서 ART와 상호작용 고려

4 ART에 의한 뇌경색

HIV 감염에 동반된 만성 염증은 동맥경화를 촉진할 뿐 아니라, ART에 의한 지질·당대사 이상, 고혈압 발생도 동맥경화를 진행시키므로, HIV 감염자의 혈관은 조기에 노화되어 뇌경색이 젊은 나이에 발생한다. SMART 연구[7]에 의하면, HIV-RNA 양이 많을수록 심혈관 장애 발생 위험이 높았으며, 조기부터 계속적 ART가 바람직하지만, 장기간에 걸친 ART가 동맥경화를 촉진시킬 가능성이 있다. ART를 시작할 때 대사이상을 일으키는 위험 요인을 평가하여 금연이나 비만 개선 등 적절한 생활을 교육하는 동시에, 대사 장애가 적은 ART를 선택해야 한다. 이런 주의에도 불구하고 대사이상이 나타나면 엄격한 조절을 위해 ART와 약물 상호작용을 고려한 병용 약제 병용을 선택한다.

5 뇌경색의 전조 증상으로 일과성 뇌허혈

뇌졸중은 예고 없이 갑자기 발생한다. 그러나 뇌경색 발생의 전조 증상으로 일과성 뇌허혈 발작(TIA)이 알려져 있으며, 뇌경색과 비슷한 증상이 단시간(보통 10분 이내) 지속되었다가 자연히 소실된다. 일과성 뇌허혈이 있으면 중증 뇌경색이나 심혈관 질환 발작이 90일 이내에 약 10%, 처음 2일 내에 약 5%에서 발생하는 것으로 알려져 있다.

일과성 뇌허혈을 일으킨 환자에서 뇌경색 진행 위험을 예측하는 평가 방법으로 ABCD2 점수(표 3)를 이용할 수 있다. 일과성 뇌허혈 후 2일 이내에 뇌경색을 일으킬 위험은, 0-3점에서 1%, 4-5점에서 4.1%, 6-7점에 8.1%라고 보고되었다. 환자가 내원 시에 증상이 없는 경우도 많아 신중한 병력 청취가 중요하다. 머리 CT, 머리 MRI/MRA 등의 영상검사는 중요한 검사이다. 뇌졸중 치료 지침[5]은 발병 48시간 이내의 급성기에 재발 예방을 위해 아스피린 복용을 권고하고 있으며, 비심장성 뇌경색 예방에 항혈소판제, 심장성에 와파린이나 항트롬빈 저해제, Xa 인자 저해제를 권고하고 있다. 경동맥 협착률이 70% 이상인 일과성 뇌허혈에는 경동맥 내막 박리술이나 경동맥 스텐트를 권고한다.

표 3	ABCD2 스코어

A: 연령(60세 이상 1점)

B: 혈압(수축기 혈압 140 mmHg 이상 and/or 확장기 혈압 90 mmHg 이상 1점)

C: 임상 증상(한쪽 근력 저하 2점, 마비가 없는 구음 장애 1점)

D: 발작 지속 시간(60분 이상 2점, 10~59분 1점)

D: 당뇨병(있으면 1점)

【문 헌】

1) Chow F et al: Comparison of ischemic stroke incidence in HIV-infected and non-HIV infected patients in a US health care system. J Acquir Immune Defic Syndr. 2012;60:351-8.

2) Ovbiagele B et al: Increasing incidence of ischemic stroke in patients with HIV infection. Neurology. 2011;76:444-50.

3) Cruse B et al: Cerebrovascular disease in HIV-infected individuals in the era of highly active antiretroviral therapy. J Neurovirol.2012;18:264-76.

4) Benjamin LA et al: HIV infection and stroke: current perspectives and future directions. Lancet Neurol. 2012;11:878-90.

5) 뇌졸중 합동 지침 위원회: 뇌졸중 치료 지침 2009. 쿄와 기획, 2009.

6) Singer EJ et al: HIV stroke risk: evidence and implications. Ther Adv Chronic Dis. 2013;4:61-70.

7) Burman W et al: Episodic antiretroviral therapy increases HIV transmission risk compared with contionuous therapy: Results of a randomized controlled trial(SMART study group and INSIGHT).J Acquir Immune Defic Syndr.2008;49:142-50.

4장 골대사 이상은 흔하다

1 HIV 감염과 골대사 이상

HIV 감염자에서 골대사 이상은 빈도가 매우 높아 약 50%를 넘는다는 보고가 있다.[1] HIV 감염자의 예후가 HIV 치료제의 발전에 의해 개선된 결과 골대사 이상이 만성 질환으로 문제가 되고 있다. 이렇게 골대사 이상이 증가하는 원인은, HIV 감염 자체 이외에, 성선 기능 저하, 대사 이상(당뇨병, 만성 신질환) 등을 생각하고 있으나 아직 명확하지 않다.[2] 골절은 삶의 질을 크게 떨어트리며, 특히 대퇴골 근위부 골절은 생명에 위협이 된다. HIV 감염 유병률 증가에 따라 골대사 이상에 대한 대처의 필요성이 높아지고 있다.

2 골다공증의 정의

골다공증은 골강도 저하에 의해 골절이 일어나기 쉬워진 상태이다. 골강도는 골량과 골질에 의해 결정된다.

골강도=골밀도+골질

골질 $\begin{cases} \text{• 구조: 골의 구조, 크기, 해면골량 구조} \\ \text{• 재료: 골화, 콜라겐 등} \end{cases}$

3 진단

(1) 진단 기준

원발성 골다공증 진단 기준은, 요추 또는 대퇴골 근위부에서 골밀도(BMD) 측정치 저하로 판정한다(표 1).

(2) WHO의 진단 기준

세계 각국이 WHO의 진단 기준을 이용하고 있다. BMD는 요추 또는 대퇴골 경부 근위부에서 측정한다(표 2).

<table>
<tr><td>표 1</td><td colspan="2">일본의 골다공증 진단 기준</td></tr>
<tr><td colspan="3">I. 취약성 골절 있음</td></tr>
<tr><td colspan="3">1. 추체 골절 또는 대퇴 골근위부 골절</td></tr>
<tr><td colspan="3">2. 기타 취약성 골절, 골밀도가 YAM의 80% 미만</td></tr>
<tr><td colspan="3">II. 취약성 골절 없음</td></tr>
<tr><td colspan="3">골밀도가 YAM의 70% 이하 또는 −2.5 SD 이하</td></tr>
</table>

<table>
<tr><td>표 2</td><td>WHO의 골다공증 진단 기준</td></tr>
<tr><td>정상</td><td>골밀도가 청년 성인 평균치의 −1.0SD(표준편차) 이상 (T−score ≥ −1.0)</td></tr>
<tr><td>골감소증</td><td>골밀도가 t−score에서 −1.0 보다 작고 −2.5 이상 (−1.0 〉t −score 〉−2.5)</td></tr>
<tr><td>골다공증</td><td>골밀도가 t−score에서 −2.5 이하 (t−score ≤ − 2.5)</td></tr>
<tr><td>중증 골다공증</td><td>골밀도가 골다공증 수준이며 1개 이상의 취약성 골절이 있음</td></tr>
</table>

(3) FRAX 진단

2004년 WHO에서 발표한 12개의 골절 위험 인자에 의한 절대 골절률을 계산하는 Fracture Risk Assessment Tool(FRAX®)이 참고가 된다(표 3).

(4) HIV 감염자에서 골대사 이상의 위험 요인

HIV 감염자에서 골다공증 위험 인자는, 치료하지 않은 HIV 감염, 동반한 HCV 감염의 유병 기간, HIV 감염의 유병 기간, CD4 양성 T림프구 수 저하 등이다. 또 HIV 치료제의 부작용으로 핵산계 역전사효소 저해제(NRTI) 테노포비르(TDF)는 지도부딘(ZDV), 사닐부딘(d4T), 아바카 비르(ABC) 등에 비해 BMD를 저하시킨다. 또 NRTI와 비핵산계 역전사효소 저해제(NNRTI) 나 프로테아제 저해제(PI) 병용에서도 BMD 저하가 있다.[4]

표 3	FRAX 위험 요인(WHO)
1	연령
2	성별
3	체중
4	키
5	기존 골절 유무
6	양친의 대퇴골 경부 골절 병력
7	흡연
8	스테로이드
9	류마티스 관절염
10	2차성 골다공증
11	알코올(1일 3단위 이상)
12	BMD (g/cm^2)(대퇴골 경부)

[추가 사항]

8(스테로이드): 프레드니솔론을 3개월 이상, 5 mg 이상 경구 투여했을 때.

10(2차성 골다공증): 1형 당뇨병, 성인의 골형성 부전증, 갑상선 기능 항진증, 성선 기능 저하증, 조기 폐경(45세 미만), 만성 영양 실조, 흡수 불량, 만성 간질환 등이 해당된다. 11(알코올): 알코올 3단위=맥주 한잔(285 mL), 증류주 싱글(30 mL), 와인(120 mL), 식전주 싱글(60 mL).

⑸ 골대사 지표와 치료제 선택

치료제 선택에 이용되는 골대사 지표 검사(골흡수 지표와 골형성 지표)는 그림 1과 같다.[5]

이런 지표는 비스포스포네이트 복용에서는 3개월, 다른 골다공증 치료제는 1개월 중단하고 측정한다. 비스포스포네이트에서는 DPD, NTX, CTX, TRACP-5b 중에서 선택한다.[5, 6]

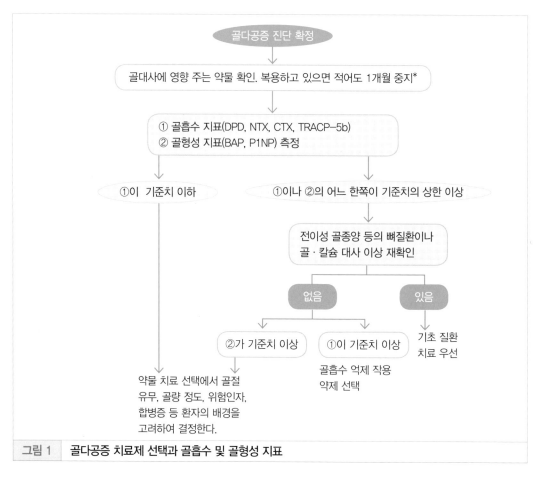

그림 1 골다공증 치료제 선택과 골흡수 및 골형성 지표

*비스포스포네이트는 적어도 3개월 중지 후.
DPD: 데옥시피리디놀린, NTX:1형 콜라겐 가교 N-텔로펩티드, CTX:1형 콜라겐 가교 C-텔로펩티드, TRACPb: 주석산 저항성 산성 포스파타제 b5, BAP: 골형 알카리 포스파타제, P1NP: 1형 프로콜라겐 N프로펩티드

4 치료

⑴ 식사 요법(칼슘, 비타민 D)

골다공증 치료를 위해서 하루 700-800 mg의 칼슘 섭취를 권고한다. 동시에 비타민 D 섭취도 고려해야 한다. 미국에서는 모든 고령자에게 칼슘 1,000-1,200 mg/일, 비타민 D 20 μg/일 (800 IU/일) 섭취를 권고하고 있다.[7, 8] 최근 대량의 칼슘 보충제를 장기간 복용하면 순환기계에 나쁜 영향을 줄 가능성이 있다는 보고가 있었지만, 식생활에서 칼슘 섭취가 부족하고 혈청 비타민 D가 부족한 우리나라에서는 칼슘제 투여를 권고하며 적절한 식습관을 가져야 한다.

50-60세 일본인 여성의 평균 칼슘 섭취는 약 550 mg/일이므로, 약 250 mg/일의 칼슘을 추가해야 한다.[9] 예를 들어 하루 한 컵의 우유(칼슘 250 mg)나 치즈 1장(칼슘 95 mg) + 요구르트 130 mL(칼슘 160 mg)를 늘리면 250 mg의 칼슘 섭취가 된다. 지질이상이 있으면 저지방이

나 무지방 유제품을 권한다. 그 밖에 나또 1팩(칼슘 50 mg), 마른 멸치 50 g(칼슘 110 mg), 유채 나물 1접시(칼슘 140 mg) 등을 조합한다.

소금 섭취가 많으면 신 세뇨관에서 칼슘 재흡수가 저해되므로 골다공증 예방에는 소금 섭취에도 주의한다. 개개인의 기호에 따른 식사 개선이 필요하다.

최근 비타민 D 결핍이 많은 것으로 알려졌다. 특히 고령자, 골다공증 환자에서 25(OH)D가 저하된 사람이 많다.[10] 그 원인으로 피부에서 프로비타민 D 합성 감소, 일광 노출 감소를 생각하고 있다. 비타민 D는 어류에 많이 들어있으므로 식사 교육에서 고려한다.

생활 습관병(당뇨병, 고지혈증, 고혈압, 만성 신부전 등)에 의한 동맥경화 발생과 골다공증의 관여도 알려져 개개 병태에 대한 식사 교육에도 주의가 필요하다.

(2) 약물 요법

대표적 골다공증 치료제는 표 4와 같다.[11]

*칼슘제

500-2,000 mg의 보충 요법이 필요하며, 투여량은 식사를 통한 섭취량과 합하여 결정한다.

활성 비타민 D3를 병용하면 고칼슘혈증을 일으킬 수 있으나, 혈청 칼슘이나 소변 Ca/Cr비(0.3-0.4 이상)의 고칼슘뇨증을 목표로 한다. 부작용으로 위장 장애나 변비가 나타날 수 있다.

*비스포스포네이트

골절 억제 작용의 근거가 있어 장기간 사용할 수 있는 약제이다. 복용 후 30분 이상 서거나 앉을 수 없는 환자나, 식도 협착, 식도 무이완증 환자는 사용할 수 없다. 부작용으로 악골 괴사, 급성기 반응이 있다. 구강 내 상황을 고려할 필요가 있으며, 발치 등 외과적 처치가 필요하면, 골절 위험이나 악골 괴사 위험 요인, 복용 기간에 따라 휴약 기간을 고려한다. 휴약 기간으로 3개월을 권고한다. 경구제나 주사제가 있으며, 투여 간격이 1일 1회-4주에 1회까지 선택 사항이 많아 사용에 편리하다.

*부갑상선 호르몬제(테리파라티드)

골밀도 저하가 심한 골다공증이나 이미 골절된 중증 골다공증에 사용한다. 매일 주사제와 주 1회 주사제가 있어 교육이 필요하다.

골밀도 상승 효과를 요추·대퇴골 근위부 골절에서 볼 수 있으며, 24개월 사용하여 요추 골밀도가 약 13% 상승한다.[12,13] 테리파라티드와 경구 비스포스포네이트 병용은 권고하지 않는다. 골형성 지표(PINP) 상승으로 12개월 후 골밀도 상승을 예측한다는 보고가 있다.[14]

분류	약물명	골밀도	추체골절	비추체골절	대퇴근위부골절
칼슘제	L-아스파라긴산 칼슘	C	C	C	C
	인산 수소 칼슘	C	C	C	C
여성호르몬제	에스트리올	C	C	C	C
	결합형 에스트로겐	A	A	A	A
	에스트라디올	A	C	C	C
활성형 비타민D3	알파칼시돌	B	B	B	C
	칼시트리올	B	B	B	C
	엘데칼시돌	A	A	B	C
비타민K2	메나테트레논	B	B	B	C
비스포스포네이트제	에치드론산	A	B	C	C
	알렌드론산	A	A	A	A
	리세드론산	A	A	A	A
	미노드론산	A	A	C	C
SERM	랄록시펜	A	A	B	C
	파제독시펜	A	A	B	C
칼시토닌제	엘카토닌	B	B	C	C
	연어 칼시토닌	B	B	C	C
부갑상선 호르몬제	테리파라티드	A	A	A	C
기타	이프리프라본	C	C	C	C
	난드로론	C	C	C	C

등급 A: 실시를 강하게 권고. 등급 B: 실시 권고. 등급 C: 실시 권고 근거가 명확하지 않다. 등급 D: 실시를 권고하지 않는다.
SERM: 선택적 에스트로겐 수용체 조절제

*비스포스포네이트와 활성 비타민 D3 병용 요법

JOINT-02 연구에서 알렌드론산+활성 비타민 D3 병용은 알렌드론산 단독군에 비해 고도의 추체 골절이 있는 군에서 새로운 추체 골절이나 장관골 골절 발생을 의미 있게 저하시켰다. 따라서, 기존 골절이 여러 개인 환자에게는 알렌드론산과 활성 비타민 D3 병용을 권고한다.[15]

*항RANKL 단일항체(데노스맙)

투여 간격으로 6개월에 1회 주사가 특징이다. 골다공증 치료제로 최초의 생물학적 제제이다. 비스포스포네이트처럼 턱뼈 괴사 부작용에 주의할 필요가 있다.

- **골밀도 측정:** 50세 이상의 HIV 감염자는 골절 위험이 높아 성별과 관계없이[16] 1년에 1회 시행한다(우리나라 의료 보험은 65세 이상에서만 연 1회 보험이 적용된다). 요추 골밀도 평가는 변형성 척추증이나 복부 대동맥 석회화에 주의한다.
- **혈액 검사:** Ca, P, Mg 등(이상 치가 있으면 ALP, PTH, 테스토스테론 등도 고려한다).
- **골대사 지표:** 치료 전 골흡수 지표, 골형성 지표를 동시에 측정하면 보다 자세한 골대사 상태를 알 수 있다. 또 골대사 지표의 추이는 치료 효과 판정을 조기에 알 수 있다. 골흡수 지표는 치료 시작 시와 시작 후 6개월 이내에 측정하여 치료 효과를 판정한다.

【문 헌】

1) Gallant JE et al: Efficacy and safety of tenfovir DF vs stavudine in combination therapy in antiretrviral-naïve patients: A 3-year randomized trial. JAMA. 2004;292:191-201.

2) Borde M et al: Metabolic bone disease in HIV infection. AIDS. 2009;23:1297-310.

3) 일본골대사학회: 원발성 골다공증 진단 기준(2012년 개정판). Ostepro Jpn. 2013;21:9-21.

4) DHHS: Guidelines for the use of antiretroviral agents in HIV-1-infected adults and adolescents [http://aidsinfo.nih.gov/guidelines]

5) 일본골다공증학회: 골다공증 진료에서 골대사 지표의 적정 사용 지침(2012년판). Ostepor Jpn. 2012;20:31-55. JBMM. 2013;31:1-15.

6) Nishizawa Y et al: Guidelines for the use of bone metabolic markers in the diagnosis and treatment of osteoporosis(2012 edition). J Bone Miner Metab. 2013;31:1-15.

7) National osteoporosis foundation: NOF's clinician's guide to prevention and treatment of osteoporosis(2014 issue,Versin 1) [http://nof.org/hcp/clinicians-guide]

8) Kanis JA et al: European guidance for the diagnosis and management of osteoporosis in postmenpausal women. Osteporos Int. 2008;19:399-428.

9) 후생노동성:국민 건강·영양의 현황, 후생노동성 국민 건강·영양조사 보고. 제일출판.2010. 10히로타 고우시: 골다공증 환자의 칼슘과 비타민 D 영양상태와 골대사. Osteopor Jpn. 2008:16;165-9.

10) '히로타 고우시~165-9.'에 해당함.

11) 골다공증 예방과 치료 지침 작성 위원회: 골다공증 예방과 치료 지침. 2011년판. 생명과학출판, 2011, p126.

12) Neer RM et al: Effect of parathyroid hormone(1-34) on fractures and bone mineral density in

postmenpausal women with osteporosis. N Engl J Med. 2001;344:1434−41.

13) Miyauchi A et al: Effects of teriparatide on bone mineral density and bone turnover markers In Japanese subjects with osteoporosis at high risk of fracture in a 24−month clinical study: 12−month, randomized, placebo−controlled, double−blind and 12−month open−label phases. Bone. 2010;47:493−502.

14) Chen P et al: Early changes in biochemical markers of bone formation predict BMD response to teriparatide in postmenpausal women with osteporosis. J Bone Miner Res.2005;20:962−70.

15) Orimo H et al: Effects of alendronate plus alfacalcidol in osteoporosis patients with a high risk of fracture: The Japanese osteoporosis intervention trial(JINT)−02. Curr Med Res Opin. 2011;27:1273−84.

16) McComsey GA et al: Bone disease in HIV infection: a practical review and recommendations for HIV care providers. Clin Infect Dis. 2010;51:937−46.

5장 구강 관리의 중요성

1 면역력 저하 환자는 입안에 문제가 많다

구강 관리가 전신 건강에 중요하다고 주목받게 된 것은, 1999년 구강 관리에 의해 요양 보호를 받는 고령자에서 흡인성 폐렴 발생률이 감소되었다고 영국 의학잡지 란셋(Lancet)에 보고된 후이다.[1] 그 후 인공 호흡기 관련 폐렴(VAP) 예방에 대한 효과나, 두경부 암, 식도암 환자에서 입원 전 구강 관리가 수술 후 합병증 발생률을 감소시켰다는 보고가 있었다.[2-6] 또 조혈모세포 이식 환자에서 구강 점막 장애가 있는 군과 없는 군을 비교하여, 구강점막 장애가 있는 군에서 병원비가 1인당 약 5,000만 원 증가했다는 보고도 있었다.[7] 조혈모 세포 이식 환자에서 구강 관리를 시행한 군과 시행하지 않은 군을 비교한 다른 연구에서, 구강 관리 시행으로 발열 지속 기간이나 구간 통증에 대한 진통제 사용 회수·사용량의 감소, 섭식 불능 기간 단축이 있었다.[8] 이렇게 구강 관리는, 면역 부전 상태가 있는 환자, HIV 감염자, 장기 이식 환자, 화학요법·방사선 요법을 시행하는 환자, 심장 수술을 받은 환자 등에서 필수 치료 항목이 되었다(표 1).

표 1   구강 관리의 의의

- **구강 세균에 의한 합병증 감소**
  →재원 일수 단축
  　의료비 감소
- **구강내 통증 감소**
  →섭식 기능 저하 방지
  　QOL 향상

2 HIV 감염자에서 구강 관리의 중요성

암 환자나 감염 환자에게 구강 관리가 필요하며, HIV 감염자나 에이즈가 발병된 면역 부전 환자도 구강 관리가 필요하다(표 2). 구강 관리는 입원 기간 단축에 관여할 것으로 생각한다.[9]

지금까지의 많은 연구에서, 치주병이 당뇨병이나 심 질환을 악화시키는 것으로 알려졌으며, 최근에는 치주병에서 구강 내로 방출된 부틸산이 HIV를 활성화시켜 에이즈 발생으로 연결될 가능성도 알려졌다.[10,11] HIV 감염자에 중증 치주병에 의해 에이즈 발병 가능성을 고려하여, 치주병 병력이 있는 환자에게 미리 그램 음성 간균에 대한 항생제를 투여할 수도 있다. 항생제 투여는 괴사성 치은염, 괴저성 치은염이나 광범위한 괴저성 점막염 진행을 방지할 수 있다.

혈소판 수 5,000/μL 이하나 호중구 수 10/μL 이하의 중증 골수 억제 및 CD4 양성 T림프구(CD4) 수 50/μL 미만의 중증 면역 부전 상태에서는 구강 관리가 소극적으로 되기 쉽다. 그러나 구강 관리를 시행하지 않으면 잇몸, 혀, 볼 점막 등의 구강 환경이 악화되어, 출혈이나 감염을 일으킨다. 전신적이나 국소적으로 상태가 나쁜 시기에 적절한 전략과 수단을 선택하며, 식사 종류나 형태에 주의하고, 좋은 영양 상태의 유지가 출혈 경향[12]이나 감염 방지에 중요하다(표 3).

표 2	구강 관리 대상

- HIV 감염자의 구강 관리
- 골수 이식 환자의 구강 관리
- 화학요법 시 구강 관리
- 방사선 요법 시 구강 관리
- 두경부 종양 환자의 구강 관리

표 3	HIV 감염자에서 구강 관리의 중요성

- 결손치, 동요치 또는 중증 우식치 등이 있는 구강 위생이 불량한 HIV 감염자는 저작력이 크게 떨어진다.
- 구강 증상의 변화는 HIV 감염자의 초기 징후이며, HIV 감염 진행도의 예측 인자가 된다.
- 구강 점막의 궤양, 잇몸 염증, 우식은 구강 세균이나 다른 감염성 세균이 혈행 감염을 일으키는 입구가 된다.
- 구강 위생의 중요함을 인식하여, 구강 병변이 고도 감염으로 진행하기 전에 조기 치료 시행이 중요하다.

3 구강 관리 방법

구강 관리 방법으로 우선 외래에서는 국소 점검을 시행한다. 만성 근첨성 치주염, 중증 치주염, 지치 주위염 등은 면역력 저하 시에 병소 감염 발생을 일으킬 가능성이 있는 질환이므로 미리 치료해두어야 한다. 입원 중에는 환자 자신이 구강 관리를 시행할 수 있도록 자기 관리 방법을 교육한다. 또 치과적 전문 구강 관리를 시행하여 구강 내 세균을 조절한다.

(1) 양치질

양치질은 기상 시, 매 식전·후, 취침 전 1일 8회 시행하며, 인두·구강에 각각 2회, 아즈렌설폰산나트륨 용액으로 시행한다. 구강 점막염 등으로 통증이 있으면 아즈렌설폰산 나트륨에 4% 리도카인을 첨가한 용액을 이용한다. 메스꺼움이 있으면 진토제를 사용한다. 양치액에 메스꺼움을 느끼면 냉수로 양치질한다.

⑵ 칫솔질

플라크가 20% 이하로 조절되도록 교육한다. 칫솔은 부드럽거나 보통 경도의 나일론 브러쉬를 이용하며, 털 끝은 스트레이트로, 헤드가 작은 것이 좋다.

⑶ 혀 관리

혀 관리는 기상 후, 점심 식사 후, 취침 전 1일 3회 시행하며, 부드러운 칫솔이나 스펀지 브러쉬를 이용한다. 물이나 양치액을 발라 안에서 앞쪽으로 한 방향으로 움직여 준다.

⑷ 보습 관리

입술 보습을 위해 백색 바셀린 연고를 발라 건조를 방지한다. 점막에는 보습 젤을 바르고, 상피 박리가 있으면 아크리놀 바세린 연고를 바른다.

괴사성 점막 상피 박리가 있으면 건조되지 않도록 보습 젤을 바른다. 보습 젤을 바르기 어려우면 액상 보습제를 스프레이 용기에 넣어 구강 내에 분무한다. 칫솔을 소프트 브러쉬나 스펀지 브러쉬로 바꾼다. 아린 느낌이 있으면 치약을 사용하지 않는다.

4 식사 형태의 배려

식사 형태를 배려할 필요가 있으며, 부드러운 식품을 먹기 쉬운 크기로 조리하는 것이 기본이다. 딱딱하거나 날카로운 음식 조각이나, 뜨거운 음식물에 주의한다. 주식이나 반찬을 일반식보다 반으로 줄이고 고칼로리 영양식(뉴케어 등 캔 식품 이용)을 추가하여 필요한 칼로리를 공급하며, 환자의 미각이나 점막 통증 정도에 따라 맛의 강약을 변경할 수 있는 식사,[13] 연하 장애가 있을 때 증점제를 사용한 식사 등, 환자의 증상에 따른 식사를 제공할 수 있으면 좋다. 식사 섭취량이 부족하면 필요에 따라 유동식을 이용하며, 철분, 미네랄, 비타민 보충을 위한 주스나 젤리를 제공하여 빈혈 예방에도 배려한다.

5 구강 관리의 팀 의료

치과 위생사, 간호사, 치과의사, 의사 등으로 구성된 팀 의료에서 구강 관리를 시행하면 이상적이다.[14] 간호사가 병동이나 방문 간호에서 시행하는 구강 관리에 더해 치과 위생사가 전문적 구강 관리를 시행한다.

전문적 구강 관리는 의료인이 시행하는 전문적 처치 기술이며, 구강 질환 및 폐렴의 예방, QOL 유지·향상을 목적으로 한 구강 위생 관리와 구강 영역의 재활 치료이다. 이런 치료에 의해 신체적으로나 정신적으로 살아가는 보람이 있는 일상 생활을 보낼 수 있도록 지원하는 전문적 처치이다.[15] 전문적 구강 관리 시행에는 여러 직종이 참여하는 팀 관리가 필요하다.

구강 점막 장애 발생으로 입안 통증이 있으면, 섭식 기능 저하나 대화 감소, 수면 부족 등 환자의 QOL에 크게 영향을 주는 상태가 된다. 구강 관리는 QOL 저하를 막는 수단으로 유효한 동시에, 흡인성 폐렴을 예방하고, 치성 감염이나 구강 점막 장애를 억제·감소시켜 중증 감염을 방지한다. HIV 감염자나 에이즈 환자에서 적극적 실시가 바람직하다.

【문 헌】

1) Yoneyama T et al: Oral care and pneumonia. Oral care working group. Lancet. 1999;354:515.

2) 세끼시마 미사키: 인공호흡기 관련폐렴(VAP) 예방대책에 대한 검토. 갑신구급치료연. 2002;18: 95-100.

3) 후케 노부오: 근거에 의한 인공호흡기 관련폐렴(VAP)의 예방. 간호 기술 2003;49:503-5.

4) 오오니시 숙미: 두경부암 방사선 치료 환자에서 구강 관리 필요성과 방법. 덴탈하이진 2009;29: 334-9.

5) 스기모토 마사키: 두경부 방사선 치료에서 전문적 구강 관리의 대처. 구강인두과 2006;19:85.

6) 요시다 오사무: 본원의 식도암 환자 섭식·연하장애와 재활치료의 실태. 장애자치. 2009;30: 387.

7) Sonis ST et al: Oral mucositis and the clinical and economic outcomes of hematopoietic stem-cell transplantation. J Clin Oncol.2001;19:2201-5.

8) 오리기 노부오:조혈모세포 이식 환자에서 구강관리가 재원 일수에 미치는 효과. 일본구강관리 회지. 2007;1:14-20.

9) 오리기 노부오:구강관리가 생명을 구합니다.; 백혈병 환자와 에이즈 환자의 구강관리. 일본 치과 의사회잡지. 2012;64:39-48.

10) Imaki K et al: Microbial Interaction of peridontopathic bacterium Porphyromonas gingivalis and HIV-possible causal link of periodontal diseases to AIDS progressin. Curr HIV Res. 2012;10: 238-44.

11)   오치아이 호우고우: 낙산 생산균에 의한 잠복 감염 HIV의 재활성화와 AIDS 발생 가능성. 소와 면역.2010;46:115-9.

12)   오리기 노부오: 출혈 경향이 있는 환자의 대응. 덴탈하이진. 2008;28:914-20.

13)   이케가미 유미코: GVHD에서 구강 관리-먹는 것을 지원합니다. 암간호. 2008;13:673-6.

14)   오리기 노부오: 팀 어프로치에 의한 조혈모세포 이식 환자의 구강 관리 암간호. 2009;14:89-93.

15)   신죠 분메이: 개호 예방과 구강 기능의 향상 Q&A. 의치약 출판, 2006.

6장 간질환의 이해
1. B형 간염

1 HIV 감염과 HBV 감염

HIV와 B형 간염 바이러스(hepatitis B Virus; HBV)는 감염 경로가 유사하여, 한 환자에 중복 감염되어 있는 예가 적지 않다. HIV 감염자의 5-10%는 HBV 만성 감염을 동반하고 있으며,[1] 백신 비접종자의 약 8%에서 HBV 만성 감염 동반이 보고되었다. HIV 감염자에서 HBV 만성 감염 동반은 ART 시행 시 간독성이나 HBV 재활성화의 위험이 있다. 간부전에 의한 사망은 HIV 감염자의 사망에서 두 번째로 많은 원인이다.[2] HIV/HBV 중복 감염례는 HBe 항원 음성화율(seroconversin rate)이 낮으며, HBV 단독 감염에 비해 간경변이나·간세포 암 이행률이 높다.[9] 중복 감염은 사하라 이남 지역과 아시아에 많으며, 신생아기 감염이 많다. 한편 선진국에서는 동성애자나 약물 중독자에서 많다. 일본에서 HIV/HBV 중복 감염자는, 평균 연령 39.5세, 감염 경로는 동성 간 성적 접촉(MSM)이 많고(74%), 남성이 96%, HBV 유전자형 A가 많다(75%)(표 1).

표 1	일본의 HIV/HBV 중복 감염의 특징
항목	특징
평균 연령	39.5세
남녀 비	24 : 1
감염 경로	동성 간 성접촉(74%)
HBV 유전자형	A

(1) 임상 증상

간경변으로 진행할 때까지 임상 증상이 거의 없는 경우가 많다. 신체 소견에서 거미 모양 혈관종이나 손바닥 홍반, 비장 종대가 나타나면 이미 간경변으로 진행되었을 가능성이 많다. 비보상기로 진행하면 복수나 간성 뇌증, 식도 정맥류 등이 동반된다.

HIV/HBV 중복 감염 예에서는 간경변과 간세포 암으로 이행률이 높아 간 관련 사망률은

HBV 단독 감염에 비해 약 19배, HIV 단독 감염에 비해 약 8배 높으므로,[3] 중복 감염 환자에서 우상복부 통증이나 메스꺼움, 구토, 식욕 저하 등의 증상에 주의한다.

2 검사

HIV 감염자는 원칙적으로 전례에서 HBV 감염 검사를 시행한다. 검사 항목은 HBs 항원, HBs 항체, HBc 항체 측정이며, B형 간염 병력을 확인한다. HBc 항체 단독 양성 예에서 잠복 감염(occult HBV infection) 가능성을 생각한다. HBV 감염은 HIV와 감염 경로가 유사하므로 중복 감염 가능성을 확인해야 한다.

간경변 진행도 평가 방법으로 간생검보다 뛰어난 생화학적 지표가 없으므로 중복 감염자는 간생검에 의한 평가가 바람직하다. 생검 빈도에 대해 의견 일치가 없으나, 수년마다 정기적 추적을 고려한다.

3 치료

(1) 치료 적응 기준

HIV/HBV 중복 감염자에서 HBV 치료 적응 기준은 HBV DNA 양 2,000 IU/mL 이상이다 (1 IU/mL은 약 5.8 copies/mL). 또 ALT 상승 또는 ALT 치가 정상이어도 간 섬유화 진행이 있으면 치료 대상으로 한다(그림 1).[2] 2,000 IU/mL 미만으로 바이러스 양이 적고, 간염 활동성이 없으면 경과를 관찰할 수도 있지만, 연 1회 바이러스 양 검사가 필요하다. 중복 감염에서는 HBV 단독 감염에 비해 섬유화 진행 경과가 빨라 조기에 치료를 시작하는 것이 바람직하다.

(2) 치료제 선택

HIV 치료에 사용하는 핵산계 역전사효소 저해제(NRTI)가 HBV 활성화 작용을 나타내는 경우나, 그 반대 경우가 있어 항바이러스제 선택에 신중해야 한다.

HBV에 대한 항바이러스제로 인터페론-α(IFNα), 라미부딘(3TC), 엔테카비르(ETV), 아데포비르(ADV), 테노포비르(TDF) 등을 사용할 수 있으며, 항HIV 활성이 있는 것은 4제, HIV치료제로 사용되는 것은 2제이다. 3TC, TDF는 HIV치료제로 사용하고 있으며, IFN-α는 면역부전 상태에 있는 환자(CD4 양성 T림프구[CD4]수가 적다)에서는 효과가 없고, ETV는 HIV 내성 바이러스가 출현하므로 HIV/HBV 중복 감염에서는 원칙적으로 단독 투여하지 않는다.

실제 치료에는 2제 이상의 항HBV 활성이 있는 ART를 시행한다(표 2, 3).[6,7] TDF/엠트리시타빈(FTC) 또는 TDF+3TC를 기본으로 하고 나머지 1제를 인테그라제 저해제(INSTI), 비핵산계 역전사효소 저해제(NNRTI), 프로테아제 저해제(PI) 중에서 선택하여 ART를 시작한다. 드물지만 HIV 감염에는 치료 적응이 없고 HBV에 치료 적응이 있는 pegylated IFN-α 투여를 고려한다. HIV/HBV 중복 감염에서 유전자형 A가 많아, 다른 유전자형에 비해 IFN 효과가 높다.[8-10]

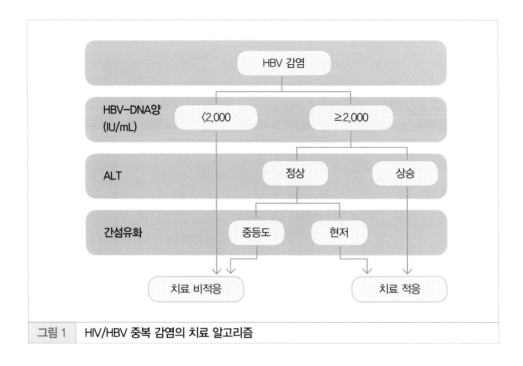

| 그림 1 | HIV/HBV 중복 감염의 치료 알고리즘 |

⑶ 치료에 대한 주의 사항(표 4)

*치료 시작 전 주의 사항

• **항HBV 작용이 있는 ART의 과거 투여 병력**

HIV/HBV 중복 감염 예는 여러 항바이러스제에 대해 이미 내성이 생겨 있기 쉽기 때문에 치료 시작 전에 B형 간염의 병력과 항HBV제 투여 병력을 알 필요가 있다.

• **간 예비능 평가**

ART에 의한 약제성 간기능 장애, 면역 재구축에 의한 간기능 장애 위험성이 있어 치료 시작 전에 간 예비능(PT, Alb 등)을 평가할 필요가 있다.

| 표 2 | 항HBV 치료에 유용한 핵산계 항바이러스제 |

일반명	HBV wild type	YMDD변이	HIV치료제로 사용
라미부딘(3TC)	유효	무효	있음
아데포비르(ADF)	유효	유효	없음
엔테카비르(ETV)	유효	유효	없음
엠트리시타빈(FTC)	유효	무효	있음
테노포비르(TDF)	유효	유효	있음

| 표 3 | 항HBV 작용이 있는 HIV치료제 |

일반명	용법 · 용량	주의 사항
라미부딘(3TC)	300 mg 분 1 or 300 mg 분 2	신부전에서 감량
엠트리시타빈(FTC)	200 mg 분 1	신부전에서 감량
테노포비르(TDF)	300 mg 분 1	신부전에서 감량
테노포비르(TDF)/ 엠트리시타빈(FTC)	1정 분 1	신부전에서 감량
지도부딘(ZDV)/ 라미부딘(3TC)	2정 분 2	신부전에서 감량 Hb ⟨ 7.5 g/dL 금기 이브프로펜 병용 금기
아바카비르(ABC)/ 라미부딘(3TC)	1정 분 1	신부전에서 감량 중증 간장애에서 금기
엘비테크라빌(EVG)/ 코비시스타트(COBI)/ 엠트리시타빈(FTC)/ 테노포비르(TDF)	1정 분 1	배합정 신기능 이상 예 투여에 주의 필요

| 표 4 | 치료에 대한 주의 사항 |

〈치료 시작 전 주의 사항〉
• 항HBV 작용이 있는 ART의 과거 투여력
• ART 도입 전 간 예비능 평가
〈치료 시작 시 주의 사항〉
• 항HBV 작용이 있는 HIV치료제 선택
• ART(3제 이상의 HIV 치료제 = NRTI 2제 + 기타 1제)
　　예) TDF + FTC + 1제
　　　　TDF + 3TC + 1제
〈치료 중의 주의 사항〉
• ART 도입 시 면역 재구축에 의한 간염 악화
• ART에 의한 약제성 간기능 장애
• TDF 사용 시 약제성 신기능 장애

NRTI 핵산계 역전사효소 저해제, TDF:테노포비르, FTC 엠트리시타빈, 3TC:라미부딘

*치료 중 주의 사항

• ART 도입 시 면역 재구축에 의한 간염 악화

세포 면역이 크게 저하된 예는 ART 도입 후 면역 재구축에 의해 간염 악화 가능성이 있어, 일과성으로 간 효소가 상승한다. 이런 이상은 대부분 16주 이내에 나타난다. 간 효소가 기준치보다 5-10배 이상 상승하면 중지를 고려하지만, 가능하면 계속 투여한다.

• ART에 의한 약제성 간기능 장애

HIV/HBV 중복 감염 예는 ART 시행에서 HIV 치료제에 의한 약제성 간기능 장애가 나타나기 쉽다. 간 섬유화가 진행된 예는 간 기능 장애가 나타나기 쉽다. ART 시행에서 간기능 장애가 있었던 63%는 B형 또는 C형 간염 동반 예였다는 보고가 있다. 일반적으로 NRTI는 약제성 간기능 장애 발생 빈도가 낮다. 그러나 PI와 NNRTI(특히 네비라핀; NPV. 에파비렌츠; EFV) 투여에서 간기능 장애가 나타날 수 있다.[11]

ART 시행에서 간 기능 장애가 악화되어도 반드시 치료를 중단할 필요는 없으며, ART를 계속하며 자연히 경쾌되는 일도 있다.

• TDF에 의한 약제성 신 기능 장애

TDF 장기 사용 예는 신 기능 장애 출현에 주의한다. TDF에 의한 신 기능 장애는 비가역성이라고 보고되었으므로,[12] 추정 사구체 여과율 60% 이하나, 인 재흡수율 70% 미만에서는 투여 중지가 바람직하다.

TDF/FTC 치료 중지 후의 간염 재발, 악화 가능성에 주의한다. 가능하면 항HBV제 2종 투여를 고려한다.

⑷ 치료 알고리즘과 치료 목표

HIV/HBV 중복 감염의 치료 알고리즘은 **그림 1**과 같다.[5] 치료 목표는, ① HBS DNA 양을 검출 감도 이하로 줄이는 것, ② HBe 항원 양성에서 HBe 항체 양성으로 전환, ③ HBs 항원 양성에서 HBs 항체 양성으로 전환 등이다. 항HBV 작용이 있는 ART 시행에 의한 항원 음성화율은 36%. 항원 제거율은 4%에 불과하다. HBV에 대한 항바이러스 요법의 역사가 오래지 않아 향후 명확한 치료 목표를 정할 필요가 있다.

4 예방

HIV 감염자에서 HBV 노출 병력이 없으면 전례에 예방 접종을 시행한다. 특히 면역 부전 상태에 있으면(CD4 200/μL 이하) 항체 생산능이 낮으므로 기본량의 2배 접종이 권장된다(등급 1B). 접종 시기는 1개월, 2개월, 6개월이다. HBs 항체 정량 검사에서 10 IU/mL 이상이면 HBV

감염에 대한 예방이 가능하다고 생각할 수 있다.

*전문의에게 의뢰가 필요한 경우

① ALT 상승(만성 간염), ② HBV 보균자는 내과 전문의 관리가 바람직하다. ART에 의한 약제성 간기능 장애를 고려하여 정기적으로 간 효소를 측정하고, 6개월마다 복부 초음파 검사에 의한 간세포 암의 조기 진단을 위한 선별 검사가 중요하다.

【문 헌】

1) Kike K et al: Prevalence of hepatitis B virus infection in Japanese patients with HIV. Hepatol Res. 2008;38:310-4.

2) Weber R et al: Liver-related deaths in persons infected witH the human immunodeficiency virus: the D:A:D study. Arch Intern Med. 2006;166:1632-41.

3) Thio CL et al: HIV-1, hepatitis B virus, and risk of liver-related mortality in the multicenter cohort study(MACS). Lancet,2002;360:1921-6.

4) Yanagimoto S et al: Chronic hepatitis B in patients coinfected with human immunodeficiency virus in Japan: a retrspective multicenter analysis. J Infect Chemother. 2012;18:883-90.

5) Srian V et al: Care of HIV patients with chronic hepatitis B: updated recommendations from the HIV-hepatitis B virus international panel. AIDS 2008;22:1399-410.

6) Peters MG: Diagnsis and management of hepatitis B virus and HIV coinfection. Top HIV Med,2007;15:163-6.

7) 일본 간학회 간염 진료 지침 작성 위원회편:B형 간염 치료 지침(제2판). 일본간학회, 2014, p83 [http://www.jsh.r.jp/medical/guidelines/jsh_guidlines/hepatitis_b]

8) 시로사카타쿠마: 항HIV 치료 지침. 헤세이 24년 후생노동과학 연구비 보조금 에이즈 대책 연구 사업 HIV 감염 및 그 합병증의 과제를 극복하는 연구반, 2013.

9) 코이케 카즈히코: HIV, HBV 중복 감염시 진료 지침.헤세이 20년도 후생노동과학 연구비 보조금 에이즈 대책 연구 사업 HIV 감염에 동반한 각종 질환에 대한 연구반, 2009.

10) Sulkwski MS et al: Hepatotoxicity assciated with protease inhibitor-based antiretroviral regimens with or without concurrent ritonavir. AIDS. 2004;18:2277-84.

11) Wever K et al: Incomplete reversibility of tenofovir-related renal toxicity in HIV-infected men. J Acquir Immune Defic Syndr. 2010:55;78-81.

12) Post FA et al: Recent develpments in HIV and the kidney. Curr Opin Infect Dis. 2009;22:43-8.

1
총론

2
AIDS 환자에서 급속히 증가하는 만성 질환

3
에이즈에 동반하는 질환

4
에이즈의 다양한 문제

6장 간질환의 이해
2. C형 간염의 이해

1 HIV 감염과 HCV 감염

일본의 HIV 감염자 수는 약 2만 명으로 추정되고 있으며, 과거의 감염 경로는 혈액 제제였으나 최근에는 동성이나 이성의 성적 접촉에 의한 감염으로 바뀌고 있다. 그 중 HIV/HCV 중복 감염 빈도는 2003년 일본의 전국 병원 설문 조사에서 20%였으나, 2013년 HIV 감염자의 만성 신 질환 논문에서는 4.4%였다.

HIV/HCV 중복 감염의 임상적 특징은, 만성 간염에서 간경변으로 진행이 빠르고, 간세포 암 동반율이 높다는 것이다. HIV 감염에 대해 1996년에 등장한 ART 발전에 의해 진행된 HIV 감염자의 사망률은 현저히 저하되었으며, 매우 불량했던 HIV 감염자의 예후가 극적으로 개선되었다. 한편 중복 감염된 바이러스 간염의 문제가 증가하고 있다. 미국의 자료 분석에서[2] HIV/HCV 중복 감염 예의 사망 원인은, 에이즈와 관련된 사망 약 50%, 에이즈와 관련 없는 사망 50%였으며, 특히 에이즈와 관련 없는 사망의 90%는 간병변이었다. HIV/HCV 중복 감염 예는 HCV 지속 감염에 의한 간병변 진행이 예후를 결정하므로 HCV 제어는 중요한 과제가 되고 있다.

2 미치료 환자의 임상 경과와 HCV 관련 합병증

HIV 감염에 동반된 C형 만성 간염은 HCV 단독 감염에 비해 간 섬유화 진행이나 간부전 진행이 빠르다.[3] HIV의 중복 감염과 면역 부전 진행(CD4 세포 수 200 μL 이하)이 섬유화를 진행시키는 중요한 요인이다. C형 만성간염의 진행에 의해 식도 정맥류나 직장 정맥류, 복수, 간세포 암 등의 합병증을 일으킨다. 식도 정맥류를 내시경으로 치료한 HIV 감염 7예(평균 연령 52.1세, C형 간경변 3예, B형 간경변 2예, 비B비C 2예)에서 HIV치료 시작부터 식도 정맥류 치료까지의 평균 기간은 10.2년, 치료 시 Child-Pugh 스코어는 C형 간경변에서 8.7점(비HCV군 8.1점), 치료 후 평균 생존 기간은 C형 간경변에서 9개월(비HCV군 49.3개월)로 예후가 나빴다.

대표 증례의 임상 경과는 그림 1과 같다. 혈우병 B에 HIV/HCV 중복 감염이 있었으며, 지도부딘(ZDV) 복용 시작 후에도 AST/ALT 변동이 지속되고, 혈소판 수 $10 \times 10^4/\mu$L 이하가 된 시기부터 약 8년 후에 복수, 식도 정맥류 파열, 간부전이 급속히 진행되었다.

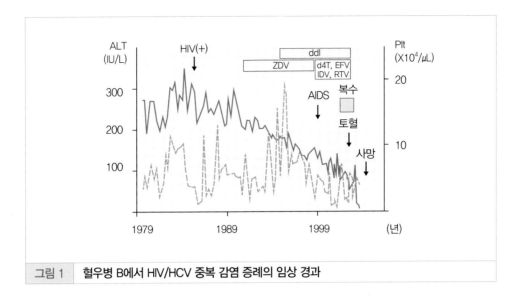

| 그림 1 | 혈우병 B에서 HIV/HCV 중복 감염 증례의 임상 경과 |

3 치료

(1) HIV/HCV 중복 감염에 대한 HIV 치료

미국 보건복지부(DHHS)의 지침[4]은 CD4 수와 관계없이, 간경변이 있으면 HIV/HCV 중복 감염에 대해 우선 HIV 치료 시작을 권고한다. ART에 의한 면역능 회복과 유지, HIV에 대한 면역 활성화와 염증 억제에 의해 간질환 진행을 늦출 가능성을 기대한 것이지만, 실제 치료에서 HIV 치료제에 의한 간독성 등의 부작용이나 약물 상호작용에 주의할 필요가 있다. 간경변 말기 등 진행된 간질환에서는 ART 시작에 의해 간독성이 심하게 나타날 가능성이 높아 주의가 필요 하다. CD4 수가 500/μL 이상으로 유지되는 HIV 감염 미치료 예에서 HCV 감염 치료를 먼저 시작하는 선택 사항도 있다.

(2) HIV/HCV 중복 감염에 대한 HCV 치료

HIV/HCV 중복 감염에 대한 HCV 치료는 HIV 음성 환자처럼 C형 간염 치료 지침[5]에 준한 다. HCV 치료의 목표는 HCV 지속 감염에 의해 일어나는 만성 간질환의 장기 예후 개선, 즉 간 암이나 간질환 관련 사망의 억제이다. 치료 적응은, ① HCV RNA 양성, ② ALT의 지속적 상 승, ③ ART 도입 후 CD4수 200/μL 이상이다. ALT 정상에서도 간 섬유화 진행 예가 포함되므 로 간 생검으로 섬유화 정도를 평가하여 치료 적응을 검토하는 경우도 있다.

과거 HCV 치료에 인터페론(IFN)이 이용되었으며, 유전자형 1, 고바이러스량(실시간 PCR법으로 〉5.0 Log IU/mL)에서는 페그인터페론(Peg-IFN) +리바비린(RBV) 병용 48주 투여가 기본이다. 또 유전자형 1, 저바이러스량 증례에는 Peg-IFN 단독 요법으로 24-48주 투여, 유전자형 2, 고바이러스량에는 Peg-IFN +RVB 병용 요법으로 24주 투여, 유전자형 2, 저바이러스량 증례에는 Peg-IFN 단독 요법 24-48주 투여가 기본이다. 실제 치료에서 각 증례의 IFN 치료 반응성을 고려하여 치료 계획을 세운다.

HIV 비감염 예는 투여 시작 후 12주에 HCV RNA가 음성화 증례의 70% 이상에서 지속적 바이러스 효과(SVR)를 기대할 수 있으나, 치료 시작 후 HCV RNA 양 감소율이 불량한 증례는 치료 효과를 바랄 수 없는 경우가 많아, IFN 치료의 조기 종료도 있다. 미국간 학회(AASLD)의 지침은, 유전자형 1b나 고바이러스량에 대한 peg-IFN +RBV 병용 요법 12주에 HCV RNA 양이 2.0 Log IU/mL 이상 감소하지 않으면 치료를 중지하도록 권고하고 있다. 또 12주에 HCV RNA 음성화를 얻을 수 없고, 24주에 HCV-RNA가 양성이면 치료를 종료한다. 한편 HCV-RNA가 13-24주에 음성화하는 증례는 치료 기간을 72주까지 연장하여 SVR율이 향상되며, 또 HCV RNA가 24-36주에 음성화한 군에서도 연장 투여에 의해 일부에서 SVR를 얻을 수 있어, HCV-RNA 음성화가 13-36주까지 얻은 증례는 72주 연장 투여가 권고되고 있다.

HIV/HCV 중복 감염 예의 IFN 치료에 대한 보고[7]에서 Peg-IFNα2b +RBV의 48주 투여로 SVR율은 전체 31%, 유전자형 1-4에서 14%, 유전자형 2-3에서 46%, peg-INFα2+RGV 48주 투여에서 전체 33%, 유전자형 1-4에서 19%, 유전자형 2-3에서 45%이며, 또 재치료에서 Peg-IFNα2+ RBV 48주에 전체 31%, 유전자형 1-4 20%, 유전자형 2-3에서 70%라고 보고되었다. 혈우병에 동반한 HIV/HCV 중복 감염 예에서[8] peg-IFNα2a+RBV 48주 투여로의 SVR율은 전체 44%, 유전자형 1에서 37%, 유전자형 2에서 60%로 보고되어 HIV 음성의 HCV 감염에 대한 Peg-IFN +RBV의 치료 성적보다 20-30% 낮은 것으로 되어 있다. HIV/HCV 중복 감염 예에서 유전자형 1에서 SVR율이 낮은 원인의 하나는 숙주 유전자의 IL28B SNP(1염기다형)이 알려졌으며, rs8099917에 대해 대립유전자 G를 가진 증례(TG/GG)의 치료 저항성은 80%, G를 갖지 않는 메이저 대립유전자 증례(TT)는 48%였다.[9] 필자의 경험에서 Peg-IFN+RBV 치료의 SVR율은, 유전자형 1에서 57%(7례 중 4예), 유전자형 2에서 100%(5례)로 높았으며, 그 이유로 혈우병 동반이 적고, HCV 감염 이환 기간이 짧으며, IL28B SNP 증례가 많았기 때문이라고 생각되었다.

1세대 프로테아제 저해제(PI) 테라프레비르(TVR), 2011년부터는 제2세대 시메프레비르(SMV), 2013년에는 Peg-IFN+RBV의 병용 요법이 이용되어 유전자형 1, 고바이러스량 증례에 1차 선택 치료법이 되었다. PI는 HCV 증식에 중요한 HCV 유전자 비구조 단백인 NS3-4 A프로테아제를 직접 저해하여 바이러스 증식을 강력하게 억제하는 약제이며, IFN을 처음 투여하는 환자에서 TVR+Peg-IFN+ RBV 3제 병용 요법 24주 임상 시험에서 SVR율은 73%로 높았다.

또 사전 치료에 재발 예, 무효례에 대한 3제 병용 요법 24주 투여에서 SVR율은 각각 88%, 34%로 양호한 결과였다. 한편, TVR+Peg-IFN+RBV 3제 병용 요법에서는 부작용이 증가하였으며, 특히 피부 증상과 빈혈에 주의가 필요하다. 또한 TVR는 CYP3A4/5 저해 작용으로 HIV치료제와 상호작용을 나타낸다. HIV/HCV 중복 감염 예에 대한 3제 병용 요법으로, TVR+Peg-IFN+RBV의 SVR율은 74%로 peg-IFN+RBV 병용 요법의 45%에 비해 유의하게 상승되었다.[10] 또 SMV는 TVR에 비해 부작용이 적다고 알려졌다. 향후 PI 병용에 의해 HIV/HCV 중복 감염 예의 치료 저항이 감소할 가능성이 있다.

IFN 치료에 의해 장기간 HCV-RNA 음성화를 얻을 수 있었던 증례의 임상 경과는 **그림 2**와 같다. 혈우병 A에 HIV/HCV 중복 감염이 있었던 증례로, 혈액제제(제IX인자) 사용 시작 20년 후에 HIV 양성으로 판명되어, CD4수 저하와 함께 ART가 시작되었고, 그 후 IFN 요법을 시행했다. HCV 유전자형 1, HCV-RNA 40KIU/mL, CD4 170/μL, Plt 13.1×10^4/μL, AST 43 IU/L, ALT 53 IU/L, Ch-E 111 IU/L 였다. 치료는 INF-α2b 180 μg 주 3회+ RBV 600 mg/일 병용 요법을 24주간 시행했다. INF 투여 3주 후 ASt 155 IU/L, ALT 272 IU/L로 일시 상승되었으나 5주 후에는 저하되어 그 후 정상화되었다. HCV-RNA는 2주 후 0.5 KIU/mL 미만이 되어 그 후 음성으로 지속되어 24주에 치료를 종료하고 6개월 후 판정에서 SVR을 얻었다. 치료 12년 후 HCV-RNA 음성, ALT가 정상을 유지하고, 복부 CT에서 간 위축은 없었고 비장 종대도 없었다.

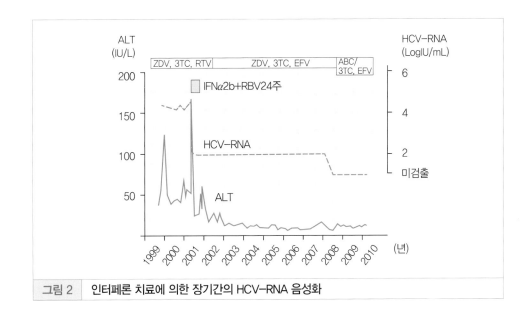

그림 2 인터페론 치료에 의한 장기간의 HCV-RNA 음성화

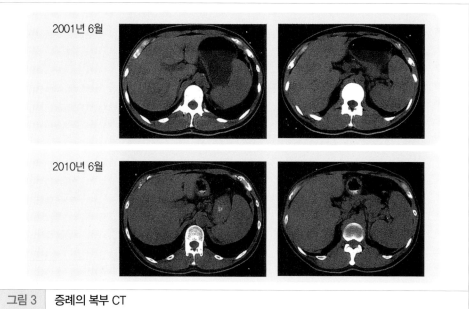

2001년 6월

2010년 6월

| 그림 3 | 증례의 복부 CT |

4 항 HCV 치료의 부작용 대책

(1) 빈혈

RBV 복용에 의해 빈혈이 있으면 RBV 감량으로 대처한다. 중증에서는 수혈 또는 에리스로포이에틴 투여를 고려한다. ZDV와 RBV 병용은 빈혈 발생이 많기 때문에 가능하면 피한다. TVR +peg-IFN +RBV 3제 병용 요법에서도 빈혈 빈도가 증가 가능성이 있어 ZDV의 병용은 피한다.

(2) 호중구 감소

Peg-IFN 감량으로 대처한다. 경우에 따라 G-CSF 투여를 고려한다.

(3) 췌장염, 젖산 산혈증

RBV와 디다노신(ddI) 병용에서 ddI의 세포내 농도 상승으로 췌장염이나 젖산 산혈증을 일으킬 위험이 있어 병용 금기이다. 다른 핵산계 역전사효소 저해제(NRTI)의 병용에서도 NRTI의 세포내 농도가 높아질 수 있어 주의가 필요하다.

(4) 간독성

일부 NRTI, 모든 비핵산계 역전사효소 저해제(NNRTI), PI에는 간독성 위험성이 있어 AST/ALT 변동에 주의가 필요하다.

(5) 정신 신경 증상

IFN와 에파비렌츠(EFV), 릴피비린(RPV) 병용은 정신 신경계 증상 악화를 일으킬 수 있어 가능하면 피한다.

(6) 약물 상호작용

TVR는 사이토크롬 CYP3A4를 통해 대사되는 약물과 상호작용에 주의가 필요하고, 다르비르(DRV)+리토나비르(RTV), 포삼프레나비르(FPV)+RTV, 로피나비르(LPV)+RTV, 엘비테그라비르(EVG)/코비시스타트(CBI)/테노포비르(TDF)/엠트리시타빈(FTC) 등과의 병용은 권고하지 않는다.

(7) 피부 증상

TVR+peg-IFN +RBV 병용 요법에서 중증 피부 증상을 일으킬 수 있어, 피부과 전문의와의 제휴가 필요하다.

*전문의에게 의뢰가 필요한 경우

Peg-IFN를 비롯하여 C형 간염, 간경변에 대한 치료 성적은 해마다 향상되고 있으나, 그에 따라 치료 지침이 복잡하게 되고 있다. HIV를 주로 진료하는 감염 내과 의사가 HIV/HCV 중복 감염을 진단하면 급성 간장애나 만성 간장애와 관계 없이 신속하게 간 전문의에 진료를 의뢰하여 간질환 진행 정도를 파악하여 치료하는 것이 바람직하다. 최근 HCV 치료제가 발전되어 치료 지침이 크게 바뀌었다. 자세한 내용은 HCV 치료 지침을 참고한다.

【문 헌】

1) Yanagisawa N et al: Classification of human immunodeficiency virus-infected patients with chronic kidney disease using a combination of protei┬uria and estimated glomerular filtration rate. Clin Exp Nephrl. 2014;18:600-5.

2) Weber R et al: Liver-related deaths in persons infected with the human immunodeficiency virus: The D:A:D study. Arch Intern Med. 2006;166:1632-41.

3) Benhamu Y et al: Liver fibrosis progression in human immunodeficiency virus and hepatitis C virus coinfected patients. The Multivirc Group. Hepatology. 1999;30:1054-8.

4) DHHS: Guidelines for the use of antiretroviral agents in HIV-1-infected adults and adlescents

(updated March 27, 2012) [http://www.aidsinfo.nih.gov/guidelines]

5) 일본간학회 간염 진료 지침 작성 위원회: C형 간염 치료 지침(제2판). 일본간학회, 2013.

6) Ghany MG et al: Diagnsis management and treatment of hepatitis C: an update. Hepatology 2009;49:1335-74.

7) Berenguer J et al: Pegylated interferon alpha 2a plus ribavirin versus pegylated interfern alpha 2b plus ribavirin for the treatment of chronic hepatitis C in HIV-infected patients. J Antimicrob Chemother. 2009;63:1256-63.

8) Mancus ME et al: Hepatitis C virus/human immunodeficiency virus coinfection in hemphiliacs: high rates of sustained virologic response to pegylated interferon and ribavirin therapy. J Thrmb Haemst. 2009;7:1997-2005.

9) Aparici E et al: IL28B SNPrs8099917 is strongly associated with pegylatedl interferon-α and ribavirin therapy treatment failure in HCV/HIV-1 coinfected patients. PLoS One. 2010;5:e13771.

10) Sulkwski MS et al: Combination therapy with telaprevir for chronic hepatitis C virus genotype 1 infection in patients with HIV: a randomized trial. Ann Intern Med. 2013;159:86-96.

7장 악성종양의 발생

1 HIV 감염에서 발생하는 악성종양

　　최근 ART의 발전으로 HIV 감염자의 생명 예후가 크게 개선되어 장기 생존을 기대할 수 있는 시대가 되었다.[1] ART 도입으로 HIV 감염은 더 이상 죽음의 병이 아닌 것으로 되었으며, 고혈압이나 당뇨병처럼 조절 가능한 만성 질환이 되었다. 그러나 장수화에 따라 증가하는 각종 만성 질환의 증가가 새로운 문제가 되고 있다. 그중에서도 HIV 감염자에서 발생한 악성종양은 관리가 복잡하고, 또 예후를 결정해야 할 질환이므로 특히 중요하다.

　　HIV 감염자에게 발생하는 악성종양은 크게 2가지로 분류한다(표 1). 하나는 에이즈 지표 악성종양(AIDS-defining malignancies; ADM 또는 AIDS defining cancers; ADC)인 카포시 육종, 원발성 뇌림프종, 전신성 비호지킨 림프종, 침윤성 자궁 경부암 등이다. 이런 질환이 HIV 감염자에서 나타나면 에이즈가 발병했다는 지표 질환으로 인정한다. 다른 하나는 에이즈 지표가 아닌 악성종양(non-AIDS-defining malignancies; NADM 또는 non-AIDS-defining cancers; NADC)이다.

표 1	HIV 감염자에서 악성 종양의 분류

에이즈 지표 악성종양(AIDS-defining malignancies; ADM 또는 AIDS-defining cancers; ADC)
- 카포시육종
- 비호지킨 림프종(원발성 중추 신경계, 전신성)
- 침윤성 자궁 경부암

비에이즈 지표 악성종양(non-ADM, NADM 또는 NADC).
- 호지킨 림프종
- 원발성 폐암
- 항문암
- 간세포암
- 고환종양(정상피종)
- 두경부암
- 다발성 골수종, 백혈병
- 피부암(기저 세포암, 유자세포암, 흑색종)
- 구강암, 음경암, 결막암

NADM에는 호지킨 림프종, 원발성 폐암, 항문암, 간세포암, 고환종양, 두경부암, 다발성 골수종 등이 있다. 이런 종양은 HIV 비감염자에서도 발생할 수 있으나, HIV 감염자에서 발생 빈도가 높다.[2] 여기서는 HIV 감염에서 NADM에 대해 설명한다.

2 역학

과거부터 HIV 감염자는 각종 악성종양 발생 빈도가 높은 것을 알고 있었으며, 최근의 역학 조사에서 확인되었다. 오늘날 ART에 의해 HIV 감염 조절 및 면역력 회복이 가능해졌으나, 이것이 악성종양 발생 빈도에 어떤 영향을 주는지 연구하고 있으며, 각종 조사에서 ADM과 NADM에 차이가 있는 것으로 알려졌다.[2, 3] 1983–2007년에 걸친 NADM 빈도 조사에서(표준화 암 이환율) HIV 비감염자에 비해 1.96배 높으며, ART 이전 시대에는 차이가 없던 이환율이 ART 시대가 되어 오히려 증가했다는 보고가 있다.[4] 특히 항문암, 원발성 폐암. 간세포암, 호지킨 림프종이 유의하게 증가했다(각종 NADM의 표준화 암 이환비는 문헌 참조)(표 2).[5]

이런 NADM 증가에 따라 HIV 감염자의 사망 원인도 변하고 있다. ART 시행으로 전체 사망 원인 중에서 악성종양(ADM 및 NADM)가 차지하는 비율이 증가한 것이다(그림 1).[6] 즉 NADM이 HIV 감염자의 생명 예후에 중요한 영향을 준다고 말할 수 있다.

| 표 2 | HIV 감염자에서 각종 악성종양의 표준화 암 이환 비 |

악성종양의 종류	표준화 암 이환 비 (95% CI)	악성 종양의 종류	표준화 암 이환 비 (95% CI)
카포시육종	163.0 (55.7–170.4)	대장암 · 직장암	2.3 (1.8–2.9)
비호지킨 림프종	38.3 (5.8–40.9)	식도암	1.8 (0.8–3.5)
자궁 경부암	12.2 (9.4–15.6)	신장암	1.8 (1.1–2.7)
항문암	42.9 (4.1–53.3)	고환 종양	1.6 (0.9–2.7)
질암	21.0 (1.2–35.9)	다발성 골수종	1.4 (0.6–2.9)
호지킨 림프종	14.7 (11.6–18.2)	위암	1.3 (0.6–2.4)
간암	7.7 (5.7–10.1)	유방암	0.9 (0.6–1.3)
폐암	3.3 (2.8–3.9)	췌장암	0.8 (0.3–1.8)
흑색종	2.6 (1.9–3.6)	전립선암	0.6 (0.4–0.8)
인두암 · 후두암	2.6 (1.9–3.4)	갑상선암	0.6 (0.2–1.5)
백혈병	2.5 (1.6–3.8)	방광암	0.5 (0.2–1.1)

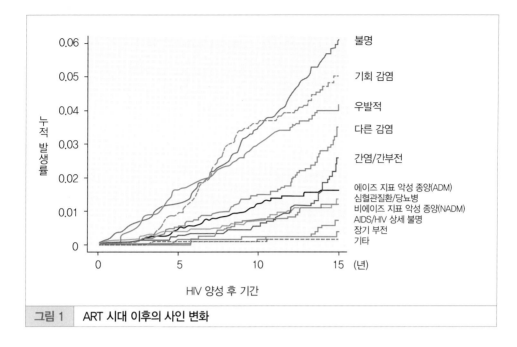

| 그림 1 | ART 시대 이후의 사인 변화 |

그래프 레이블 (오른쪽 위에서부터):
불명
기회 감염
우발적
다른 감염
간염/간부전
에이즈 지표 악성 종양(ADM)
심혈관질환/당뇨병
비에이즈 지표 악성 종양(NADM)
AIDS/HIV 상세 불명
장기 부전
기타

y축: 누적 발생률
x축: HIV 양성 후 기간 (년)

| 표 3 | HIV 감염자에서 악성 종양의 위험 인자 |

• 세포 면역 저하에 의한 면역학적 감시 저하
• 발암 바이러스(EBV, HBV, HCV, HHV-8, HPV)의 중복 감염
• HIV 자체(HIV-Tat)
• 유전자 불안정성
• 흡연, 알코올
• 연령 증가(조기 노화)
• 만성 염증
• 사이토카인, 각종 성장 인자
• 가족력 등

3 원인과 위험 인자

　HIV 감염자에서 악성종양이 발생하는 원인을 하나로 설명할 수는 없으며 많은 요인이 복잡하게 관여하는 것으로 생각한다(표 3).[7]

　HIV 감염자는 세포 면역 저하에 따라 종양에 대한 면역이 저하하며, 체내 종양 발생에 대한 면역학적 감시도 저하한다. 또 각종 발암 바이러스(EBV, HBV, HCV, HHV-8, HPV)의 중복 감염도 중요한 요인이다. HIV 자체의 발암 관여[8]나, HIV 감염자에서 유전자 불안정성 빈도 증가[9]도 알려져 있다. 한편 환경 요인으로 흡연이나 알코올 과다, 일광 노출을 들 수 있다. 특히 흡연율은 HIV 감염자에서 비감염자에 비해 높아[10] 악성종양 발생 빈도 증가에 관여한다고 알려졌다. HIV 감염자에서 조기 노화도 발암에 영향을 준다고 생각한다.[11]

NADM 환자의 암 발생 관여 인자의 분석에서, 에이즈 발생, CD4 양성 림프구(CD4) 수 최저치 200/μL 미만, HIV 진단 후 5년 이상 등에서 위험비가 높은 것으로 보고되었다.[4]

4 임상적 특징

HIV 감염자에서 다양한 악성종양이 발생하며, 치료법은 종양의 종류에 따라 다르다. 공통되는 임상적 특징은 표 4와 같다.

진단·발견 시 특징으로, HIV 비감염자에 비해 보다 젊은 나이의 발병을 들 수 있다. 또 종양에 대한 세포 면역이 저하되어 원격 전이가 동반되며 근치가 불가능한 진행기 진단도 많다. 게다가 HIV 감염 자체가 림프절 종대를 일으키므로 영상 진단에서 병기(staging) 분석이 어려운 것을 자주 경험한다.

한편 치료에도 많은 문제가 있다. HIV 감염 자체나 합병증으로 생활 자립도가 저하되어 있으며, 특히 CD4 수가 저하된 환자는 수술 합병증 빈도가 높고, 항암 화학요법 시행에 부작용이 문제가 된다. HIV 감염자는 비감염자에 비해 조혈 기능이 나쁘며,[12] 항암 화학요법의 대표적 부작용인 골수 억제가 나타나기 쉽다. 조혈 기능 저하에는 HIV 자체도 관여하며, 항암 화학요법에서 ART의 동시 시행도 중요하다. 원래 면역 부전이 있던 환자에게 항암 화학요법을 시행하면 새로운 면역 저하를 일으켜 감염 발생 빈도가 높아지므로 기회 감염 예방이나 감염 발생에 대한 신속한 대응이 필요하다.

표 4 HIV 감염자에서 악성종양의 임상적 특징

진단 · 발견 시의 특징
- HIV 비감염자에 비해 젊을 때 발생
- 악성도가 높은 종양이 많음
- 진행기(원격 전이를 동반한)인 것이 많음
- 치료 저항성으로 예후 불량
- 림프절 종대의 평가가 어려움

치료 시 주의점
- HIV감염과 합병증에 의한 PS 저하
- 수술 합병증 빈도 증가(특히 CD4양성 T림프구 저하 환자)
- 항암 화학요법 부작용 빈도 증가(특히 골수 억제)
- HIV 치료제와 항암제의 상호작용

(1) 호지킨 림프종

호지킨 림프종은 NADM 중에서 가장 빈도가 높으며, HIV 비감염자보다 3-18배나 많고,[13] ART를 시행하며 증가하고 있다.[4] 림프종의 조직형으로 혼합 세포형이나 림프구 결여형이 많고, 임상적으로 B 증상이 동반되며, 골수 침윤을 포함한 림프절외 병변이 많다.[14] 치료는 ART 병용 ABVd(독소루비신, 브레오마이신, 빈블라스틴, 다카르바딘) 요법이 표준이다. 그 밖에 Stanford V[15]나 BEACOPP[16]의 유용성도 보고되어 있으나, 골수 억제 등의 부작용이 심하다. ABVd 요법 이외에 HIV-HL을 대상으로 한 ABVd 요법의 비교 시험은 없고, 또 HIV 비감염자의 호지킨 림프종에서 Stanford V와 ABVd 요법의 차이가 없어,[17] ABVd 이외의 치료를 1차 선택으로 하지 않는다. 치료에 반응이 없거나 재발하면 화학요법 후 조혈모세포 이식 병용 대량 화학요법을 시행한다.

(2) 원발성 폐암

HIV 감염자에서 원발성 폐암 발생 빈도가 증가하고 있으며, NADM의 사망 원인 중에서 가장 많다.[18] 이들은 대부분 흡연력이 있는 남성이다. HIV 비감염자에 비해 암이 진행되어 발견되는 것이 많으며, 외과적 수술에 의해 예후가 양호한 예나, HIV 비감염자와 같은 정도의 치료 성적이 있던 예도 있지만[19] 대부분 예후가 불량하다. ART 시행군에서 일상 생활도, 조기 진단, CD4 수, HIV-RNA 양이 생존에 영향을 주지 않았다는 보고도 있다.[20] 치료법은 ART 병용 이외에는 HIV 비감염자와 같은 방법으로 치료하지만, 부작용 빈도가 높아 치료 계속이 어려운 경우가 많다. 최근 분자 표적약을 이용한 치료법 이용이 기대되고 있다.

(3) 항문암

최근 빈도가 증가하고 있으며, ART 도입에도 감소하지 않는 악성종양이다. HPV 감염(HPV-16과 HPV-18에서 위험이 높다)과 관련이 알려졌다. HPV 지속 감염에서 전암 병변이 발생하고 항문암으로 진행한다. 치료는 회음부를 포함한 직장 절제술을 시행하지만 국소 재발률이 높아,[21] 화학요법과 방사선 요법을 동시에 시행한다. 마이토마이신 C(MMC)+푸르오로우라실(5-FU)+방사선 조사, 또는 시스플라틴(CDDP)+5-FU+방사선 조사를 시행한다.[22] 에이즈 환자에서 HIV 비감염자와 같은 치료 방침으로 치료할 수 있다는 보고[23]에 따라 같은 치료하지만, 국소 재발률이나 급성 피부 독성 발생이 높고, 또 표준 용량의 항암제 치료를 견디지 못하여 용량을 조정하기도 한다. 고위험 그룹은 세포 검사에 의한 정기적 점검(6개월마다)을 권고한다. HPV 백신의 유효성 보고가 있으나[24] 향후 연구가 필요하다.

(4) 간세포암

간세포암은 HIV 비감염자보다 약 7배 높다.[25] 대부분 HBV나 HCV 중복 감염이 원인이다. 다른 종양처럼 진행이 빨라 조기에 간 밖으로 전이가 많다. 조기에 발견되면 외과적 절제나 라디오파 소작요법을 시행한다. 절제가 불가능하면 소라페닙 등 분자표적약을 고려한다.[26] 외국에서는 간이식도 시행한다.[27]

(5) 고환종양

HIV 감염자에서 고환종(seminoma) 빈도는 일반인보다 3-7배 많다. 그러나 HIV 비감염자와 비교하여 진행기가 빠른가에는 논란이 있다. 치료 방침은 HIV 비감염자와 같다. 병기나 위험도에 따라 수술 후 화학요법으로 BEP(블레오마이신, 에토포시드, 시스플라틴) 요법을 선택한다. 이때 ART 병용은 다른 암에서와 같다.

6 치료 시 주의점

악성종양 치료는 HIV 비감염자처럼 수술 요법, 방사선 요법, 항암화학요법을 시행한다. 주의해야 할 점은 HIV치료제와의 약물 상호작용이다. 항암제 종류는 매우 많고, 선택하는 약은 악성종양의 종류에 따라 다르며, ART의 투여 약도 환자에 따라 다르므로 각각의 상황에 따른 최적의 치료제 선택이 중요하다.

항암요법 시에 투여하는 HIV치료제의 선택은, ① 부작용이 항암제의 부작용과 다르고, ② 약물 상호작용이 적고, ③ 식사 영향이 없는 것이 바람직하다.

일반적으로 항암제는 메스꺼움, 구토, 식욕 부진, 위장 증상 같은 부작용이 많다. HIV치료제도 대부분 내복약이므로 이런 부작용이 있으면 ART 계속이 어렵다. 또 정도 차이가 있지만 골수 억제는 반드시 나타난다. 따라서 부작용 양상이 비슷한 지도부딘(ZDV)은 사용이 어렵다. 위장 증상이 나타나면 식후에 복용하는 HIV치료제는 계속하기 어려울 수 있다.

항암제와 HIV치료제의 약물 상호작용에 대한 자세한 문헌[29]이 있으며, 일반적으로 프로테아제 저해제(PI)는 항암제 대사에 관여하는 사이토크롬CYP3A4를 저해하는 작용이 있으므로, 이 효소로 대사되는 항암제의 혈중 농도가 상승되어 심한 부작용이 나타날 수 있다. 특히 부스터로 흔히 사용하는 리토나비르(RTV)는 매우 강력한 CYP3A4 저해제이며, 병용하는 항암제의 부작용이 증가할 위험이 높다. 또 엘비테그라비르(EVG)의 혈중 농도를 유지하기 위해 사용하는 코비시스타트(CBI)도 RTV처럼 강력한 CYP3A4 저해제이므로 항암제 병용에 주의해야 한다. 한편 비핵산계 역전사효소 저해제(NNRTI)는 CYP3A4를 유도하여, 병용하는 항암제 대사를 항진시키므로 혈중 농도를 저하시킬 가능성이 있으며, 복용하지 않으면 내성 바이러스가 유도되어 복약 초기 부작용으로서 발열이 나타나서 화학요법과 동시에 ART 시작은 위험할 수 있다.

인테그라제 저해제(INSTI) 랄테그라비르(RAL)는 사이토크롬에 주는 영향이 적고, 약물 상호작용도 적으며, 식사의 영향을 받지 않아 항암요법에 병용하는 HIV 치료제로 선택하면 좋다. 돌루테그라비르(DTG)도 같다. 또한 케모카인 수용체 5(CCR5) 저해제 마라비록(MVC)도 사이토크롬 활성에 영향이 없어 사용하기 쉬운 HIV 치료제이다.

항암 화학요법을 시행하려면 약물 상호작용에 대한 정보를 조사하고, HIV 감염뿐 아니라 종양 치료에 경험이 많은 전문가의 참여가 바람직하다.

7 예방과 조기 발견

NADM는 HIV 감염자의 예후에 큰 영향을 주므로, 예방과 조기 발견에는 검사가 중요하다. 악성 종양의 예방에는 원인 제거(1차 예방)가 필요하며, 조기 발견은 HIV 비감염자처럼 정기 검사(2차 예방)이 중요하다.

암의 위험 요인 중에서 교정 가능한 것으로, HIV 자체, 중복 감염된 발암 병원체, 환경 인자를 들 수 있다. HIV 감염은 조기 치료가 필요하다. 실제로 최근의 HIV 치료 지침에서 조기 치료가 시행되고 있으며, 이것은 HIV 감염자에서 발생할 수 있는 악성종양 방지에도 도움이 될 것으로 생각한다. 중복 감염한 발암 병원체의 치료 및 예방 백신이 중요하다. 특히 HCV에는 최근 DAA (direct−actiong antiviral agent)가 개발되어 좋은 성적이 보고되고 있다. HIV/HCV 중복 감염에 대한 자료가 많지 않지만[31] 치료 효과가 기대된다. 환경 요인으로는 무엇보다 금연에 철저해야 한다.

| 표 5 | 과학적 근거에 의한 암 검진 |

암 검진의 종류	대상자	실시 간격	검사 방법
위	40세 이상의 남녀	연 1회	문진 및 위내시경 검사
자궁	20세 이상의 여성	2년에 1회	문진, 시진, 자궁 경부의 세포진 및 내진
폐	40세 이상의 남녀	연 1회	문진, 흉부 방사선 검사 및 가래 세포진
유방	40세 이상의 여성	2년에 1회	문진, 시진, 촉진 및 유방 방사선 검사(맘모그라피)
대장	40세 이상의 남녀	연 1회	문진 및 대변 잠혈 검사

조기 발견에 대한 검사 종목과 빈도는 확립되지 않았다. 유럽의 EACS 지침[32]이 있지만 아직 논란이 있다. 향후 근거 축적이 기대되며, 현재는 HIV 비감염자처럼 암 검진 활용이 필요하다.

최근 당뇨병 환자에서 악성종양 빈도가 증가한다고 보고되었다.[34] HIV 감염이나 당뇨병은 종양에 대한 면역이 저하되는 공통점이 있다. 당뇨병에서는 악성종양을 조기에 발견하기 위해 표 5와 같은 검사가 권고되고 있다. HIV 감염자에서도 이런 검사가 필요할 것이다.

【문 헌】

1) Antiretrviral therapy cohort collaboration: Life expectancy of individuals on combination antiretroviral therapy in high-income countries: A collaborative analysis of 14 cohort studies. Lancet.2008;372:293-9.

2) International collaboration on HIV and cancer: Highly active antiretroviral therapy and incidence of cancer in human immunodeficiency virus-infected adults. J Natl Cancer Inst.2000;92:1823-30.

3) Grulich AE et al: Incidence of cancers in people with HIV/AIDS compared with immunosuppressed transplant recipients: A meta-analysis. Lancet.2007;370:59-67.

4) Powles T et al: Highly active antiretroviral therapy and the incidence of non-AIDS defining cancers in people with HIV infection. J Clin Oncl. 2009;27:884-90.

5) Patel P et al: Incidence of types of cancer among HIV-infected persons compared with the general population in the United States, 1992-2003. Ann Intern Med. 2008;148:728-36.

6) CASCADE collaboration: Effective therapy has altered the spectrum of cause-specific mortality following HIV seroconversin. AIDS. 2006;20:741-9.

7) Barbar G et al: HIV infection and cancer in the era of highly active antiretroviral therapy(Review). Oncol Rep. 2007;17:1121-6.

8) Crallini A et al: Inhibition of HIV-1 Tat activity correlates with down-regulation of bcl-2 and results in reduction of angiogenesis and oncogenicity. Virology. 2002;299:1-7.

9) Wistuba II et al: Pathogenesis of non-AIDS-defining cancers: A review. AIDS patient Care STDS. 1999;13:415-26.

10) Burkhalter JE et al: Tobacco use and readiness to quit smoking in low-income HIV-infected persons. Nictione Tob Res. 2005;7:511-22.

11) Vajdic CM et al: A role for ageing and HIV infection in HIV-related cancer risk. AIDS. 2009;23:1183-4.

12) Moses AV et al: Human immunodeficiency virus infection of bone marrow endothelium reduces Induction of stromal hematopietic growth factors. Blood. 1996;87:919-25.

13) Mounier N et al: Hodgkin lymphoma in HIV positive patients. Curr HIV Res. 2010;8:141-6.

14) Levine AM: HIV-associated Hodgkin's disease. Biologic and clinical aspects. Hematol Oncol Clin North Am. 1996;10:1135-48.

15) Spina M et al: Stanford V regimen and concomitant HAART in 59 patients with Hodgkin disease and HIV infection. Blood. 2002;100:1984-8.

16) Hartmann P et al: BEACPP therapeutic regimen for patients with Hodgkin's disease and HIV infection. Ann Oncol. 2003;14:1562-9.

17) Grdn U et al: Randomized phase III trial of ABVD versus Stanford V with or without radiation therapy in locally extensive and advanced-stage Hodgkin lymphoma: an intergroup study cordinated by the Eastern Coperative Oncology Group(E2496). J Clin Oncol. 2013;31:684-91.

18) Engels EA et al: Elevated incidence of lung cancer among HIV-infected individuals. J Clin Oncol. 2006;24:1383-8.

19) Kat T et al: A long-term survival case of small cell lung cancer in an HIV-infected patient. Jpn J Clin Oncol. 2005;35:349-52.

20) Lavle A et al: Effect of highly active antiretroviral therapy on survival of HIV infected patients with non-small-cell lung cancer. Lung Cancer. 2009;65:345-50.

21) Ryand P et al: Carcinoma of the anal canal. N Engl J Med. 2000;342:792-800.

22) Ajani JA et al: Fluorouracil, mitomycin, and radiotherapy vs fluorouracil, cisplation, and radiotherapy for carcinoma of the anal canal: a randomized controlled trial JAMA. 2008;299:1914-21.

23) Foraunhlz I et al: Concurrent chemoradiotherapy with 5-fluorouracil and mitomycin C for anal carcinoma: are there differences between HIV-positive and HIV-negative patients in the era of highly active antiretroviral therapy? Radiother Oncol 2011;98:99-104.

24) Wilkins T et al: safety and immunogenicity of the quadrivalent human papillomavirus vaccine in HIV-1 infected men. J Infect Dis. 2010;202:1246-53.

25) Shiels MS et al: Age at cancer diagnosis among persons with AIDS in United States. Ann Intern Med. 2010;153:452-60.

26) Berretta M et al: Sorafenib for the treatment of unresectable hepatocellular carcinoma in HIV-positive patients. Anticancer Drugs. 2013;24:212-8.

27) Di Benedett F et al: Multicenter Italian experience in liver transplantation for hepatocellular carcinoma in HIV-infected patients. Oncologist. 2013;18:592-9.

28) Pwles T et al: Outcome of patients with HIV-related germ cell tumours: a case control study. Br J Cancer. 2004;90:1526-30.

29) Spano JP et al: AIDS-related malignancies: state of the art and therapeutic challenges. J Clin Oncol. 2008;26:4834-42.

30) Hyland R et al: Maraviroc: in vitro assessment of drug-drug interact in potential. Br J Clin Pharmacol. 2008;66:498-507.

31) Barreiro P et al: Towards hepatitis C eradication from the HIV-infected population. Antiviral Res. 2014;105:1-7.

32) EACS: Guidelines(Version 7.0)[http://www.eacsociety.org/Portals/0/Guidelines_Online_131014.pdf]

33) Mani D et al: Screening guidelines for non-AIDS defining cancers in HIV-infected individuals. Curr Opin Oncol. 2013;25:518-25.

34) 가스카 마사토: 당뇨병과 암에 대한 위원회 보고. 당뇨병. 2013;56:374-90.

35) 후생노동성: 암검진에 대해[http://www.mhlw.go.jp/bunya/kenkou/dl/gan_kenshin01.pdf]

8장 정신장애

1 HIV 감염에서 정신장애

HIV 감염에서는 정신장애 동반 빈도가 증가한다.[1,2] 또 중증 정신 질환 환자에서 HIV 양성률이 높은 것도 알려졌으며,[3] 이렇게 HIV 진료에서 정신장애의 대응은 중요한 문제이다.

HIV 감염에서 정신 증상을 일으키는 요인과 동반되는 정신장애는 **그림** 1과 같다. 원래 정신장애 소인과 관련된 것으로, 발달 장애, 인격 장애가 있으며, HIV 감염에 동반된 심리·사회적 스트레스에 의해 발생 계기가 되는 적응 장애, 우울증, 불안 장애가 있다. HIV 감염 자체나 기회 감염에 의한 뇌기질 장애는, 뇌기질성 장애(HIV 관련 인지/운동 복합 등)를 일으킨다. 전신 질환이 중추 신경계에 영향을 미쳐 일어나는 정신 증상은 증상성 정신장애로 분류한다. HIV 치료제나 기회 감염 치료제에 의해서도 증상이 나타난다.

그 밖에 HIV 감염에서 감염 위험 증가나 의존성 약물에 의한 물질 관련 장애 빈도도 높다.

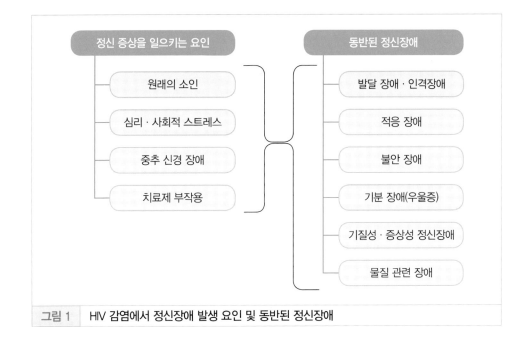

정신 증상을 일으키는 요인	동반된 정신장애
원래의 소인	발달 장애·인격장애
심리·사회적 스트레스	적응 장애
중추 신경 장애	불안 장애
치료제 부작용	기분 장애(우울증)
	기질성·증상성 정신장애
	물질 관련 장애

그림 1 HIV 감염에서 정신장애 발생 요인 및 동반된 정신장애

HIV 감염에서 정신 증상을 평가하는 진료 흐름은 **그림 2**와 같다. 동반된 정신 증상은 인지 기능 저하, 인식 장애 등 뇌기능과 직접 관계되는 것과 환각, 망상 등의 정신 증상, 그리고 불안, 우울 등의 감정 상태에 관련되는 것으로 크게 나누며, 어느 경우에나 중추신경 장애 유무를 검색할 필요가 있다. 구체적으로, 혈액검사, 영상검사(CT, MRI, SPECT, PET), 척수액 검사, 뇌파 검사, 심리 검사(HIV dementia scale 등)를 시행한다. 이런 검사에서 명확한 뇌의 기질적 이상이 인정되면 기질성 정신장애로, 또 전신 질환(내분비 질환 등)에 의한 중추신경 증상은 증상성 정신 장애로 분류한다. 이때 정신 장애를 일으킬 가능성이 있는 약제 유무를 확인하여 약제성 정신장애를 감별한다.

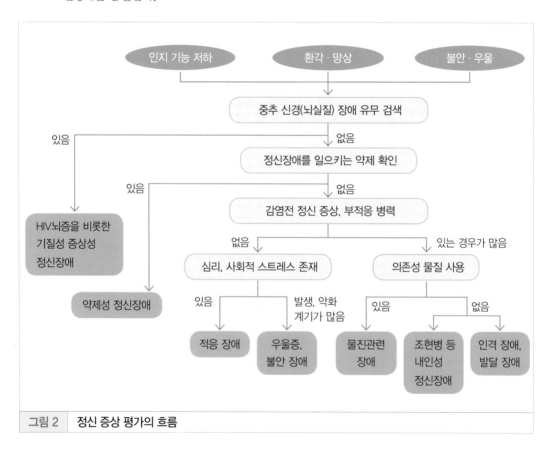

그림 2 정신 증상 평가의 흐름

정신 증상이나 사회적 부적응이 HIV 감염 전부터 있었으면, 원래 정신적 경향에 의한 발달 장애, 인격 장애를 생각할 필요가 있다. 아스페르가 증후군 등 광범성 발달 장애는 유아기부터 소통 장애가 있으며, 인격 장애는 성인 초기부터의 사회 생활 양식, 대인관계에 특이한 양상을 나타낸다. 모두 사회적 부적응을 일으키기 쉽다.

환각, 망상을 주 증상으로 하는 조현병은 10대 후반에서 20대가 호발 연령이며, HIV 감염과 관련 없는 발생이 많다. 조현병과 같은 환각, 망상 등의 정신 증상을 나타내는 것으로 물질 관련 장애가 있으며, 암페타민 등 의존성 물질 사용 병력 조사가 필요하다.

HIV 감염 전에 정신 증상의 병력이 없이 명확한 스트레스가 계기가 되어 불안, 우울, 행동상의 문제가 나타나는 것은 적응 장애이다. 적응 장애 증상은, 스트레스에 의해 발생할 것으로 예상되는 일반적인 반응을 넘어 일상생활이 현저히 장애되는 상태로 정의한다. 표 1은 HIV 감염에서 적응 장애의 원인이 될 수 있는 스트레스 관련 인자이다. 질병의 고지에서부터 종말기의 고뇌에 이르기까지, 다양한 양상의 스트레스가 적응 장애를 일으키는 것으로 알려져 있다.

표 1	HIV 감염에서 적응 장애의 원인이 되는 스트레스 요인

1. **의학적 · 신체적 요인**
   신체 증상 진행에 동반된 통증, 권태감, 호흡 곤란
   ART의 부작용(순응도와 관련된 문제)
2. **위기 상황의 반응**
   HIV 감염 고지, AIDS 발병
   종말기에 죽음의 공포
3. **사회적 편견에 관련 요인**
   배우자나 가족에 고지, 커밍아웃에 동반된 문제
   연애, 결혼, 취업과 관련된 문제
   취업, 직장 · 학교에 통원 설명의 문제
4. **상실 체험**
   신체 기능 상실, 사회적 기능 상실
   신체 이미지 변화, 임신 · 출산의 영향
5. **기타**
   경제적 문제, 가족 조정

표 2	우울증 진단 기준(DSM IV)

다음 증상 5개 이상이 2주 이상 지속
① 가라앉는 기분
② 흥미, 기쁨 저하
③ 식욕 저하
④ 수면 장애
⑤ 정신 운동 억제 또는 초조
⑥ 권태감, 의욕 저하
⑦ 죄책감, 무가치관
⑧ 사고력, 집중력 감퇴
⑨ 죽음에 대한 생각

HIV 감염에서 우울증 동반은 일반인보다 약 2배 높으며, 특히 에이즈 진행기에 우울증 동반율은 다른 중증 질환에 비해 매우 높다.[4] 표 2는 우울증 진단 기준이다. 우울증은 불안, 침체된

기분에 머무르지 않고, 사고나 행동에도 영향을 미치며, 자율 신경계를 통해 각종 신체 증상을 일으키는 질환이다. 적응 장애에 비해 증상이 더 심하다. 우울증에는 유전적 경향이 강한 내인성 우울증도 있지만, HIV 감염의 우울증은 심리·사회적 스트레스 발생이나 악화에 의해 계기가 되는 것이 많다. 불안 장애에는 패닉 발작을 동반하는 공황 장애, 강박성 장애, 전반적 불안 장애 등이 있으며, 모두 심리·사회적 스트레스에 의해서 악화되는 경향이 있다.

3 치료

주된 정신 장애 관리 순서는 **그림 3**과 같다.

(1) 원인 검색과 해결

정신 증상의 원인이 뇌기질질환, 중추신경에 영향을 주는 신체 질환 또는 약제가 원인이면 가능한 치료 대책을 찾아 해결한다.

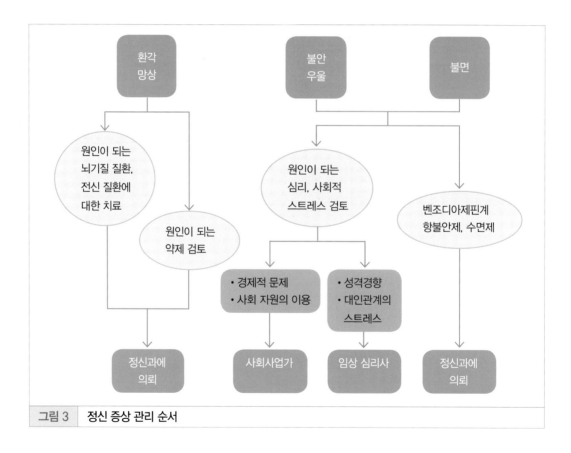

그림 3 정신 증상 관리 순서

(2) 심리·사회적 스트레스에 개한 대응

HIV 감염에 대한 오해와 정보 부족으로 죽음, 성병, 동성애, 약물 중독 같은 부정적 이미지가 강하다. 많은 HIV 감염자는 일반 사회나 친밀한 사람에 대해 스트레스가 있으며, 때로는 자신의 편견과 관련된 심리·사회적 스트레스를 갖고 있다. 심리·사회적 스트레스 중에서 경제적 문제나 사회적 자원 이용에 의해 도움을 받을 수 있는 문제는 지역 행정 기관의 사회사업실에 의뢰한다.

같은 심리·사회적 스트레스에 노출되어도, 스트레스에 대한 반응으로 나타나는 감정 상태나 행동은 사람에 따라 다르다. 인지 양식이 극단적으로 자책적이며 분노, 초조함으로 충동 조절이 안 되어 주위에 피해를 주는 언동이나 자기 파괴적 행동을 하면 인격장애 같은 원래의 전신적 소인도 고려한다. 현실적 인지 양식을 몸에 익혀 대인관계의 갈등을 감소시키기 위해서는 정신과 의사에 의한 인지 행동 요법이나 대인관계 요법 등의 정신요법이 필요하다.

(3) 약물 요법

정신 증상 치료에 이용되는 약에는 정신병약, 항우울제, 수면제, 항불안제(신경 안정제), 항경련제 등이 있다. 이런 약 중에서 수면제와 항불안제는 비교적 부작용이 적고, 과량 복약해도 치명적이 아니기 때문에 정신과 이외의 진료과에서도 사용하기 쉽다. HIV 감염 진료에서 불면 호소가 흔하여 초기 대응으로 수면제 처방 기회가 많다. 표 3은 주로 사용하는 수면제이다. 수면제는 작용 시간에 따라 초단시간 작용형, 단시간 작용형, 중간시간 작용형, 장시간 작용형으로 분류한다. 선택 기준은, '잠들기 어렵다(입면 곤란)'에는 초단시간이나 단시간 작용형을 이용하고, 밤중에 여러 번 깨는 중도 각성이나 이른 아침 각성에는 중간 시간이나 장시간 작용형을 사용한다. 주된 부작용은 다음날의 졸음, 어지럼이다. 수면제 중에 HIV 치료제와 병용 금기인 것도 있다.

벤조디아제핀계 항불안제는 불안이나 긴장 감소에 이용하며, 복용 후 비교적 조기에 효과 발현을 기대할 수 있다. 부작용으로 졸음이 있다. 프로테아제 저해제 사용 시에는 알프라졸람은 금기이므로 주의한다.

수면제나 항불안제는 가능하면 단일제 사용을 목표로 한다. 2종류를 중복하여 복용해도 불안이 감소되지 않고 불면이 계속되면 배경에 있는 우울증, 불안 장애 등의 정신 질환 존재를 의심할 필요가 있다.

*전문의에게 의뢰가 필요한 경우

환각·망상 등의 정신병 증상이 있거나, 혼란·불안이 심하면 원인 검색의 진행과 동시에 정신과에 의뢰하고, 위험 방지를 위한 진정이 필요하다. 진정을 위한 약제로 할로페리돌, 리스페리돈 등의 정신병약을 사용한다.

불안이나 우울의 원인이 되는 심리·사회적 스트레스가 벤조디아제핀계 항불안제 사용으로 개선되기도 하지만, 불안이 심하고 우울증이 의심되면 정신과에 의뢰한다. 우울증의 증상으로 죽음에 대한 생각이 있으면 신속한 의뢰가 필요하다. HIV 감염자, 특히 에이즈 남성 환자에서 연령을 일치시킨 일반인보다 7-36배나 높은 자살률 보고가 있다.[5] 자살 위험인자는, HIV 양성 고지, 에이즈 발생, 배우자가 같은 병으로 사망 등이 있으며[6] 이런 상황에 특히 주의가 필요하다.

| 표 3 | 수면제의 분류 및 HIV치료제와의 상호작용 |

작용 시간	일반명	병용 금기 HIV 치료제
초단시간 작용제	졸피뎀*	
	조피크온*	
	트리아졸람	EFV, IDV, SQV, NFV, RTV, ATV, LPV/RTV, FPV, DRV
	미다졸람 (디아제핀계 진정제)	EFV, IDV, SQV, NFV, RTV, ATV, LPV/RTV, FPV, DRV
단시간 작용제	에티졸람	
	브로티졸람	
	리르마자폰	
	로르메타제팜	
중시간 작용제	푸르니트라제팜	
	에스타졸람	RTV
	니트라제팜	
장시간 작용제	푸르라제팜	RTV
	하록사졸람	
	쿠아제팜	

*비벤조디아제핀계
EFV: 에파비렌츠, IDV: 인디나비르, SQV:사퀴나비르, NFV:넬피나비르, RTV:리토나비르, ATV: 아타자나비르, LPV: 로피나비르, FPV: 포삼프레나비르, DRV: 다루나비르

4 ART와 정신 장애

(1) 약제 관련 정신 증상

ART에 사용하는 HIV 치료제 및 기회 감염 치료제의 정신 신경계 부작용은 표 4와 같다. 비핵산계 역전사효소 저해제(NNRTI)의 하나인 에파비렌츠는 죽음에 대한 생각에 동반한 우울, 불면, 초조, 환각, 집중력 저하 등 다양한 정신 증상이 부작용으로 나타날 수 있다. 정신 증상이 나타나면 표 4와 같은 약제와 관련성을 조사할 필요가 있으며, 또 정신 장애 병력이나 유전적 소인이 있는 환자는 이런 약제 선택에 신중해야 한다.

표 4	주된 HIV치료제 및 기회 감염 치료제의 정신 신경계 부작용		
항 HIV	핵산계 역전사진 효소 저해제(NRTI)	지도부딘(ZDV)	현기증, 졸림
		디다노신(ddI)	말초 신경 장애
		라미부딘(3TC)	말초 신경 장애
		사닐부딘(d4T)	말초 신경 장애
		ZDV/3TC	현기증
		아바카비르(ABC)	두통
		ABC/3TC	두통
		테노포비르(TDF)	두통, 착각, 현기증
		엠트리시타빈(FTC)	두통, 현기증, 불면
		TDF/FTC	두통, 현기증, 불면
	비핵산계 역전사효소 저해제(NNRTI)	네비라핀(NVP)	현기증, 두통, 불면, 말초 신경 장애, 우울증, 환각, 착란
		에파비렌츠(EFV)	현기증, 두통, 불면, 초조, 환각, 우울증, 이몽, 집중력저하
		에트라피린(ETR)	불면증, 불안, 수면 장애
		릴피비린(RPV)	불면증, 이몽, 우울증
	프로테아제 저해제 (PI)	인디나비르(IDV)	두통
		사퀴나비르(SQV)	말초 신경 장애, 두통
		넬피나비르(NFV)	현기증
		로트나비르(RTV)	이상 감각, 두통, 기민, 불면, 불안, 현기증
		아타자나비르(ATV)	두통
		로피나비르(LPV) /RTV	두통
		포삼프레나비르(FPV)	두통
		다루나비르(DRV)	두통
	인테그라제 저해제 (CINSTI)	랄테그라비르(RAL)	두통
		돌루테그라비르(DTG)	두통
	INSTI/NRTI 배합제	엘비테그라비르/코비/시스타트/ 테노포비르/엠트리시타빈(EVG/ COBI/TDF/FTC)	불면, 졸림, 현기증, 휘청거림, 추체외로 증상
	침입 저지제(CCR5 저해제)	마라비록(MVC)	불면증, 현기증, 미각 이상, 두통
	부신피질	스테로이드	다행감, 우울증, 조증, 정신병 증상
	항바이러스제	아시클로버	환시, 이인감, 비애감, 착란, 지각 과민, 불면, 초조
		간시클로버	조증, 정신병 증상, 초조감, 섬망
	항결핵제	이소니아지드	우울증, 초조, 환각, 망상, 기억 장애
기회 감염 치료제	항진균제	암포테리신	섬망, 말초 신경염, 복시, 거식증
	항암제	빈크리스틴	우울증, 환각, 초조, 두통, 운동 실조, 감각 마비
		빈블라스틴	우울증, 거식증, 두통
		메토트렉세이트	뇌병증
		프로카바진	조병, 불면, 악몽, 착란, 불쾌감, 식욕 부진

⑵ 순응도의 문제

HIV치료제는 QOL에 영향을 주는 부작용이나, 복용 간격 및 식사 제한 등 복용 조건이 까다로운 것이 많아 장기적 순응도 유지가 쉽지 않다. ART의 과도한 공포심으로 적응 장애를 일으키거나, 인격 장애의 감정 불안정으로 ART를 중단하는 경우도 있다. 심각한 생활 파탄이나 불안정한 주거 환경은 정신 증상이나 순응도에 영향을 주는 인자이다. ART 순응도를 위해 심리 상태 안정과 정신 장애 조절은 매우 중요하다.

【문헌】

1) 히라바야시 나오지: HIV 감염자의 정신 장애. 일본에이즈학회지, 2001;3:99-104.

2) Bing EG et al: Psychiatric disorders and drug use among human immunodeficiency virus-infected adults in the United States. Arch Gen Psychiatry. 2001;58:721-8.

3) Courns F et al: HIV seroprevalence among people with severe mental illness in the United States: a critical review, Clin Psychol Rev. 1997;17:259-69.

4) Maj M et al: WHO Neuropsychiatric AIDS study, cross-sectional phase II. Neuropsychological and neurological findings. Arch Gen Psychiatry. 1994;51:51-61.

5) Dannenburg AL et al: Suicide and HIV infection. Mortality follow-up of 4147 HIV-seropositive military service applicants. JAMA.1996;271:1743-6,

6) Williams JB et al: Multidisciplinary baseline assessment of homosexual men with and without human immunodeficiency virus infection, II. Standardized clinical assessment of current and lifetime psychopathology. Arch Gen Psychiatry. 1991;48:124-30.

9장 약물 남용과 의존

1 HIV 감염에서 약물 남용과 의존

(1) HIV 감염자의 약물 남용과 의존의 실태

HIV 감염자는 일반인에 비해 정신 질환 이환율이 높은 것으로 알려져 있으며, 그중에서 가장 흔한 정신 질환은 약물 남용과 의존이다. 미국에서 시행된 연구에서 HIV 감염자의 12%에서 약물 의존, 50%에서 약물 남용이 있었다.[1,2] 일본에서도 HIV 감염자의 15.5%에서 물질 관련 장애가 있었으며,[3] 알코올 및 약물 문제 평가 척도(substance abuse and mental illness symptoms screener; SAMISS)에서 문제 있음으로 판정된 사람이 53.8%라는 보고가 있다.[4]

(2) 약물 남용·의존이 HIV 감염 위험에게 주는 영향

약물 남용과 의존에서 HIV 감염 위험 증가를 생각할 수 있다. 외국에서는 약물 사용 시 주사기 공유에 의한 감염이 문제가 되고 있다. 일본에서는 남성의 동성 간 성적 접촉자(MSM)에서 성행위 시 각성제, 5-Meo-DIPT, RUSH(아질산 에스텔), 불법 약제 사용이 적지 않다. 이런 약물 사용 상태의 성행위에서 콘돔을 이용하지 않는 무방비가 되기 쉽다.[5]

(3) 약물 남용과 의존이 HIV 감염자의 치료에 주는 영향

HIV 감염자의 치료에서 약물 남용과 의존은 중요한 문제이며, ART 순응도를 저하시켜 예후를 악화한다.[6] 또 약물 남용에서 2차적으로 나타나는 우울 상태가 자살 원인이 되어 HIV 감염자의 평균 수명을 단축시킬 가능성도 있다.[7]

2 진단

(1) 남용과 의존의 차이

의존은 약물 사용 조절이 소실된 상태, 즉 "약물을 그만두자, 사용 빈도나 양을 줄이자"라는 결심이 실패를 반복하는 상태이다. 한편 남용은 의존 수준에는 이르지 않은 사용 상태이지만,

사회적 규범에서 일탈하거나, 건강에 나쁜 영향을 줄 우려가 명확한 상태이다.

⑵ 진단에는 본인의 신고가 중요하다

"약물 남용자=범죄자"라는 인식이 강한 나라에서는 환자가 약물 문제를 숨기거나 과소 신고하는 경향이 있다. 환자에게 정확한 정보를 얻으려면, 약물 사용을 밝혔을 때 경찰에 신고, 비난, 질책 등 환자에게 불이익을 주는 결과가 되지 않는다고 보증할 필요가 있다.

⑶ 간이 소변검사 킷

일본은 Triage 같은 간이 소변 검사 킷을 진단 보조에 사용하고 있다. 그러나 최근 문제가 되고 있는 생약제에 의한 불법 약물은 검출되지 않으며, 메틸에페드린이나 코데인이 들어 있는 감기약이나 진해제를 복용하면 각성제나 마약 반응에 위양성이 나올 수 있다.

⑷ 진단 시 주의점

환자의 약물 사용 상태가 남용 수준인지 의존 수준인지 구별하는 것의 임상적으로 의의가 없다. HIV 치료나 심신 건강 문제에 나쁜 영향을 미치는 약물 사용은 의존 수준에 이르지 않아도 충분히 치료 대상이다. 한편 의존 수준이지만 환자가 치료에 저항하면 전문적 치료는 이루어지기 어렵다.

따라서 남용과 의존 진단보다는 어떻게 하면 환자가 문제에 대한 의식을 가져 치료 의욕을 만들지가 중요하다.

3 합병증

긴급한 정신과 의뢰가 필요한 상황은 약물 남용이나 의존 자체가 아니라, 약물 남용과 의존에 의한 정신과 합병증이다. 이런 합병증에는, 약물 섭취에 의한 급성 중독 증상과 약물 중단에 의해 나타나는 이탈 증상이 있다.

⑴ 급성 중독에 의한 합병증

환각·망상 등의 정신병 상태, 조증 상태, 섬망 등이 있다. 이런 증상은 특히 각성제나 불법 약물에서 출현 빈도가 높다.

⑵ 이탈에 의한 합병증

각성제에서 우울 상태, 불법 약물에서 불안·초조 상태가 많다. 벤조디아제핀 등의 항불안제,

수면제 남용 · 의존 환자 중에는 불안 · 초조 상태 이외에 드물게 섬망이나 이탈 경련을 나타내는 증례도 있다.

⑶ 약물 남용이나 의존에 의한 정신과 합병증 치료

정신 증상에 따라 정신병약이나 항우울제, 항불안제를 사용하며, 약물 남용과 의존 환자는 정신과 치료제에도 의존하기 쉬운 경향이 있다. 따라서 정신과 의사에게 의뢰하여 치료해야 한다.

4 치료

⑴ 치료에 대한 기본적 고려

약물 의존 치료에 대한 국제적 인식[8]은 다음과 같다.

- **사법적 대응보다 치료적 대응의 예후가 좋다**: 불법 약물 남용자의 경과는 교도소 수용보다 지역 치료가 좋다. 따라서 소변 검사에서 불법 약물이 검출되면, 통보나 자수 권장이 아니라, 향후 치료 태도를 이야기하는 자료로 이용해야 한다.
- **치료는 통합적, 포괄적으로 시행해야 좋은 성과를 올린다**: 약물 의존자의 대부분은 다른 정신 질환이나, HIV 감염 등의 신체 질환을 갖고 있다. 이런 여러 문제의 대한 치료를 차례로 시행하기보다 동시에 병행하는 편이 치료 경과가 좋다.
- **대결적 태도보다 지지적 관계가 효과적이다**: 설교나 질책 등 대결적 태도는 치료 중단의 위험이 있다. 공감적이며 지지적 태도로 치료 관계의 유지가 최종적 치료 성과가 좋다.
- **치료는 질의 높음보다 기간의 길이가 중요하다**: 뛰어난 전문가에 의한 단기간의 치료보다, 전문성이 낮은 후원자에 의한 장기간 치료의 예후가 좋다.

⑵ 일본의 약물 의존 치료를 위한 자원

*의존증 전문 진료기관

약물 의존을 전문으로 하는 의료 기관이나 약물 의존증 전문 외래 개설은 적지만, SMARPP(Serigaya Methamphetamine Relapse Prevention)[9]를 비롯하여 인지 행동요법 워크북을 이용한 그룹 요법을 시행하는 의료기관이 조금씩 증가하고 있다.

*정신 보건복지 센터

일본은 정신 보건복지 센터를 도시에 적어도 1개소 설치하여 "마음의 문제"에 특화한 보건소를 운영한다. 아직 일부 지역에서 시행되고 있으나, 정신 보건복지 센터에서도 인지 행동요법 워크북을 이용한 그룹요법을 시행하고 있는 곳이 증가하고 있다. 의료 기관과 달리 프로그램 참가는 무료이고, 본인뿐 아니라 가족이나 친구의 상담도 가능한 장점이 있으나, 정신과적 합병증 치료는 불가능한 단점도 있다.

*민간 재활 시설

약물 의존에서 회복한 당사자가 운영하는 재활 시설이며 DARC(Drug Addiction Rehabilitation center)가 대표적이다. 중증 의존성이 있으면 시설에 들어가 1–2년간 비교적 장기간 재활 프로그램에 참가한다. 최근에는 인지 행동요법 워크북을 이용한 그룹 요법을 시행하고 있다.

*자조 그룹

약물 의존자의 지역 지원 자원으로 약물 의존자 자조 그룹(Narcotics Anonymous; NA)이 있다. 익명이며 "말하지 않고, 묻지 않는다"라는 규칙으로 각지에서 모임을 갖고 있다. NA 모임 참가는 무료이며, 밤에 개최되므로 일을 마치고 참가하는 장점이 있다. 각지의 모임 장소는 NA Web 사이트(http://najapan.org/meetings.html)에 게재되어 있다.

(3) 치료상 문제점

- **의존증에 위화감을 가진 사람이 드물지 않다:** HIV 양성 약물 남용·의존 환자의 대부분은 성 소수자(MSM)이며, 약물을 성행위 때만 사용하는 사람이 적지 않다. 그런 환자에게 의존증이라고 무리하게 진단을 내리면 오히려 치료에 대한 저항감을 갖게 된다. 의존 여부보다 "효과적 ART를 위해서"라는 관점에서 치료의 필요성을 알려주는 편이 좋다.
- **기존의 자조 그룹이나 그룹 요법에 익숙해지지 않는 사람도 적지 않다:** 환자 중에는 집단 모임에 압박을 느끼거나 두렵다고 생각하며 성적 기호를 말하는 그룹에 의의를 느껴지지 못하는 사람도 있다.
- **치료에 탈락하기 쉽다:** 환자는 일에 종사하는 사람이 대부분이며, 그중에 사정에 따라 HIV 진료 병원에 통원을 계속하고 또 ART의 엄격한 복약 스케줄에 묶여 있다. 따라서 약물 남용·의존 치료를 위해 할애할 수 있는 시간의 제한으로 전문 치료를 시작해도 치료 중단이 되기 쉽다.

(4) 개인 면담에 의한 약물 재남용 방지 프로그램

앞에서 설명한 대로, HIV 양성인 약물 남용·의존 환자가 그룹 요법에 의한 약물 재남용 치료 프로그램에 익숙해지지 않는 사람이 적지 않다. 또 시간적 제약으로 더 이상 통원 치료하는 의료 기관을 늘리고 싶지 않다는 사람도 있다. 그런 환자에게 HIV 진료 병원에서 개인 요법을 시행하는 방법도 있다.

HIV 진료 병원에서 개인 요법에 의한 약물 재남용 치료 프로그램 시행에 시판 워크북을 이용할 수 있다.[10] 이 워크북은 인지 행동요법의 그룹 요법 RSMARP의 교재이지만 개인 요법에도 이용할 수도 있다

구체적으로, 심리 상담사, 간호자, 또는 사회 사업가가 환자와 함께 워크북을 읽고 그 내용에 대해 환자와 이야기하는 방법으로 진행시키는 것이다. 워크북에는, 약물 사용 욕구를 자극하는 감정의 이식이나 갑자기 나타나는 약물 욕구에 대처하는 방법의 예가 기록되어 있으며, 그것을 읽으면서 환자가 "자신의 계기나 대처 방법"을 깨닫게 하는 구조로 되어 있다. 또 워크북 자체가 후원자에게 "교과서" 역할을 하여 약물 의존에 대한 지식이나 임상 경험이 없어도 어느 정도의 치료 프로그램을 제공할 수 있다.

5 사법적 문제의 대처

(1) 환자의 불법 약물 사용을 알았을 때

환자 자신의 신고, 또는 의료 기관에서 시행한 소변 검사 결과, 환자의 불법 약물 사용을 알았을 때, 경찰에 신고해도 비밀을 지킬 의무 위반이 아니며, 반대로 공무원인 의료인이 신고하지 않아도 범죄 고발 의무 위반은 되지 않는다.[11] 그러나 약물 남용·의존에서 회복시킨다는 관점에서, 약물 사용에 대한 지금까지의 치료를 재검토하여 향후의 치료 방침에 연결할 기회를 가져야 한다.

(2) 환자가 병원 내에서 불법 약물의 사용·소지·양도·매매했을 때

비록 병원 내에서도 불법 약물의 자기 사용이나 소지만으로 통보 대상으로 해서는 안 된다. 그러나 다른 환자에게 대한 영향을 생각하여, 입원 치료는 일단 중단하고 외래 치료로 전환한다. 한편 병원 내에서 양도나 매매는 치료 환경 유지의 관점에서 용인할 수 없으며 경찰 통보도 어쩔 수 없다.

(3) 강제 퇴원·통원 거부

병원 내에서 불법 약물 사용에 대한 법적 규제는 없으나, 위험한 약물 사용에 대해 반복해서 주의를 주고, 의료 기관의 한계를 전하여 치료 환경 유지를 위해 환자에게 퇴원을 지시할 필요가 있다. 또 외래 대기실 등에서 약물의 매매나 양도를 하는 사람은 통원 치료 자체를 거부하지 않을 수 없는 경우도 있다. 이때 의사의 치료 의무 위반과의 균형에서 사전 설명과 계약 및 대체 치료의 제안을 잊어서는 안 된다.

6 결론

최근 항HIV/AIDS 치료가 크게 성과를 올려 HIV 감염자의 예후가 현저히 개선되었다. 그 결과 HIV 감염 진료의 중점은 감염의 합병증 예방에서부터, HIV 감염 치료의 순응도 유지로 바뀌고 있다. 그런 관점에서 HIV 감염자의 지원에 약물 남용과 의존에 대한 개입이 앞으로 더욱 중요해질 것으로 예상된다. 그러나 약물 남용·의존에 대한 의료 자원은 부족하다. 이런 상황을 생각하면, 향후 HIV 진료 병원에서 약물 재남용 방지 프로그램을 제공할 수 있는 체제 정비가 필요할 것이다.

【문 헌】

1) Bing EG et al: Psychiatric disorders and drug use among human immundeficiency virus-infected adults in the United States. Arch Gen Psychiatry. 2001;58:721-8.

2) Galvan FJ et al: The prevalence of alcohol consumption and heavy drinking among people with HIV in the United States: Results from the HIV cost and services utilization study. J Stud Alcohol. 2002;63:179-86.

3) 히라바야시 나오지:정신 신경 증상을 나타내는 HIV 감염. 에이즈 환자에 대한 정신의학적 진단, 치료 및 지원에 대한 연구. 헤세이 11년 HIV 감염 역학에 대한 연구 보고서. 2000, p628-33.

4) 시로사카 타쿠마: HIV 감염 환자의 정신위생과 정신과 진료의 현황. HIV 감염과 정신 질환 핸드북-HIV 감염 환자의 정신위생 관리에 종사하는 의료 관계자를 위해서 제1판 후생노동과학 연구비 보조금 에이즈 대책 연구 사업 HIV 감염 및 합병증의 과제를 극복하는 연구. 2012, p7-11.

5) 시마네 타쿠야: 약물 사용 장애와 성적 소수자, HIV. 정신과 치료 2013;28:289-93.

6) Gonzalez A et al: Substance use: impact on adherence and HIV medical treatment. Curr HIV/AIDS Rep. 2011;8:223-34.

7) Golub ET et al: Psychological distress and progression to AIDS in a cohort of injection drug users. J Acquir Immune Defic Syndr. 2003;32:429 -34.

8) NIDA(National Institute on Drug Abuse): Principles of effective treatment. In the NIDA eds. Principles of drug addiction treatment: A research-based guide(Third edition) [http://www.drugabuse.gov/sites/default/files/pdat_1. Pdf]

9) 마츠모토 토시히코:약물 의존증에 대한 새로운 치료 프로그램,SMARP:사법·의료·지역에서 계속적 지원 체제 구축 목표. 정신의. 2012;54:1103-10.

10) 마츠모토 토시히코: 약물·알코올 의존증의 회복 지원 워크북. 금강출판, 2011.

11) 마츠모토 토시히코: 약물 사용 장애 임상에서 사법적 문제의 대처. 정신과 치료. 2013;28:294-9.

12) 이마무라 겐시: HIV 진료에서 약물 남용 문제:종합병원 정신과는 무엇을 해야 하는가. 정신의. 2012;54:1127-32.

10장 금연 교육을 적극적으로 시행하자

1   HIV 감염에서 흡연의 문제

흡연은 건강 장애에 가장 나쁜 영향을 주는 생활 습관의 하나이며, 미국에서 매년, 환자의 1/5은 흡연 자체가 질병 발생의 원인이라는 보고가 있다.[1] 발암의 위험 인자이며, 폐, 구강, 인두, 후두뿐 아니라, 많은 장기 암의 원인이 된다. HIV 감염자에서 흡연은 각종 만성 합병증을 악화시키는 위험인자이다. HIV 감염자가 ART에 의한 예후 개선으로 HIV 감염의 충분한 관리가 가능하여 장기 생존도 기대할 수 있게 되었다. 따라서 에이즈 이외의 3대 질병(암, 심혈관 질환, 뇌졸중)으로 HIV 비감염자(일반 고령자)와 공통된 질환에 의한 사망이 증가하고 있다. 이런 질병은 모두 흡연이 발병 위험 인자라고 알려져 있으므로 HIV 감염자는 감염이 판명된 시점부터 금연 교육이 중요하다. 모든 의료인은 HIV 감염자에게 금연 지침이나 근거에 의한 금연을 교육해야 한다.

흡연의 건강 문제를 1965년 미국 정부(Surgeon General's Reports)가 발표한 후 미국의 흡연율은 서서히 감소하여 과거 42%가 2004년 20%까지 저하되었다.[3] 일본의 1960년대 성인 남성 흡연율은 약 80%였으나 2002년에는 50% 비율로 감소 경향을 보이고 있다. 흡연자의 70%는 금연을 희망하고 있으나 실제 금연 성공률은 높지 않으며, 미국의 보고에서는 약 50% 정도라고 한다. 최근에는 금연에 대한 약물 요법이 도입되어 장기적 금연 기간이 15%에서 30%로 상승했다.

흡연 의존은 관해와 재발을 반복하는 만성 질환이며, 의료인의 지속적 관리가 필요하다. 일본은 금연학회가 인정하는 의료기관에서 시행하는 약물요법을 보험 진료로 인정하고 있으며 대부분의 의원에서 금연 치료를 시행하고 있다. 이렇게 금연 치료는 1차 의료 기관에서 시행하고 있으나, HIV 감염자의 ART는 대부분 3차 병원의 감염 내과에서 시행하므로 금연에 대한 약물 치료 종료 후 정기적으로 내원하는 감염 내과에서도 금연 치료의 계속이 중요하다. 또한 흡연 관련 질환(특히 폐암)의 선별 검사는 HIV를 관리하는 감염의에게 중요하다. 여기서는 HIV 감염자에게 흡연이 미치는 영향과 금연 치료에 대해 설명한다.

⑴ 흡연이 질환에 미치는 영향

흡연은 건강에 많은 나쁜 영향을 미치며, 최근에는 금연하면 우울증도 개선된다고 알려져,[4]

신체적으로나 심리적으로 해가 되는 습관이라고 생각한다. 암이 발병된 후에도 금연은 강하게 권고한다. 이것은 암 진단 후에 흡연의 계속이, 암의 치료(화학요법, 방사선 치료) 효과를 감소시키거나 독성을 증가하는 영향이 있기 때문이다. 또 2차 암 발생 위험도 상승시킨다고 생각한다.

(2) HIV 감염/에이즈에서 문제가 되는 만성 질환

HIV 감염자에서 흡연 빈도가 HIV 비감염자에 비해 매우 높은 것으로 알려져 있다. 미국 질병 예방 관리 센터(CDC)의 보고에서, 일반 미국인의 약 4%가 흡연자이지만, HIV 감염자는 50% 이상이었다.[5-7] HIV 감염자에서 흡연자는 비흡연자보다, 폐암, 두경부암, 자궁 경부암, 항문암, 기타 악성종양 발생 위험이 높다.[8-11] 또 세균성 폐렴[12, 13]이나 뉴모시스티스 폐렴[14, 15] 만성 폐색성 폐질환(COPD), 심질환에 걸리기 쉬운 것도 알려졌다. 구강에 대한 영향으로, 구강 칸디다증이나 구강내 백판증 발생 위험이 높다.

치료에 대한 문제로는, ART 효과 감소와 치료 관련 합병증 증가 보고가 있다.[16] 미국 재향군인부(Department of Veterans Affairs)의 보고에 의하면, HIV 감염자에 금연 교육을 시행하여 폐암, 다른 악성종양, 심혈관 질환, COPD, 뇌졸중이 감소되었다.[17] 한편 HIV 감염자도 금연을 희망하고 있으며, 미국에서는 각종 합병증을 예방하기 위해 금연을 HIV 관리의 일환으로 시행하고 있다. 금연에 대한 지침으로, 미국 보건국(Public Health Service)의 진료 지침을 이용하고 있다.[19] 또 미국 국립 암연구소(national cancer institute; NCI)는 근거에 의한 금연 지침을 제시했다. 이런 지침은 공통적으로 다음과 같은 내용을 강조하고 있다

- 흡연 의존은 만성 질환이며, 빈번한 개입의 반복이 필요하다.
- 흡연 의존 강도와 치료 효과에는 용량-반응 관계가 있다.
- 금연에 효과적인 약물 요법이 있다.
- 약물 요법은 금기가 없으며, 금연을 희망하는 모든 사람에게 적응이 된다.

일본은 2003년 금연 관련 9개 학회(구강위생학회, 구강외과학회, 공중위생학회, 호흡기학회, 산부인과학회, 순환기학회, 소아과학회, 심장병학회, 폐암학회)가 공동으로 금연 지침을 제정하여, 각 학회의 웹사이트에 공개하고 있다(금연 지침 및 요약판을 다운로드할 수 있다).

2 흡연 상태의 평가

(1) 니코틴 의존도 선별

금연에 관심이 있거나 희망하는 환자에게, 금연에 도움이 되는 약물 요법을 제시하여 금연 치료를 시작한다.[19] HIV 감염자에게 특별한 금연 치료는 없으며, 일반적으로 금연 치료의 시작은

니코틴 의존도를 선별하는 몇 개의 질문으로 환자의 니코틴 의존 상태와 금연 약물 치료 필요성을 판단한다. 일반적으로 흡연 의존증 선별검사(tobacco dependence screener; TDS), 니코틴 의존도 검사(fagerstrom test for nicotine dependence; FTND)로 니코틴 의존도를 평가한다(표 1, 2). 중증 흡연자는 흔히 다른 약물이나 알코올에 대한 의존증도 같이 있으므로, 이런 기호품 의존도를 동시에 선별하는 것도 바람직하다.

표 1	니코틴 의존도 선별 간이 검사표(Tobacco dependence screener)
1	자신이 피운다고 생각하는 것보다, 훨씬 많은 담배를 피우는 일이 있었습니까?
2	금연이나 담배 개수를 줄이려는 시도를 할 수 없었습니까?
3	금연하거나 담배 개수를 줄이려고 했을 때 담배를 피우고 싶어 괴로운 일이 있었습니까?
4	금연하거나 담배 개수를 줄이려고 했을 때 다음과 같은 증상이 있었습니까?(안절부절, 신경과민, 초조함, 집중하기 어려움, 우울, 두통, 졸음, 위가 거북함, 맥이 늦어짐, 손 떨림, 식욕 또는 체중 증가)
5	이상의 증상을 없애기 위해 다시 담배를 피우기 시작한 적이 있었습니까?
6	병에 걸려 담배가 좋지 않다는 것을 알고도 피운 적이 있습니까?
7	담배 때문에 건강 문제가 일어난다는 것을 알고도 피운 적이 있습니까?
8	담배 때문에 정신적 문제가 발생한다는 것을 알고도 피운 적이 있습니까?
9	자신이 담배에 의존하고 있다고 느낀 적이 있습니까?
10	담배를 피울 수 없어 일이나 모임을 피한 적이 있습니까?

예→1점, 아니오→0점
[판정 결과]
합계점이 0–4점이면 니코틴 의존 가능성이 낮다.
합계점이 5–10점이면 니코틴 의존증 가능성이 높다.
5점 이상이면 ICD-10 진단에 의한 담배 의존증일 가능성은 약 80%가 된다.
ICD-10 진단에 의한 담배 의존증이 아닌 흡연자의 81%는 4점 이하이다.

표 2	니코틴 의존 선별 간이 검사 – FTND (Fagerstrom test for nicotine dependence)
1	아침에 일어나서 언제 첫 번 담배를 피웁니까?
2	흡연이 금지된 장소에서 금연하기 어렵습니까?
3	하루의 흡연 중에서 언제 가장 그만두기 어렵습니까?
4	하루에 담배를 몇 개 피웁니까?
5	기상 후 2~3시간에 많이 흡연합니까?
6	병으로 아플 때도 흡연합니까?

[판정 결과]
합계점 0–2점이면 니코틴 의존증일 가능성이 낮다.
합계점 3–6점이면 니코틴 의존증일 가능성은 보통이다.
합계점 7–10점이면 니코틴 의존증일 가능성이 높다.

금연 치료는 3분 이내의 간단하고 쉬운 금연 권고 시행만으로도 효과가 있으며, 일상 진료 중에서 시행하는 의의가 크다. 일상 진료에서 흡연자와 만날 기회가 많은 의료인이 금연 치료를 시행하면 금연 성공률이 크게 높지 않아도, 전체적으로 금연자 증가를 예상할 수 있다.

일상 진료에서 단시간에 시행할 수 있는 금연 치료 방법으로 5A 접근을 세계 각국에서 이용하고 있다(표 3).[18,20] 5A는 Ask, Advise, Assess, Assist, Arrange이다. 가장 기본은 1단계(Ask)이며 문진의 일상화이다. 모든 환자(진료자)에게 흡연 상황이나 금연 의지를 진료 시마다 질문한다. 이렇게 환자의 현재 상황이, ① 금연 의지가 없는 흡연자, ② 금연 의지가 있는 흡연자, ③ 현재 금연 상태에 있는 과거 흡연자, ④ 흡연 경험이 없는 사람의 어느 단계에 있는지 평가하여 개개인의 금연 실행 단계 따른 교육을 시행하는 것이다.

표 3	단시간의 금연 치료 순서: 5A 접근

스텝	
스텝 1: Ask (진료 시마다 모든 흡연자를 계통적으로 분류한다.)	• 진료 시마다 모든 환자의 흡연에 대해 질문하여 기록하도록 의료 기관의 시스템을 만든다. • 혈압 · 맥박 · 체온 · 체중 등의 활력 증후기록란에 흡연 상태(현재 흡연, 과거 흡연, 비흡연 구별)를 추가한다. 또는 흡연 상태를 나타내는 스티커를 모든 진료기록에 붙인다.
스텝 2: Advise (모든 흡연자에게 그만두도록 분명하게, 강하게, 개별적으로 충고한다.)	• 분명하게: 지금 금연이 중요하다. 나도 돕겠다. 병 때문에 줄이는 것만으로는 충분하지 않다. • 강하게: 당신의 주치의로서, 금연이 당신의 건강을 지키는 데 가장 중요하다는 것을 알면 좋겠다. 나와 모든 의료진이 돕겠다. • 개별적으로: 흡연과 현재의 건강/질병, 사회적, 경제적 부담, 금연 동기/관심 수준, 아이나 가정에 영향 등과 관련 짓는다.
스텝 3: Assess (금연 관심도를 평가한다.)	• 모든 흡연자에게 지금(지금부터 30일 이내에) 금연하려는지 묻는다. 만약 그렇다면 금연 지원을 시작한다. 만약 그렇지 않다면 금연 동기 부여를 시행한다.
스텝 4: Assist (환자의 금연을 지원한다.) ◎환자의 금연 계획을 지원한다. ◎상담 시행(문제 해결의 스킬 훈련) ◎진료 활동 중에 사회적 지원 제공 ◎환자가 의료인 이외의 사회적 지원을 이용할 수 있도록 지원 ◎약물 요법 실시 권고	• 금연 시작일을 결정한다(2주 이내가 좋다). • 가족이나 친구, 동료에 금연을 이야기하여 이해와 지원을 요구한다. • 금연의 문제점(특히 금연 후 처음 수주간)을 예측한다. 이 중에는 니코틴 이탈 증상이 포함된다. • 금연을 시작하며 자신의 주위에서 담배를 없앤다. 금연에 앞서, 사무실이나 집, 자동차 등 장시간 보내는 장소에서 흡연을 피한다. • 1개비도 피지 않는 것이 중요: 금연 시작일 이후에는 한 개비도 안 된다. • 과거의 금연 경험: 과거 금연 시 무엇이 도움이 되었고, 무엇이 장애였는지 되돌아본다. • 알코올: 알코올은 흡연 재개의 원인이 되므로, 금연 중에는 절주 또는 금주해야 한다. • 가정내 흡연자: 가정내에 흡연자가 있으면 금연이 어렵게 된다. 함께 금연하도록 권고하거나 자신이 있는 곳에서 담배를 피우지 않도록 말한다. • 나와 모든 의료진은 언제라도 돕겠다고 말한다. • 당신의 금연에 대해 배우자/파트너, 친구, 동료로부터 지원을 요구하라고 말한다. • 효과가 확인된 약물 요법을 권한다. 이런 약물이 어떻게 금연 성공률을 높이며, 이탈 증상을 완화시키는지 설명한다. 1차 선택은 니코틴 대체 치료 및 부프로피온이다. • 정부 기관이나 비영리 단체가 발행한 교재 중에서 환자의 특성에 맞는 교재를 제공한다.
스텝 5: Arrange (추적 진료 예정 결정) 실시 전략	• 타이밍: 최초의 추적 진료는 금연 시작일 직후, 가능하면 1주 이내에 시행한다. 제2차 추적은 1개월 이내가 좋다. 그 후의 추적 예정도 세운다. • 추적 진료에서 해야 할 것: 금연 성공을 축하한다. 만약 흡연했으면 그 상황을 조사하여 다시 완전 금연하도록 권고한다. 실패는 성공을 향한 학습 기회라고 말한다. 실제로 일어난 문제점이나 향후 예상되는 문제점을 예측한다. • 약물 요법 사용과 문제점을 평가한다. 다른 강력한 치료에 대해 검토한다.

⑵ 금연 치료 의료 기관

금연 치료에는 금연 상담에서부터 약물 요법까지를 시행하며 모든 의료기관은 약물 치료를 시행해야 한다. 약물 요법은 금연을 희망하는 환자 모두에게 적응이 되어야 하며 다양한 금연 보조제를 사용할 수 있어야 한다.

HIV 감염자를 진료하는 의사는 환자에게 금연을 권고하고, 약물 요법을 병용한다.

*전문의에게 의뢰가 필요한 경우

모든 흡연자에게 흡연의 건강에 대한 해로움을 강조하여 금연을 권한다. 금연 치료에 대한 경험이 없으면 금연 치료 병원을 소개한다.

3 금연 치료

⑴ 치료의 적응

일본에서 건강 보험 진료로 금연 치료가 가능한 조건은 다음과 같다.

- 환자가 금연을 바라고 있다.
- 흡연 의존증 선별검사(TDS)에서 5점 이상
- 흡연 연수에 하루 흡연 개수를 곱한 값이 200 이상
- 치료 방법에 대한 설명서를 읽고 치료 승낙서에 동의

금연을 희망하지만 니코틴 금단 증상으로 금연할 수 없는 흡연자에게 약물요법을 적용한다. 따라서 동기부여를 명확히 하여 지속적으로 금연할 의지를 굳혀 줄 필요가 있다.

약물 치료는 12주가 표준 치료 기간이며 보험 적용 기간이고 그 이상은 환자의 부담이 된다.

⑵ 약물 요법의 효과

금연 약물 요법의 무작위 비교 시험에서 2배 효과가 보고되었다. 미국 보건국의 지침은, 처음 치료에 부프로피온 서방형제, 니코틴 껌, 니코틴 흡입제, 니코틴 비강 분무제, 니코틴 패치를 권하고 있다. 2차 치료에는 클로니딘이나 3환계 항우울제(노르트리프틸린)를 고려한다(표 4).[18]

*니코틴 대체요법

니코틴 대체요법은 금연에 의한 니코틴의 금단 증상을 완화하며, 무작위 비교 시험에서 장기간 성공률이 2배 높았고, 금연 상담을 병용하여 효과적이라는 보고가 있다.[21-24]

담배에는 4,000종 이상의 화학물질이 들어있으며, 일산화탄소, 시안화수소, 비소, 벤젠, 라돈

표 4 금연 약물 요법-일반 임상 지침

금연을 위해 약물요법이 필요한 사람은 누구인가?	특별한 상황을 제외하고 금연하려는 모든 흡연자는 약물 요법 대상이 된다. 의학적 금기가 있는 사람, 하루 흡연 10개비 이하인 사람, 미성년 흡연자는 특별히 배려한다.
권고되는 1차 선택 제는?	니코틴 껌과 니코틴 패치
니코틴 껌과 니코틴 패치 선택에서 무엇을 고려해야 하는가?	양자의 순위를 결정하는 충분한 자료가 없어, 의사의 약물에 대한 지식, 환자의 기호, 환자의 과거 경험(좋았다 또는 나빴다), 환자의 특성(의치, 피부 질환, 체중 증가 우려 등)을 고려하여 선택한다.
비교적 경도의 흡연자(예를 들어 하루 10-15개비)에서 약물 요법은 적절한가?	약물 요법을 비교적 경도의 흡연자에서 시행하려면 니코틴 대체제 용량을 줄인다.
체중 증가가 우려되는 환자에서 어떤 약물 요법을 고려하는가?	니코틴 치환 치료 특히 니코틴 껌은, 체중 증가를 방지하지 않지만 늦추는 것이 알려져 있다.
심혈관질환이 있는 환자에게 니코틴 대체요법을 피해야 하는가?	아니오. 니코틴 패치는 안전하고, 심혈관계 유해 사상을 일으키지 않는다고 생각한다. 그러나 심근경색 직후 또는 중증이거나 불안정한 협심증을 가진 환자에서 이런 제제의 안전성은 확립되지 않았다.
니코틴 의존증에 대한 약물 요법을 장기간 시행해도 좋은가?(예를 들어 6개월 이상)	이 방법은 약물 요법을 시행하는 기간 중에 지속적으로 금단 증상을 호소하는 흡연자, 장기간에 걸쳐 치료를 희망하는 환자에게 유효하다. 금연에 성공한 사람의 일부에서 니코틴 대체요법을 장기간 시행한 사람이 있다.
약물 요법을 조합해도 좋은가?	니코틴 패치와 니코틴 껌의 병용으로 장기간의 금연율이 단독의 경우보다 증가한다.

등 69종의 발암 물질이 들어 있다. 이들이 건강에 나쁜 영향을 미치고, 니코틴 자체가 발암 작용은 없지만 동맥경화를 일으켜 심혈관 질환 발생과 관계가 있다. 일반적으로 니코틴이 폐를 나쁘게 한다고 알려져 있으나, 혈관에 손상을 주어 모든 동맥경화를 일으켜 장기적으로 문제를 일으킨다고 알려주는 것도 상담에서 중요한 역할이다.

니코틴 대체요법의 부작용은, 니코틴 패치의 피부 자극이나 니코틴 흡입에 의한 후두의 불편감 같은 국소의 부작용이다. 니코틴 대체요법으로 심혈관 질환 위험은 증가하지 않는다고 생각하지만 흡연을 계속하며 니코틴 패치를 붙이면 혈중 니코틴 농도가 많이 올라갈 수 있다. 니코틴 패치도 금연 보조제로 처방할 수 있다.

*발레니크린(챔픽스)

발레니크린은 $\alpha 4\beta 2$ 니코틴성 아세틸콜린 수용체에 결합하여 도파민 분비를 촉진하는 니코틴 부분 작용제이다. 이 약을 복용하면 니코틴 갈망이나 금단 증상을 감소시키며, 한편으로 니코틴 결합 부위를 저해하여 흡연 효과를 감소시킨다. 발레니크린의 금연 장기 성공률은 위약에 비해 2배 높다고 보고되었다. [22] 부작용으로 메스꺼움(25% 이상), 두통, 구토, 복부 팽만감, 불면, 악몽, 미각 이상이 있다.

*부프로피온 서방형제

부프로피온은 노르아드레날린 및 도파민 재유입 저해 작용이 있는 니코틴 길항제이며, 우울증 치료제로 사용·되었다.

*병용 요법

앞에서 설명한 개개 약의 효과는 거의 비슷하다고 생각한다. 니코틴 대체요법에서 금연 성공률을 높이기 위해 단독 약물 요법보다 병용 요법이 좋다고 생각한다.[25]

4 장기 추적의 중요성

일단 금연에 성공해도 재발이 반복된다고 알려졌으므로 금연 시행 상황의 추적이 중요하다. 또 금연에 실패했다고 그것을 단순한 치료 실패로 인정하는 것이 아니라, 어떤 일로 실패하게 되었는지 아는 기회로 인식하여 향후 치료 전략을 변경하는 기회가 되어야 한다. 또 금연 후에도 COPD나 폐암, 심혈관 질환 위험은 계속 높다고 인식하여 정기적 선별 검사 시행도 중요하다. 폐암 검진은 매년 받아야 한다고 알려준다.

5 결론

HIV 감염자에게 흡연의 영향은 매우 크다고 알려주어 모든 환자에게 금연의 권고는 중요하다. 진료 시마다 단시간의 상담도 효과적이다. 금연을 희망하면 기본적으로 약물 요법의 시행이 중요하다. 발레니크린이나 부프로피온에 의한 금연 성공률은 약물 요법을 시행하지 않는 경우보다 2배가량 높다.

니코틴 의존증은 반복 치료가 필요한 상태이며, 환자에 대한 의료인의 태도가 중요하다고 생각한다. 약물요법으로 많은 환자가 지속적 금연에 성공하고 있다.

【문 헌】

1) McGinnis JM et al: Actual causes of death in the United States. JAMA. 1993;270:2207-12.
2) Palella FJ Jr et al: Mortality in the highly active antiretroviral therapy era: changing causes of death and disease in the HIV outpatient study. J Acquir Immune Defic Syndr.2006;43:27 -34.

3)   Office of the Surgen General USDoHaHS: The health consequences of involuntary exposure to tobacco smoke; A report of the Surgoen General. 2006.

4)   Taylor G et al: Change in mental health after smoking cessation: systematic review and meta-analysis. BMJ. 2014;348:g1151.

5)   Burns DN et al: Cigarette smoking, bacterial pneumonia, and other clinical outcomes in HIV-1 infection. Terry Beirn community programs for clinical research on AIDS. J Acquir Immune Defic Syndr Hum Retrvirol.1996;13:374-83.

6)   Niaura R et al: Human immundeficiency virus infection, AIDS, and smoking cessation: the time is now. Clin Infect Dis. 2000;31:808-12.

7)   Hughes JR: Treatment of smoking cessation in smokers with past alcohol/drug problems. J Subst Abuse Treat. 1993;10:181-7.

8)   Clifford GM et al: Cancer risk In the Swiss HIV cohort study: associations with immunodeficiency, smoking, and highly active antiretroviral therapy. J Natl Cancer Inst.2005;97:425-32.

9)   Engels EA et al: Elevated incidence of lung cancer among HIV-infected individuals. J Clin OncOl. 2006;24:1383-8.

10)   Kirk GD et al: HIV infection is associated with an increased risk for lung cancer, Independent of smoking. Clin Infect Dis. 2007;45:103-10.

11)   Chaturvedi AK et al: Elevated risk of lung cancer among people with AIDS. AIDS. 2007;21: 207-13.

12)   Kohli R et al: Bacterial pneumonia, HIV therapy, and disease progression among HIV-infected women in the HIV epidemiologic research(HER) study. Clin Infect Dis. 2006;43: 90-8.

13)   Crothers K et al: The impact of cigarette smoking on mortality, quality of life, and comorbid illness among HIV-positive veterans. J Gen Intern Med. 2005;20:1142-5.

14)   Miguez-Burbano MJ et al: Increased risk of pneumocystis carinii and community-acquired pneumonia with tobacco use in HIV disease. Int J Infect Dis. 2005;9:208-17.

15)   Miguez-Burbano MJ et al: Impact of tobacco use on the development of opportunistic respiratory infections in HIV seropositive patients on antiretroviral therapy. Addict Biol.2003;8:39-43.

16)   Ande A et al: Tobacco smoking effect on HIV-1 pathogenesis: role of cytochrome p450 isoenzymes. Expert Opin Drug MetabToxicol.2013;9:1453-64.

17)   Reisenc A et al: Present and past influences on current smoking among HIV-positive male veterans. Nictine Tob Res. 2011;13:638-45.

18)   US Department of health and human Services: Treating tobacco use and dependence: 2008 Update; Tobacco use an dependence guideline panel. 2008. [http:// www.ahrq.gov/ prfessinals/clinicians-providers/guidelines-recommendations/tobacco/clinicians/update/ treating_tobacco_use08.pdf]

19)   A clinical practice guideline for treating tobacco use and dependence: A US public health

service report. The tobacco use and dependence clinical practice guideline panel, Staff, and consortium representatives. JAMA. 2000;283:3244-54.

20) 나카무라 마사카즈:의료 기관(금연 외래 포함)의 교육 실제. 일의사회잡지.2002;127:1025-30.

21) Silagy C et al: Nictine replacement therapy for smoking cessation. Cochrane Database Syst Rev. 2004;(3):CD000146.

22) Gonzales D et al: Varenicline, an alpha4beta2 nicotinic acetylcholine receptor partial agonist, vs sustained-release bupropin and placebo for smoking cessation: a randomized controlled trial. JAMA. 2006;296:47-55.

23) Hurt R et al: A comparison of sustained-release bupropin and placebo for smoking cessation. N Engl J Med.1997;337:1195-202.

24) Jorenby DE et al: Efficacy of varenicline, an alpha4beta2 nicotinic acetylcholine receptor partial agonist vs placebo or sustained-release bupropin for smoking cessation: A randomized controlled trial. JAMA. 2006;296:56-63.

25) Stead LF et al: Nicotine replacement therapy for smoking cessation. Cochrane Database of Syst Rev. 2008;(1):c0000146.

3

에이즈에 동반하는 질환

1장 진균질환
1. 뉴모시스티스 폐렴

1 정의

뉴모시스티스 폐렴(PCP)은 *Pneumocystis jirovecii* (*P. jirovecii*) 감염에 의한 폐렴이다. HIV 감염자나 세포 면역이 저하된 환자에서 폐렴을 일으켜 심한 호흡 부전을 일으킨다. HIV 치료제 등장으로 감염 조절이 가능한 오늘날에도 PCP 진단을 계기로 HIV 감염이 발견되는 에이즈 지표 질환 중에서 대표적 질환의 하나이다.

PCP의 원인이 되는 *P. jirovecii*는 자연 환경에 광범위하게 존재하는 진균류의 일종이다. 1909년 처음 발견 당시에는 형태학적으로 원충류로 생각했으나, 그 후 진균으로 분류되었다. 1980년대 에이즈의 세계적 대유행에서 PCP가 높은 빈도로 발생하여 널리 알려지게 되었다.[1]

PCP 감염은, HIV 감염자 발생(HIV-PCP)과 기타 세포 면역 부전자 발생(non-HIV-PCP)로 구별하며, 양상이 다른 것으로 알려져 있다.

2 임상 증상

non-HIV-PCP는 부신피질 스테로이드제 사용자나 장기 이식 환자에서 급격한 호흡 부전을 일으켜서 진단한다. HIV-PCP는, 수주-수개월에 걸쳐 서서히 심해지는 호흡 부전으로 진행하며 non-HIV-PCP에 비해 경과가 긴 것이 특징이다. 가래가 없는 마른 기침이 서서히 심해지며, 활동 시에 숨이 차고 점차 호흡 곤란이 나타난다. 때로 발열을 동반한다.[2] 안정 시에는 산소 포화도(SpO2)가 유지되지만, 가벼운 활동에도 산소 포화도가 떨어져서 주의해야 한다.

3 진단의 요점

PCP는 에이즈 환자의 합병증으로 가장 빈도가 높아 HIV 감염을 의심하는 병력 청취가 중요하다. 구체적으로 대상포진의 반복이나 성 감염 병력을 알아본다. 또 동성 간 성적 접촉 같은 성 관계 기호 확인도 중요하다. 고령자에서 처음으로 HIV 감염이 발견되는 경우도 있으므로 연령은 HIV 감염을 부정하는 근거가 되지 않는다.

PCP에서 구강 칸디다증 동반이 많으므로 입안은 주의하여 관찰해야 할 소견이다. 청진에서 이상 소견이 없는 것이 많지만, 폐병변이 진행되면 미만성으로 건성 잡음이 나타날 수 있다.[3]

4 검사

(1) 혈액검사

PCP 감염의 혈액 검사에서 혈중 LDH나 KL-6 상승이 있으나, 특이적 소견은 아니다. 흔히 검사하는 염증 지표인 C-반응단백(CRP)는 10 mg/dL 미만이 많으며 질환 중증도와 관계가 없다.[4] 혈중 β-D-글루칸이 증가할 수 있다. CD4 양성 T림프구(CD4) 수 200/μL 이하이며, 영상소견에서 PCP가 의심될 때 진단에 유용하다. 그러나 중증도나 병세를 반영하지 않고, 많은 증례가 장기간에 걸쳐 저하되므로 치료 효과 판정에 이용할 수 없다.[5]

(2) HIV 관련 검사

PCP 발생 예의 약 90%는 CD4가 200/μL 미만이며, 병원 진료 시에 대부분 CD4 100/μL 미만이다.[6] 드물게 CD4 200/μL 이상에서도 PCP가 발생할 수 있다. CD4 저하 예에서는, 크립토콕쿠스 감염, 결핵, 비결핵성 항산균증, 사이토메갈로바이러스 감염 등 PCP 이외의 다른 기회 감염 질환에 대한 정밀 조사도 필요하다.

(3) 영상 검사

전형적인 흉부 단순 방사선 소견은, 양폐의 폐문에서부터 미만성으로 퍼지는 불투명 유리 모양의 음영이다. 초기에 흉부 단순 방사선 검사에서 음영이 확인되지 않는 예도 있으며, 임상 증상으로 PCP가 의심되면 흉부 CT 검사를 시행할 필요가 있다. 흉부 CT검사에서, 초기 병변은 희미한 불투명 유리 모양 음영을 나타낸다. 병변의 진행에 따라 침윤 영상이나 결절 영상, 또는 낭포를 나타낼 수 있어, 영상소견이 다양하다. 흉막 직하에 병변이 없는 부위의 확인은 PCP에 특징적이다. 공동이나 종격동내 림프절 종대, 흉수 저류는 PCP에 비전형적 영상 소견이며, 다른 질환을 감별할 필요가 있다. 약 13-18%의 PCP 증례에서 결핵, 카포시육종, 세균성 폐렴 등이 동반되어 다른 질환의 정밀 검사도 중요하다.[7]

(4) 세균학적 검사

기도 검체를 채취하여 *P. jirovecii* 균체를 확인하여 진단한다. 염색법으로 그로코트 염색, 김자 염색, Diff-Quik 염색, 형광 염색 등이 있다. 가래를 이용한 도말 검사의 민감도는 50-90%

로 병원에 따라 차이가 있으며, 가래 검사에서 음성이면 기관지 폐포세정액(BALF)을 이용한 도말 검사를 고려할 필요가 있다. 이 경우의 감도는 95% 이상이며, 진단이 어려우면 기관지경 검사를 시행한다.

가래나 BALF 검체에서 *P. jirovecii*의 mitochondrial large-subunit ribosomal RNA에 대한 PCR 검사는 종래의 도말 검사보다 민감도가 높아 유용하다.[8] 그러나 HIV 감염자에서 군집화(colonization) 가능성이 있어, PCR 검사 양성에서 원인균 여부의 판정은 다른 임상 소견과 종합하여 판단할 필요가 있다. 비침습적 진단 방법으로 구강내 세정액(생리식염수 10 mL로 1분간 구강을 양치한다)을 이용한 PCR 검사 유용성이 보고되었다.[9]

5 치료(표 1)

치료의 1차 선택제는 트리메토프림/설파메톡사졸(TMP/SMX; ST복합제)이다. 중증도와 관계없이 다른 약제에 비해 효과적이라고 보고되었다. 부작용으로, 발열, 피부 발진, 신 장애 등이 있으며, 부작용으로 치료제 변경이 필요한 경우는 1/3 정도이다. 부작용이 있다고 즉시 약제를 중지하지 말고, 대증요법으로 가능한 한 ST 복합제 계속이 바람직하다. 그러나 약진이 나타나면 스트븐스-존슨 증후군(Stevens-Johnson syndrome; SJS)이나 중독성 상피괴사증(toxic epidermal necrolysis; TEN) 등 중증 약진으로 진행할 수 있어 주의 깊은 관찰이 필요하다. 치료를 계속하기 어려우면 대체약으로 교체한다.

중등도에서 중증 PCP에 대한 대체약으로 펜타미딘을 이용한다. 펜타미딘은 약 80%에서 부작용이 나타나며, 사용 시 혈당, 전해질을 측정하고, 부정맥 출현에 주의한다. 췌장에 대한 비가역적 영향이 있어 주의가 필요하다.

경도에서 중등도의 PCP에는 아토바쿠온(atovaquone)을 고려한다. 아토바쿠온의 효과는 ST 복합제에 비해 뒤떨어지지만 부작용이 적어 병세가 안정된 경우나, 펜타미딘 부작용이 나타났을 때 대체약으로 사용 가능하다. 기타 치료제로 프리마퀸/클린다마이신, 답손/트리메토프림을 권고한다.

PCP의 표준 치료 기간은 21일간이다. 치료 시작 후 당분간 일과성으로 저산소혈증이 악화될 수 있으며, 처음부터 중증 저산소혈증이 있으면 주의가 필요하다. 치료에 대한 반응이 느리므로 1주 정도는 경과를 보아 치료 효과를 판정한다. PCP 치료를 종료한 시점에서, 다음에 설명하는 PCP 2차 예방을 계속하여 시행한다.

표 1   뉴모시스티스 폐렴 치료제

스텝	투여량	부작용	기타
트리메토프림/설 파톡사졸(ST복합제) 내복: 파크타배합정 점적: 파크트라민	메토프림으로 15 mg/kg가 표준량 파크타 1정 및 파크트라민 1 앰플에는 트리메토프림 80 mg 함유 파크트라민 1 앰플을 5% 포도당주사액 125 mL에 혼합해 사용	발열, 피진, 백혈구 감소, 혈소판 감소, 위장 증상, 고칼륨혈증, 저나트륨혈증, 대사성 산혈증, 고질소혈증	중증도를 불문하고 1차 선택. 상태가 불량한 환자나 위장 기능에 문제가 있으면 점적 파크트라민을 이용한다. HIV 감염자에서 부작용이 많으며, 시작 2주에 많다. 부작용이 출현하면 즉시 중지하는 것이 아니라, 대증요법을 시행하며 가능한 한 ST복합제 치료를 계속한다. 약진이 중증화되므로 주의한다.
펜타미딘	4 mg/kg(점적) 1일 1회, 1시간 이상 투여 (부작용을 고려하여 3 mg/kg 투여도 가능)	신장 장애, 췌장염, 췌장 기능 장애에 동반한 고혈당, 부정맥(torsade de pointes), 저혈압, 고질소혈증, 저칼슘혈증, 고칼륨혈증, 저마그네슘혈증, 호중구 감소, 간기능 손상, 기관지 경련	약 80%에서 부작용이 나타나며, 특히 췌장에 대한 영향으로 고혈당이나 그 후 당뇨병을 일으킬 수 있다. 1차 선택으로 사용은 적고, ST 복합제를 계속할 수 없는 중등도-중증 예에서 사용을 고려한다.
아토바쿠온	750 mg 1일 2회 (내복)	두통, 피진, 발열, 위장 증상, 간기능 장애	ST 복합제의 효과에는 떨어지지만, 부작용이 적고, 경도-중등도 예에서 사용을 고려한다.
프리마퀸/ 클린다마이신	프리마퀸: 15–30 mg/일(내복) 클린다마이신: 600 mg 6시간마다 (점적) or 900 mg 8시간마다 (점적) or 300 mg 6시간마다 (내복) or 450 mg 8시간마다 (내복)	(프리마퀸) 용혈성 빈혈(G6PD 결손증), 메트헤모글로빈혈증, 백혈구 감소, 위장 증상, 복시, 두통, 피부 가려움 (클린다마이신) 발열, 피진, 호중구 감소, 설사, 메스꺼움, 피진, clostridium difficile장염	중등-중증 예에서 ST복합제의 대체 치료제로 이용한다.
답손/ 트리메토프림	답손: 100 mg 1일 1회 또는 50 mg 1일 2회 트리메토프림: 15 mg/kg/일	(답손) 메트헤모글로빈혈증, 용혈성 빈혈(G6PD 결손증), 발열, 피진	ST복합제 정도의 효과와 부작용이 적다는 보고가 있다.

⑴ 부신피질 스테로이드제 병용

혈액 가스 분석에서 산소 분압(paO2) 70 mmHg 미만 또는 폐포-혈액 산소 확산능(AaDO2) 35 mmHg 이상이면 부신피질 스테로이드제를 병용하며, 사망률 감소와 인공 호흡기 사용 감소 보고가 있다. 보통 치료 시작 시점(치료 시작 후 72시간 이내)부터 병용을 권고한다. 프레드니솔론 80 mg/일(1-5일)로 시작하여, 40 mg/일(6-10일), 20mg/일(11-21일)로 점차 감량하는 프로토콜을 이용한다. 메틸프레드니솔론을 사용하면 프레드니솔론의 75% 양을 투여한다. 부작용으로 구강 칸디다증, 구강 헤르페스와 고혈당 등의 대사이상에 주의한다.

⑵ 합병증

PCP에서 기흉이나 종격 기종, 피하 기종 등의 동반 빈도가 높으며, 약 9%에서 기흉이 있다고 보고되었다.[12] 따라서 PCP 치료 경과 중에 호흡 상태가 악화되면 기흉 합병을 감별할 필요가 있다. PCP의 병력, 흡연, 펜타미딘 흡입을 시행하고 있는 증례 및 흉부 방사선 검사에 폐기종이 있으면 기흉 발생의 위험 인자이다.[13]

6 ART 시작 시기

진단 후 2주 이내에 ART를 시작한 군에서 그 후 사망률이 낮았다는 보고가 있어, ART를 PCP 진단 후 2주 이내 시작을 권고한다. 그러나 ART 시작 시기에 대해 아직 논란이 있으며, 중증도나 다른 동반 질환을 고려하여 신중하게 시작 시기를 판단할 필요도 있다.

면역 재구축 증후군(immune reconstitution inflammatory syndrome; IRIS)이 ART를 시작하고 수일에서 수개월에 나타날 수 있다. ART 시작 후에 호흡 곤란, 기침, 폐에 새로운 음영이 있으면 PCP에 의한 IRIS 발생을 생각하며, 다른 합병증도 고려할 필요가 있다.

PCP에서 IRIS 발생에 대한 치료법은 확립되지 않았으며, 비스테로이드 소염제(NSAIDs)나 부신피질 스테로이드제를 투여하는 대증요법을 이용한다. 이런 대증요법으로 개선되지 않으면 다른 동반 질환 조사와 동시에 HIV치료제의 중단을 고려한다.

7 예방(표 2)

CD4 200/μL 미만, 구강 칸디다증, CD4 비율 14% 미만, 다른 에이즈 지표 질환의 병력이 있으면 PCP 1차 예방을 고려한다. CD4 200-250/μL이고 3개월 간격으로 CD4 추적이 어려운 경우에도 예방 투여를 고려한다. 예방약은 TMP/SMX (ST 복합제 1정/일 또는 2정/일을 격일 투여)가 1차 선택제이다. ST 복합제는 톡소플라스마나 다른 호흡기 감염 예방에도 효과적이다. 부작용이 있으면 중지했다가 탈감작 요법[14]이나 용량 감량, 투여 간격 연장 등으로 가능하면 재투여가 바람직하다. 그러나 SJS나 TEN 등 중증 약진이 있으면 재투여할 수 없다.

표 2	뉴모시스티스 폐렴 예방 투여		
치료약	투여량	기타	
트리메토프림/ 설파메톡사졸 (ST복합제)	1정 1일 1회 매일 또는 2정 1일 1회 격일 투여(주 3회)	1차 선택. 독소플라스마 등 여러 호흡기 감염 예방에도 효과적이다. 부작용이 나타나면 가능한 한 대증요법을 시행한다. 계속 투여가 어려우면 증상 개선 후 용량, 투여 간격을 조정하여 재투여를 시도한다. 탈감작 요법도 검토한다.	
펜타미딘	300 mg 흡입 월 1회	톡소플라스마 예방 작용은 없다. 기관지 경련 부작용이 있어 흡입 전에 기관지 확장제(β 자극제)를 흡입한다.	
아토바쿠온	750 mg 1일 2회	펜타미딘 흡입이나 답손과 비슷한 효과가 있으며 톡소플라스마 예방에도 이용되며, 부작용이 많다.	
답손	100 mg 1일 1회 또는 50 mg 1일 2회		

예방 투여 시작 준비

① CD4가 200/μL 미만
② 구강 내 칸디다증이 있다.
③ CD4 비율이 14% 미만
④ 다른 에이즈 지표 질환의 병력이 있다.
⑤ CD4가 200–250/μL이며 3개월 간격의 CD4 추적이 어렵다.

예방 투여의 종료 기준

① ART에 반응하여 CD4 200/μL 이상이 3개월 이상 지속한 증례
② CD4가 100–200/μL 이며, ART를 시작하고 HIV-RNA 양이 50–400 copies/mL 미만
※CD4가 다시 200/μL 미만이 되면 예방적 항생제 사용 재개가 바람직하다.

ST 복합제 투여가 어려우면 대체약으로 펜타미딘 흡입, 아토바쿠온, 답손을 권고한다. 아토바쿠온은 펜타미딘 흡입이나 답손과 비슷한 효과가 있으나 부작용이 약간 많고 다른 약제에 비해 고가이다. 펜타미딘 흡입은 부작용이 비교적 적고, 월 1회 투여가 장점이다. 그러나 기관지 경련 부작용이 있으므로, 흡입 전에 기관지 확장제 흡입이 필요하다. 답손은 다른 약제를 사용하기 어려운 경우에 사용을 고려한다.

일차 예방의 종료 시기는 ART에 반응하여 CD4가 200/ μL 이상으로 3개월 이상 지속할 때 고려한다. CD4가 100–200/μL이며 ART를 시작하여 HIV-RNA 양이 50–400 copies/mL 미만이면 예방 투여를 중지해도 PCP 발생률이 낮았다는 보고가 있다. CD4가 다시 200/μL 미만이 되면 예방 투여를 다시 시작하는 것이 바람직하다.

2차 예방에 사용하는 약제나 중지 기준은 1차 예방과 같다. CD4 200/μL 이상에서 PCP가 발생하면 CD4 수치와 관계없이 예방 투여의 평생 계속을 권고한다.

【문 헌】

1)   Stringer JR et al: A new name(Pneumocystis jirovecii) for pneumocystis from humans. Emerg Infect Dis. 2002;8:891-6.

2)   Thomasc F Jr et al: Pneumocystis pneumonia. N Engl J Med. 2004;350:2487-98.

3)   Guidelines for prevention and treatment of opportunistic infections in HIV-infected adults and adolescents. Recommendations from the centers for disease control and prevention, the National Institutes of health and the HIV medicine association of the infectious diseases society of America (last updated:July 8, 2013) [http://aidsinfo.nih.gov/contentfiles/lvguidelines/adult_oi.pdf]

4)   Sage EK et al: Prognostic value of c-reactive protein in HIV-infected patients with Pneumocystis jirovecii pneumonia. Int J STD AIDS. 2010;21:288-92.

5)   Watanabe T et al: Serum(1->3) beta-D-glucan as a noninvasive adjunct marker for the diagnsis of pneumocystis pneumonia in patients with AIDS. Clin Infect Dis. 2009;49:1128-31.

6)   Kaplan JE et al: Risk factors for primary Pneumocystis carinii pneumonia in human immunodeficiency virus-infected adolescents and adults in the United States: Reassessment of indications for chemoprophylaxis. J Infect Dis. 1998;178:1126-32.

7)   Gruden JF et al: High-resolution CT in the evaluation of clinically suspected Pneumocystis carinii pneumonia in AIDS patients with normal, equivocal, or nonspecific radiographic findings. Am J Roentgenol. 1997;169:967-75.

8)   Wakefield AE et al: DNA amplification on induced sputum samples for diagnsis of Pneumocystis carinii pneumonia. Lancet. 1991;337:1378-9.

9)   Helweg-Larsen J et al: Diagnostic use of PCR for detection of Pneumocystis carinii in oral wash samples. J Clin Microbiol. 1998;36:2068-72.

10) Bzzette SA et al: A controlled trial of early adjunctive treatment with corticosterids for Pneumocystis carinii pneumonia in the acquired immunodeficiency syndrome. California collaborative treatment group. N Engl J Med. 1990;323:1451-7.

11) Consensus statement on the use of corticosteroids as adjunctive therapy for pneumocystis pneumonia in the acquired immunodeficiency syndrome. The National Institutes of health-University of California Expert panel for corticosteroids as adjunctive therapy for pneumocystis pneumonia. N Engl J Med. 1990;323:1500-4.

12) McClellan MD et al: Pneumothrax with Pneumocystis carinii pneumonia in AIDS incidence and clinical characteristics. Chest. 1991;100:1224-8.

13) Metersky ML et al: AIDS−related spontaneous pneumothrax. Risk factors and treatment. Chest. 1995;108:946−51.

14) Yoshizawa S et al: A 5−day course of oral desensitization to trimeothprim/sulfamethoxazle(T/S) in patients with human immunodeficiency virus type−1 infection who were previously intolerant to T/S. Ann Allergy Asthma Immunol. 2000;85:241−4.

1장 진균질환
2. 칸디다증

1 정의

    칸디다증은 칸디다 속(*Candida spp.*)의 진균이 원인이 되어 발병하는 감염의 총칭이다. 칸디다 속 중에서 사람에 병원성을 가진 것은, *C. albicans*, *C. guilliermondii*, *C. krusei*, *C. parapsilosis*, *C. tropicalis*, *C. lusitaneae*, *C. dubliniensis*, *C. glabrata* 등이며, 이 중 *C. albicans*의 빈도가 가장 높다.

    칸디다증은, 피부−점막 칸디다증과 심부 칸디다증으로 나눈다. 피부−점막 칸디다증은 이환율이 높지만 대부분 예후가 양호하며, 심재성 칸디다증은 중증 경과가 많으며 때로 치명적이다.

(1) 피부−점막 칸디다증

    HIV 감염자에서 피부−점막 칸디다증 발현 빈도가 높으며,[1] 구강 칸디다증 및 식도 칸디다증은 HIV 감염을 진단하는 계기가 될 수 있다. 피부−점막 칸디다증이 나타나면 면역 부전이 진행되었음을 시사하며, CD4 양성 T림프구(CD4) 수 200/μL 미만에서 발생 빈도가 높다. 구강 칸디다증이 있는 HIV 감염자는 뉴모시스티스 폐렴을 일으킬 가능성도 높아, 이에 대한 1차 예방을 권고한다.[2] 식도 칸디다증은 구강 칸디다증보다 CD4치가 더 낮은 상태에서 발생하여 에이즈 지표 질환의 하나이다. 최근 ART 보급에 따라 난치성 피부−점막 칸디다증은 감소하고 있다.

    질 칸디다증은 HIV 감염자에서도 발생하지만, 임신, 약제에 의한 고에스트로겐혈증, 광범위 항생제 사용, 조절 불량 당뇨병, 면역 억제제, 부신피질 스테로이드제 사용 등 HIV 비감염자에서도 드물지 않게 볼 수 있다.[3] 따라서 질 칸디다증이 HIV 감염을 의미하는 것은 아니다.

(2) 심부 칸디다증

    심부 칸디다증은 HIV 감염자에서 발현 빈도는 높지 않지만, HIV 감염자에서 나타나는 침습성 진균증으로 크립토콕쿠스증 다음으로 많다고 보고되었다. 또 HIV 감염자에서 나타나는 심부 칸디다증의 대부분은, 고형 종양, 혈액 종양, 장기 이식 등에서 볼 수 있는 칸디다혈증의 임상 양상을 나타낸다. 중심 정맥 카테터 유치는 칸디다증의 독립된 위험 인자이다. HIV 감염자에서

나타나는 심부 칸디다증은 HIV 비감염자에서처럼 의인성이 많으며, 병원 감염과 관련이 있다.[4]

2 임상 증상

(1) 구강 칸디다증

구강 칸디다증은 볼 점막이나 입천장, 인두 점막, 혀에 발생된 희색의 죽 모양 병변이다. 이런 병변은 설압자로 긁으면 쉽게 떨어진다. 이런 전형적 병변과 달리 붉은색을 띤 백반이 입 천장과 혀의 병변으로 관찰되는 경우가 있다.

(2) 식도 칸디다증

식도 칸디다증은 증상이 없는 경우도 있지만, 음식물을 삼킬 때 심한 흉통, 폐색감 같은 증상이 진단 계기가 된다. 상부 위장관 내시경 검사에서 구강 칸디다증과 비슷한 백반을 볼 수 있으며, 중증에서는 식도 점막 전체를 두껍게 덮은 백태가 관찰된다. 중증 식도 칸다다증에서도 위장 증상이 없는 경우나, 구강 칸디다증이 동반되지 않는 증례도 있다.[5]

3 진단의 요점

구강 칸디다증은 보통 특징적 소견에 의해 임상적으로 진단하며, 현미경 검사나 배양 검사가 필요한 경우는 적다. 구강 칸디다증에서 음식물을 삼킬 때 통증이 있으면 식도 칸디다증이 동반되었을 가능성이 높다. 이때는 위장관 내시경 검사를 시행하지 않고 식도 칸디다증 치료를 경험적으로 시작한다.

구강 칸디다증과 감별이 필요한 빈도가 높은 질환은, HIV 관련 모상 백판증, 매독에 의한 점막 병변 등이다.

식도 칸디다증만 있으면 항진균제 투여 시작 후 증상이 신속히 좋아지며, 잘 호전되지 않으면 사이토메갈로바이러스 식도염, 특발성 식도궤양, 악성 림프종의 식도 병변 동반을 생각한다.

4 검사

구강 칸디다증은 점막에서 백반을 채취하여 수산화칼륨 용액을 떨어뜨려 현미경으로 검사하여 확인할 수 있다. 배양하여 병원체를 확인할 수 있으나 상주균도 배양되어 판정이 어렵다.

식도 칸디다증의 확정 진단에는 상부 위장관 내시경 검사에 의한 병변의 확인, 조직내에 존재하는 칸디다의 특징적 효모형의 조직 병리학적 검사, 진균 배양 및 균종 분류에 의해 확인한다.

면역 부전이 진행된 증례는, 식도 칸디다증 이외에 다른 식도 병변도 동반하므로 상부 위장관 내시경 검사 시에 칸디다증만 생각하지 말고 다른 식도 질환 가능성도 염두에 두어 관찰할 필요가 있다.

피부 점막 칸디다증 진단에 배양 검사까지 시행할 필요는 없지만, 치료에 저항성을 나타내거나 반복하여 재발하면 항진균제에 내성이 높은 *C. glabrata*, *C. krusei* 가능성을 고려하여 배양 검사를 시행한다(표 1).[6]

5 치료

(1) 구강 칸디다증

구강 칸디다증 치료는 경구제 투여와 국소 요법으로 나눌 수 있다. 경구제 투여가 국소 요법보다 치료 효과가 우수하다. 국소 요법은 약물 상호작용 및 전신적 부작용 위험이 적고, 항진균제의 내성을 방지할 수 있다.

표 1 칸디다 속의 항진균제에 대한 감수성 양상

	플루코나졸	이트라코나졸	보리코나졸	포사코나졸	플루시토신	암포테리신B	에키노키야테인
C. albicans	S	S	S	S	S	S	S
C. tropicalis	S	S	S	S	S	S	S
C. parapsilosis	S	S	S	S	S	S	S to R
C. glabrata	S-DD to R	S-DD to R	S-DD to R	S-DD to R	S	S to I	S
C. krusei	R	S-DD to R	S	S	I to R	S to I	S
C. lusitaniae	S	S	S	S	S	S to R	S

S: 감수성, I: 중간, R: 내성, S-DO: 감수성(용량 의존성)

항진균제는 많은 약제와 상호작용을 일으키는 것으로 알려져 있다. HIV 감염자는 ART뿐 아니라 각종 합병증 치료 및 예방을 위해 여러 약을 병용하는 상황이 적지 않다. 따라서 항진균제의 전신 투여에서는 병용하는 약과의 상호작용을 미리 확인할 필요가 있다.[7]

국소 요법은, ① 환자의 면역 상태가 안정되어 있으며, ② 처음 치료 예, ③ 경도의 증상, ④ 약물 상호작용의 방지 등의 조건에서만 적응이 된다. 국소 요법은 비용 면에서 전신 투여에 비해 저렴하다.

표 2	구강 칸디다증과 · 식도 칸디다증의 치료 및 예방(유지 요법)

치료			
구강 칸디다병(치료 기간 7–14일)			
권장 약	경구	플루코나졸	100 mg/회 1일 1회
	국소	클로트리마졸(트로치)	10 mg/회 1일 5회
		미코나졸(구강정)	50 mg/회 1일 1회
대체약	경구	이트라코나졸(내복액)	200 mg/회 1일 1회
		포사코나졸(내복액)	400 mg/회 첫날 2회, 그 후 1일 1회
	국소	니스타틴(현탁액)	4–6 mL/회 1일 4회
		(트로치)	1–2 정/회 4–5 회/일
식도 칸디다증(치료 기간 14–21일, 충분한 치료 효과를 보기 위해 전신 투여도 필요하다.)			
권장 약	경구 정주	플루코나졸	100 mg (상한 400mg)/회 1일 1회
	경구	이트라코나졸(내복액)	200 mg/회 1일 1회
대체약	경구 정주	폴리코나졸	200 mg/회 1일 2회
	경구	포사코나졸(내복액)	400 mg/회 1일 2회
	정주	카스포펀긴	50 mg/회 1일 1회
		미카펀긴	150 mg/회 1일 1회
		아니둘라펀긴	처음 100 mg/회, 그 후 50 mg/회 1일 1회
		암포테리신 B	0.6 mg/kg/회 1일 1회
		암포테리신 B 지질제	3–4 mg/kg/회 1일 1회

예방(유지 요법)		
※ 일반적으로 권고되지 않는다. 시행하면 CD4 >200/μL 시점에서 종료한다.		
구강 칸디다증		
경구	플루코나졸	100 mg/회 1일 1회 매일 또는 3회/주
식도 칸디다증		
경구	플루코나졸	100–200 mg/회 1일 1회
경구	포사코나졸	400 mg/회 1일 2회

구강 칸디다증의 치료는 경구 플루코나졸이 널리 이용되는 1차 선택제이다(표 2).[9] 플루코나졸의 내약성은 좋으며, 장기 사용에서는 간 독성 출현에 주의한다.[10] 플루코나졸은 항진균제 중에서 사이토크롬 CYP3A4에 대한 친화성이 낮아 약물 상호 작용이 비교적 적지만, 약의 첨부문서에는 트리아졸람, 에르고타민, 디히드로에르고타민, 퀴니딘, 피모지드와의 병용은 금기로

되어 있고, 페니토인, 리팜피신, 시클로스포린, 와파린과의 상호작용에도 주의해야 한다.

이트라코나졸 용액은 플루코나졸을 복용할 수 없을 때 사용한다. 이트라코나졸은 플루코나졸과 효과는 비슷하지만 내약성이 떨어지며, 약물 상호작용이 많은 단점이 있다.[10]

경도에서 중등도의 구강 칸디다증에는, 미코나졸 구강정(50 mg, 1일 1회 투여), 미코나졸 겔 200-400 mg/일(4회로 나누어 투여), 클로트리마졸 트로치(10 mg) 5회/일 투여 등을 국 소요법으로 선택할 수 있다. HIV 감염자를 대상으로 시행한 다기관 무작위 임상 시험에서, 미코나졸 구강정(50 mg)과 클로트리마졸 트로치(10 mg)는 같은 정도의 효과가 있었다.[10] 포사코나졸 용액은 플루코나졸과 효과가 비슷하나 항진균요법 후 재발률이 낮았다.[11]

(2) 식도 칸디다 증식

식도 칸디다증의 효과적 치료에는 항진균제 전신 투여가 필요하며 원칙적으로 국소 요법은 권고 하지 않는다. 현재 사용하는 치료는 플루코나졸(경구 또는 정맥 주사), 이트라코나졸 용액을 14-21일간 투여하는 방법이다.[9] 중증 환자에서는, 경구약 복용이 가능해질 때까지 정맥 주사를 사용한다. 이트라코나졸 캡슐은 흡수가 일정하지 않아 효과가 확실하지 않다.

플루코나졸 및 이트라코나졸 대체약으로 보리코나졸, 암포테리신 B, 포사코나졸, 카스포펀긴 (caspofungin), 미카펀긴(micafungin), 아니둘라펀긴(anidulafungin) 등이 있다. 플루코나졸의 초기 치료에 반응하지 않으면 약제 내성 가능성이 있어 이런 항진균제 사용을 고려한다.[12] 플루코나졸을 포함한 아졸계 항진균제에 대한 내성은 장기간 또는 반복 사용하면 나타날 가능성이 높다.

6 ART 시작 시기

칸디다증 발생은 ART를 시작하면 현저히 감소하므로 CD4 세포 수가 저하된 칸디다증은 조기에 ART 시작이 바람직하다. ART 시작과 구강 칸디다증 발생 연구에서, ART 도입 12-24개월 후 구강 칸디다증 유병률이 50-80%에서 10% 이하로 저하되었다.[4] 또 칸디다증에서는 ART 시작 후 면역 재구축 증후군(IRIS)은 보고되지 않았다.

7 예방

플루코나졸의 예방적 투여(유지 요법)에 의해 HIV 환자에서 구강 칸디다증 발생이 억제되었다는 임상 연구가 있다.[15] 그러나 점막-피부 칸디다증이 중증 상태를 일으킬 가능성은 낮고, 급성기에도 항진균제 투여가 효과적이므로 일상적 유지 요법 시행은 권고하지 않는다. 또 항진균제의 예방적 투여는 위장관에 존재하는 칸디다의 약제 내성을 유도할 가능성이 있으며, 의료비가 증가하는 문제도 있다. 따라서 빈번히 재발을 반복하거나 중증 재발 예에서만 유지 요법을 고려한다(표 2).[9]

【문 헌】

1) Klein RS et al: Oral candidiasis in high-risk patients as the initial manifestation of the acquired immunodeficiency syndrome. N EnglJ Med.1984;311:354-8.

2) Kaplan JE et al: Risk factors for primary Pneumocystis carinii pneumonia in human immunodeficiency virus-infected adolescents and adults in the United States: Reassessment of indications for chemoprophylaxis. J Infect Dis. 1998;178:1126-32.

3) Bingham JS: What to do with the patient with recurrent vulvovaginal candidiasis. Sex Transm Infect.1999;75:225-7.

4) Bertagonlio S et al: Hospital-acquired candidemia in HIV-infected patients, incidence, risk factors and predictors of outcome. J Chemother. 2004;16:172-8.

5) Nishimura S et al: Factors assciated with esophageal candidiasis and its endoscopic severity in the era of antiretroviral therapy. PLoS One. 2013;8:e 58217.

6) IDSA: Clinical practice guidelines for the management of candidiasis: 2009 update by the infectious diseases society of America. Clin Infect Dis. 2009;48:503-35.

7) Oshikya KA et al: Clinically significant interactions between antiretroviral and coprescribed drugs for HIV-infected children: Profiling and comparisn of two drug databases. Ther Clin Risk Manag. 2013;9:215-21.

8) Thoden J et al: Therapy and prophylaxis of opportunistic infections in HIV-infected patients: a guideline by the German and Austrian AIDS societies(DAIG/AG)(AWMF 055/066).Infection. 2013;41 Suppl 2:S91-115.

9) DHHS: Guidelines for the use of antiretroviral agents in HIV-1-infected adults and adolescents [http://aidsinfo.nih.gov/guidelines]

10) Vazque ZA: Optimal management of orpharyngeal and esophageal candidiasis in patients living with HIV infection. HIV AIDS(Auckl). 2010;2:89-101.

11) Vazquez JA et al: A multicenter randomized trial evaluating posaconazole versus fluconazole for the treatment of orpharyngeal candidiasis in subjects with HIV/AIDS. Clin Infect Dis. 2006;42:1179-86.

12) Skiest DJ et al: Posaconazole for the treatment of azole-refractory oropharyngeal and esophageal candidiasis in subjects with HIV infection. Clin Infect Dis. 2007 15;44:607-14.

13) Fichtenbaum CJ et al: Refractory mucosal candidiasis in advanced human immunodeficiency

virus infection. Clin Infect Dis. 2000;30:749–56.

14) de Repentigny L et al: Immunopathogenesis of oropharyngeal candidiasis in human immunodeficiency virus infection. Clin Micrbiol Rev. 2004;17:729–59.

15) Goldman M et al: A randomized study of the use of fluconazole in continuous versus episodic therapy in patients with advanced HIV infection and a history of oropharyngeal candidiasis: AIDS clinical trials group study 323/Mycose study group Study 40. Clin Infect Dis. 2005;41:1473–80.

1장 진균질환
3. 크립토콕쿠스증

1 정의

크립토콕쿠스증은 진균 크립토코쿠스(*Cryptococcus*) 속에 의한 감염 질환이다. 균체 흡입에 의해 폐에 감염되고 혈류를 따라 퍼져나간다. 일반적으로 HIV 감염자에서 CD4 양성 T림프구 수 100/μL 미만에서 발생 위험이 높으며, 폐와 중추신경에 병변을 일으킨다. 혈청이나 척수액의 크립토콕쿠스 항원 검사는 민감도와 특이성이 뛰어나서 진단에 유용하다. 치료 기간은 2차 예방을 포함하면 장기간이 된다.

또 면역 재구축 증후군(IRIS) 발생 빈도가 높아 ART 시작에 주의가 필요하다.

(1) 역학

크립토콕쿠스 뇌수막염은 HIV 감염자의 크립토콕쿠스증에서 빈도가 높으며, 전 세계에서 연간 약 100만 명이 발병하여 약 60만 명이 사망한다.[1] 환자 수는 사하라 이남 아프리카에 많고, 그 다음은 동남아시아이다.[1] 일본에서 1995−2007년에 에이즈 지표 질환으로 크립토콕쿠스증의 누적 빈도는 2.7%라고 보고되었다.[2] 크립토콕쿠스증에서 HIV 감염자의 비율은 미국과 프랑스에서 각각 89%와 86%라고 보고되었다. 선진국의 HIV 감염자에서 뇌수막염 사망률은 10주 시점에 약 9%로 추정되어 사망률이 높은 중증 질환이다.

(2) 병인

크립토콕쿠스증의 원인이 되는 *Cryptococcus* 속은 협막이 있는 효모형 진균이며, *C. neofromans*와 *C. gattii*(이전에는 *C. neofromans var. gattii*라고 불렀다)가 있다. 협막의 항원성 차이에 의해, A, B, C, D의 4개 혈청형(AD형을 포함하면 5개)으로 분류되어,[3] *C. neofromans* 는 A, D, AD에, *C. gattii*는 B, C에 해당한다.

*C. neofromans*는 세계 각국에 널리 분포하고 있다. 주로 조류의 배설물이나, 그것이 들어있는 흙에서 살고 있다. 공기 중으로 비산한 균체를 흡입하면 기도를 통해 폐에 감염된다. 세포 면역이 저하된 환자에서 혈행성으로 파종되어 뇌수막염이나 피부 병변을 일으킨다. *C. gattii*는 열대,

아열대 지역에 국한하여 유행한다. 일본에서 크립토콕쿠스증의 대부분은 *C. neofromans*가 원인이며, *C. gattii*에 의한 증례도 보고되었다.

2 임상 증상과 감별 진단

크립토콕쿠스증은 다음과 같은 장기에 병변을 일으킨다.

(1) 중추 신경

크립토콕쿠스 뇌수막염은 세균성과 달리 주 단위의 아급성 경과가 일반적이다. 증상으로, 두통이 70-80%로 가장 많고, 그 다음에 발열, 메스꺼움, 구토가 나타난다.[4,5] 목의 경직이나 눈부심 같은 고전적 뇌수막 자극 증상은 1/4-1/3의 증례에서만 나타난다.[6] 경련이나 국소 신경 증상을 나타내는 예는 10% 미만이므로, 이런 증상이 있으면 다른 중추 신경 합병증을 생각한다.[7] 감별 진단으로 바이러스성이나 세균성 수막염 이외에도 톡소프라스마 뇌염, 결핵, 악성 림프종 등을 생각한다.

(2) 폐

폐 크립토콕쿠스증의 주된 증상은, 발열, 기침, 호흡곤란이며, 흉통이나 각혈이 나타나기도 한다.[7] 영상 검사에서, 면역 기능 정상자는 고립성 또는 다발성 결절을 보이는 것이 많다. 한편 HIV 감염자는 국한성 또는 미만성의 간질성 침윤 음영이 일반적이며,[7] 뉴모시스티스 폐렴과의 감별(또는 그 동반)이 중요하다. 폐는 크립토콕쿠스가 침입하는 경로이지만 HIV 감염자에서 크립토콕쿠스증은 다른 장기(특히 중추 신경)의 감염 동반이 많다.

(3) 다른 장기

중추 신경이나 폐 이외의 장기로 피부, 눈과 전립선 감염이 있다. 그중에서 피부 병변은 중추 신경과 폐 다음으로 많다.[8] 구진이 일반적이며, 좌창, 자반, 수포, 결절, 궤양 등 모든 형태의 피부 병변이 나타날 수 있으며, 때로 점막 병변이 있다.[7] 눈의 병변으로 유두 부종이나 안근 마비 빈도가 높으며, 때로 초자체염이나 안내염으로 실명하는 예도 있다. 전립선 병변의 대부분은 무증상이나, 소변이나 정액에서 균체가 발견되어 잠정적 보균 장기가 될 가능성이 있다.

3 진단의 요점

크립토콕쿠스증 진단에는, 혈청학적 검사, 세균학적 검사, 병리학적 검사를 이용한다. HIV

감염자는 정상 면역자에 비해, ① 혈청 크립토콕쿠스 항원 증가, ② 배양 및 먹물 염색에서 양성률 증가, ③ 뇌척수액의 세포 수 저하를 나타낸다.[8] 혈청 β-D-글루칸은 상승하지 않는 예가 많다.

⑴ 크립토콕쿠스 뇌수막염

단핵구가 우세한 경도의 세포 수 증가, 경도의 단백 상승, 당 저하는 전형적 척수액 소견이다.[6] 그러나 25%에서 이상 소견이 없다는 보고도 있어 해석에 주의가 필요하다.[9] 척수액 압이 증가되어 20 cmH2O 이상이 60-70%라는 보고가 있다.[6, 10]

척수액의 먹물 염색 민감도는 에이즈 환자에서 60-80% 이상이다.[6, 8] 수막염 환자에서 혈액 배양의 감도는 55%, 척수액 배양은 95%이며,[6] 보통 3-7일 이내에 양성이 된다.

뇌수막염을 포함한 파종성 크립토콕쿠스스증(배양 양성 예)에서 혈청 및 척수액의 크립토콕쿠스 항원 검사의 민감도와 특이도는 모두 90%라고 보고되었다.[8, 11] 혈청 항원 양성 예(1:4 이상)에서는, 적극적 요추 천자를 시행하여 뇌수막염 유무의 평가를 권고한다.[6]

영상검사는 CT에 비해 MRI가 민감도가 뛰어나다. 뇌실이나 혈관주위강(Virchow-Robin spaces)의 확대, T2 강소 영상에서 대뇌 기저핵이나 뇌실 주위의 고신호 병변 등이 일반적 소견이다. 크립토콕코마라고 부르는 결절성 병변을 포함한 뇌수막염의 두개내 점거성 병변의 빈도는 10% 정도이다.[7, 8, 12]

⑵ 폐 크립토콕쿠스증

가래나 기관지 폐포 세정액(BALF), 경기관지 생검 등에서 균체의 분리 배양으로 진단을 확정한다. 병원체의 정착은 드물기 때문에 기도 검체에서 균이 분리되면 치료를 권고한다. BALF의 항원가가 1:8 이상이면 진단의 민감도와 특이도는 각각 100%와 98%라는 보고가 있지만, 그 유용성은 확립되지 않았다.[3] 폐에 국한된 크립토콕쿠스증은 혈청 항원 검사에 가짜음성이 될 가능성이 있다.[11]

HIV 감염자는 국한성 또는 미만성의 간질성 침윤 영상이 전형적이며, 결절성, 공동성, 폐포성, 림프절 종대, 흉수 등 여러 소견을 나타낼 수 있고, 일반적으로 석회화 동반은 적다.[7, 8]

4 치료

치료는 환자의 기초 질환, 병형이나 중증도에 따라 다르지만, 혈청형(C. neofromans 및 C. gattii)에 따른 차이는 없다. 치료는 도입 요법(induction therapy), 강화 요법(consolidation therapy), 유지 요법(maintenance therapy)의 3단계로 구분한다. 구체적 치료법은 표 1과 같다.[6]

표 1 크립토콕쿠스증 치료의 권고 사항

크립토콕쿠스 뇌수막염 치료

도입 요법: induction therapy(2주 이상)
주의 사항: 플루시토신은 신 기능에 따라 조정한다.

권고 요법	리포솜화 암포테리신 B 3–4 mg/kg 1일 1회 점적 투여 + 플루시토신 25 mg/kg 1일 4회 경구 투여(AI)
	암포테리신 B 0.7–1.0 mg/kg 1일 1회 점적 투여 + 플루시토신 25 mg/kg 1일 4회 경구 투여(AI)
대체 요법	암포테리신 B 0.7–1.0 mg/kg 1일 1회 점적 투여 + 플루코나졸 800 mg 1일 1회 경구 또는 점적 투여(BI)
	암포테리신 B 지질제 5 mg/kg 1일 1회 점적 투여 + 플루시토신 25 mg/kg 1일 4회 경구 투여(BII)
	리포솜화 암포테리신 B 3–4 mg/kg 1일 1회 점적 투여(BII)
	플루코나졸 400–800 mg 1일 1회 경구 또는 점적 투여 + 플루시토신 25 mg/kg 1일 4회 경구 투여(BII)
	리포솜화 암포테리신 B 3–4 mg/kg 1일 1회 점적 투여 + 플루코나졸 800 mg 1일 1회 경구 또는 점적 투여(BIII)
	플루코나졸 1,200 mg 1일 1회 경구 또는 점적 투여(CII)

강화 요법: consolidation therapy (8주 이상)
2주 이상의 도입 요법 효과(임상 증상 개선, 척수액 배양의 음성화)를 보고 시작한다.

권장 요법	플루코나졸 400 mg 1일 1회 경구 또는 점적 투여(AI)
대체약	이트라코나졸 200 mg 1일 2회 경구 투여(CI)

유지 요법: maintenance therapy (1년 이상)

- 플루코나졸 200 mg 1일 1회 경구 투여(AI)

유지 요법 중지 기준(BII)

- 도입, 강화 요법을 끝내고 적어도 1년간 유지 요법을 시행했다.
- 크립토콕쿠스증에 동반된 증상이 없다.
- 효과적 ART에 의해 CD4 ≥ 100/μL가 3개월 이상 지속되고, HIV–RNA 양이 억제되었다.

유지 요법의 재개 기준(AIII)

- CD4 〈 100/μL가 된 경우

뇌수막염 이외의 크립토콕쿠스증 치료

뇌수막염 비합병 예: 폐 외 크립토콕쿠스증 및 미만성 폐 병변의 치료

- 뇌수막염에 준해 치료한다.

뇌수막염 비합병 예: 경도–중등도 증상이 있는 크립토콕쿠스증 및 국한성 폐병변의 치료

- 플루코나졸 400 mg 1일 1회 경구 투여를 12개월간(BIII)

크립토콕쿠스 뇌수막염에 대한 도입 요법으로, 리포솜화 암포테리신 B(L-AMB) 3-4 mg/kg 의 1일 1회 점적 투여와 플루시토신(5-FC) 100 mg/kg/일 분 4 경구 투여를 2주 이상 시행한 다.[6] L-AMB 대신 암포테리신 B(AMPH-B) 0.7-1.0 mg/kg/일도 사용하나,[6, 15] 신 기능 장애를 포함한 부작용이 있어 L-AMB 사용이 많다. 5-FC의 부작용으로 골수 억제가 있으며, 혈구 감소증이 나타나기 쉬운 HIV 감염자에서 병용에 주의한다. 그러나 5-FC 병용은 배양 음성까지의 기간을 단축하고, 사망률도 저하되어,[6, 16] 가능하면 병용이 바람직하다. 5-FC를 병용할수 없으면 플루코나졸(FLCZ) 800 mg/일 병용으로 AMPH-B 단독보다 효과적이라는 보고도있다.[6]

강화요법으로, FLCZ 400 mg 1일 1회의 경구 또는 점적을 8주간 이상 투여를 권고한다.[6,15] 그 후 유지요법으로, FLCZ 200 mg 1일 1회 경구 투여한다.[6,15] 대체약으로 이트라코나졸 (ITCZ)를 사용할 수 있으나 FLCZ에 비해 재발률이 증가한다.

기타 급성기에 척수압 관리가 중요하다. 척수액 초기압이 25 cmH2O 이상에서는 사망률이 높다.[10] 따라서 초기압이 25 cm를 넘는 두개내압 항진 증상이 있으면 척수압을 20 cm 이하 또는 초기압의 50% 이하가 되도록 척수액을 반복 배출한다.[15] 반복된 배출에도 관리가 되지 않으면 요추 드레인 유치나 V-P션트도 고려한다. 척수압 관리 목적으로 부신피질 스테로이드제, 만니톨, 아세타졸아미드 투여는 효과가 없어 권고하지 않는다.[6,15]

치료 효과는 임상 증상, 척수액 먹물 염색, 배양 결과 등으로 종합적으로 판단하며, 명확한 지표는 확립되지 않았다. 치료 시작 2주 후 시점에도 척수액 배양 양성이면 재발이나 예후 불량의 위험 요인이라는 보고가 있다. 치료 효과 판정에 혈청이나 척수액의 크립토콕쿠스 항원가 모니터링은 권고하지 않지만,[6] 치료 경과가 좋으면 항원가(척수액〉혈청) 저하가 있다.[17]

뇌수막염이 동반되지 않은 폐외 크립토콕쿠스증 및 미만성 폐병변에는 뇌수막염에 준한 치료를 권고한다. 뇌수막염이 없어도 경도에서 중등도의 증상이 있는 크립토콕쿠스증 및 국한성 폐병변에 FLCZ 400 mg/일 치료를 고려한다.[6] 증상이 없어도 혈청 크립토콕쿠스 항원이 양성이면 FLCZ 지료를 권고한다.[15]

5 ART 시작 시기와 면역 재구축 증후군

뇌수막염 환자에서 면역 재구축 증후군(IRIS) 발생 빈도는 약 30%이다.[6] 명확한 ART 시작 시기는 확립되지 않았지만, 도입 요법을 시작하고 10주 경과한 후(강화요법 종료 후) 시작이 타당하다. IRIS는 ART 시작 후 1-2개월(중앙치) 발병이 많지만, 수일에서 1년 내 발병 보고도 있다.[18] IRIS 발생 시 치료법은 확립되지 않았으며, 중증도에 따라 항진균제 추가 투여, 스테로이드제 사용, ART 중지를 고려한다.

일차 예방으로 FLCZ 복용은 질환 빈도나 예후 개선이 불명하여 권고하지 않는다. 그러나 CD4 100/μL 미만 HIV 감염자에서 예방적 복용에 의해 발생률 저하 보고도 있다.[6, 15]

2차 예방으로 유지 요법 중지 기준은, 1년 이상의 유지 요법을 시행했으며, ART에 의해 CD4 100/μL 이상이 3개월 이상을 기준으로 한다. 중지 후에도 CD4가 100/μL 미만이 되면 FLCZ 재 투여를 권고한다.[6, 15]

【문 헌】

1) Park BJ et al: Estimation of the current global burden of cryptococcal meningitis among persons living with HIV/AIDS. AIDS. 2009;23:525-30.

2) 야스오카 쇼우: HIV 감염에 동반한 기회 감염의 현황. 일본내과회지 2009;98:2814-21.

3) Meyer W et al: Consensus multi-locus sequence typing scheme for cryptococcus nefromans and Cryptococcus gattii. Med Mycol.2009;47:561-70.

4) Heyderman RS et al: Crypotcoccal meningitis in human immunodeficiency virus infected patients in Harare, Zimbabwe. Clin Infect Dis. 1998;26:284-9.

5) Rozenbaum R et al: Clinical epidemiological study of 171 cases of cryptococcosis. Clin Infect Dis. 1994;18:369-80.

6) Guidelines for prevention and treatment of opportunistic infections in HIV-infected adults and adolescents. Recommendations from the centers for Disease Control and Prevention, The National Institutes of Health and The HIV Medicine Association of the Infectious Diseases Society of America(last updated: July 8, 2013)[http://aidsinfo.nih.gov/contentfiles/lvguide lines/adult_oi.pdf]

7) Mitchell TG et al: Cryptococcosis in the era of AIDS-100 years after the discvery of cryptococcus nefromans. Clin Micrbiol Rev. 1995;8:515-48.

8) Mandell GL et al: Principles and practice of infectious diseases. 7th ed. ELSEVIER. 2010, p3287-303.

9) Darras-Joly C et al: Cryptococcus nefromans infection In France: epidemiologic features of and early prognostic parameters for 76 patients who were infected with human immunodeficiency virus. Clin Infect Dis. 1996;23:369-76.

10) Graybill JR et al: Diagnosis and management of increased intracranial pressure in patients with AIDS and cryptcoccal meningitis. The NIAID Mycoses Study Group and AIDS cooperative treatment Groups. Clin Infect Dis. 2000;30:47 -54.

11) Tanner DC et al: Comparison of commercial kits for detection of cryptococcal antigen. J Clin

Micrbiol. 194;32:1680-4.

12) Miszkiel KA et al: The spectrum of MRI findings in CNS cryptococcsis in AIDS. Clin Radil. 1996;51:842-50.

13) Baughman RP et al: Detection of cryptococcal antigen in bronchoalveolar lavage fluid: A prospective study of diagnostic utility. Am Rev Respir Dis. 1992;145:1226-9.

14) Taelman H et al: Failure of the cryptococcal serum antigen test detect primary pulmonary cryptococcsis in patients infected with human immunodeficiency virus. Clin Infect Dis. 1994;18:119-20.

15) Perfect JR et al: Clinical practice guidelines for the management of cryptococcal disease: 2010 update by the infectious diseases society of America. Clin Infect Dis. 2010;50:291-322.

16) Day JN et al: Combination antifungal therapy for cryptococcal meningitis. N Engl J Med. 2013;368:1291-302.

17) Powderly WG et al: Measurement of cryptococcal antigen in serum and cerebrospinal fluid: value in the management of AIDS-associated cryptococcal meningitis. Clin Infect Dis. 1994;18:789-92.

18) Haddow LJ et al: Cryptococcal immune reconstitution inflammatry syndrome in HIV-1-infected individuals: proposed case definitions. Lancet Infect Dis 2010;10:791-802.

2장 세균질환
1. 결핵

1 정의

결핵균(*Mycobacterium tuberculosis*)은 *Mycobacteria* 속(항산균 속)의 결핵균 군에 속한다. 결핵균은 지일-닐센 염색에 붉게 물드는 항산균의 대표적 균종이다. 결핵균은 비결핵성 항산균 같은 환경 상주균이 아니며, 사람에서 사람으로 공기 감염된다. HIV 감염자는 결핵 환자와의 접촉에 세심한 주의를 기울일 필요가 있다.

일본의 결핵 이환율은 인구 10만 명당 16.7(2012년)까지 저하되었으나, 영미 선진국에는 이환율 5.0 미만인 나라도 흔하며, 일본은 아직 결핵이 많아서 HIV 감염자에게 결핵 감염 위험이 높은 나라이다.

결핵 환자의 HIV 감염 동반 빈도 조사 결과, 결핵 병상이 많은 국립 병원에서 결핵 환자의 연간 HIV 양성률(2007-2011년)은 0.34-0.46%(평균 0.42%)로 거의 일정했다.

2 임상 증상

결핵균은 HIV 감염에 동반하여 기회 감염을 일으키는 병원체 중에서 비교적 강독성이며, 조기(CD4 수 300-400/μL)부터 동반될 수 있다. 증상은 발열, 권태감, 체중 감소, 식은 땀, 기침 가래 등이며 다른 기회 감염에서도 볼 수 있는 증상이다. 진행이 빠른 경우가 있어 조기 발견이 중요하다.

3 진단의 요점

결핵 이환율이 높은 나라에서는 HIV 감염자의 흉부 방사선 소견에 이상 음영이 있으면 항상 결핵 동반을 염두에 두어 결핵균 검색을 시행해야 한다.

특히 결핵 검사가 필요한 환자는, ① 2주 이상 지속되는 기침 호소, ② 항생제에 반응하지 않는 불명열, ③ 1년 이내에 결핵균 양성 환자와 접촉, ④ 다른 질환 치료 중에 기침이나 발열이 나타나서 잘 치료되지 않는 경우 등이다.

HIV 감염에 동반된 결핵은 폐외 결핵 빈도가 높은 것이 특징이다. 폐외 결핵으로 림프절 결핵 및 파종형이 많다. 그 밖에 위장관, 비뇨·생생기, 중추신경계 결핵도 자주 볼 수 있다. HIV 감염자에서는 전신의 모든 장기에 결핵이 발생될 위험이 있어 폐 이외 장기의 질환에서도 결핵을 감별해야 한다.

4 검사

면역능이 비교적 유지되는 시기에는 흉부 방사선 검사에서 폐첨에 공동 형성을 동반한 전형적 영상이 나타난다. 그러나 면역능이 저하된 시기에는, 하엽의 병변, 공동 비형성, 폐문·종격동의 림프절 종창, 속립 영상 등의 비전형적 영상이 나타난다.

진단은 검체에서 결핵균의 검출에 의해 이루어진다. 초진 시 흉부 방사선 검사에서 이상 음영이 있는 모든 증례에서 원칙적으로 가래의 항산균 검사를 시행해야 한다. 가래 배양 검사를 각각 다른 날에 3회 시행한다. 가래 배양 검사로 결핵균을 검출할 수 없으면 위액 검사 또는 기관지경 검사를 시행하여 병변부의 기관지 세정 또는 폐생검을 시행한다.

혈액 배양에서 결핵균의 검출은 HIV 비감염자의 결핵에서는 드물지만, HIV 감염자의 결핵에서는 자주 볼 수 있어 반드시 혈액 배양을 시행한다.

결핵균이 검출되면 반드시 감수성 검사를 시행한다. 감수성 결과는 항결핵제 선택에 중요하다. 에이즈에 다제내성 결핵 동반은 예후가 매우 불량하다.

HIV 감염에서 결핵 감염 진단에 대한 투베르쿨린 반응 검사는 민감도가 낮지만, 인터페론 γ 유리측정법(interferon-gamma release assay; IGRA)은 민감도가 좋다. 그러나 CD4 수 저하 예에서는 IGRA에 판정 불능이 있어, ART를 시행하여 CD4 수가 증가되면 재검사한다.

5 치료

감수성균이면 HIV 비감염자의 결핵처럼 항결핵제에 잘 반응한다. 치료에, 이소니아지드(INH), 리팜피신(RFP)(또는 리파부틴[RBT]), 피라진아미드(PZA), 에탐부톨(EB)(또는 스트렙토마이신[SM])의 4제를 2개월 투여하고, 그 후 INH, RFP 2제를 4개월 계속하여 총 치료 기간을 6개월로 하는 단기 요법이 좋다.[1] 그러나 6개월 치료에는 재발률이 높아 치료 기간 연장이 좋다는 보고가 있어, 적절한 치료 기간에는 논란이 있다. 임상적으로 개선이 늦은 증례, 3개월 이상 가래에 결핵균 양성, 폐외 결핵에서는 치료 기간을 연장한다(표 1).[1,2] 각 약제의 투여량은 표 2와 같다.[2] 미국의 PZA와 EB의 투여량은 일본보다 많지만, 부작용을 생각하면 이 투여량이 타당하다.

표 1 결핵의 치료

감수성 결핵균
(1) 도입기(초기 2개월)
   INH + (RFP or RBT) + PZA + EB (or SM)
(2) 유지기(3개월 이후)
   INH + (RFP or RBT) 매일 또는 주 3회(주 3회 투여에서는 DOT 시행)
(3) 투여 기간
   • 폐결핵: 6개월
   • 폐결핵에서 2개월 종료시 배양 양성: 9개월
   • 중추 신경 결핵: 9-12개월
   • 골관절 결핵: 6-9개월
   • 기타 폐외 결핵: 6개월
다음과 같은 요법도 가능하다.
INH + RFP + EB (or SM) 2개월, 그 후 INH + RFP 2제 병용 7개월. 합계 9개월간.
내성 결핵균
   • INH + (RFP or RBT) + PZA + EB + (목시플록사신 or 레보플록사신) + SM 감수성에 따라 변경
   • 각 약제의 내성에 따른 치료 요법은 "결핵 진료 지침[2]" 참조

INH:이소니아지드, RFP:리팜피신, RBT:리파부틴, PZA:피라진아미드, EB:에탐부톨, SM:스트렙토마이신, DOT(directly observed therapy):직접 복약 확인 치료.

다제내성 결핵균은 예후가 불량하며, 감수성 있는 약제와 퀴놀론제를 이용하여 장기적 치료가 필요하다.

결핵 치료와 ART의 동시 시행에서, RFP에는 에파비렌츠(EFV)를 사용하고, RBT에는 프로테 아제 저해제(PI)을 사용한다(표 3).[3]

6 ART 시작 시기

결핵 진단 시 이미 ART를 시행하고 있는 환자는, ART가 유효하면 그대로 계속하며 결핵 치료를 시작한다. ART 내용에 따라 리파마이신계와 약물 상호작용에 주의한다. ART가 효과적이면 중지하고 결핵 치료를 우선한다.

결핵이 진단 된 시점에 ART를 시행하지 않은 증례는 결핵 치료를 우선한다. 결핵 치료가 실패하면 사망 가능성이 높을 뿐 아니라, 주위에 2차 감염을 일으키고, 다제내성 결핵균 출현을 일으킬 가능성이 높기 때문이다.

결핵 치료 시작 후 ART를 시작하는 경우에는, ① 약제 부작용이 일어나기 쉬우며, ② 리파마이신계와 HIV치료제 사이에 약물 상호작용이 있고, ③ 면역 재구축증후군(IRIS) 발생(8-40% 이상의 빈도) 등에 대한 고려가 필요하다.

표 2 | 성인의 항결핵제 투여량

약제명	약자	표준량(mg/kg/일)	최대량(mg/kg/일)
리팜피신	RFP	10	600
리파부틴	RBT	5[*6]	300 (600)[*6]
이소니아지드	INH	5	300
피라진아미드	PZA[*]	25	1,500
스트렙토마이신	SM[*1]	15	750 (1,000)
에탐부톨	EM[*2※]	15 (20)	750 (1,000)
카나마이신	KM[*1]	15	750 (1,000)
에치온아미드	TH[*3]	10	600
엔비오마이신	EVM[*4]	20	1,000
파라아미노살리칠산	PAS	200	12 g/일
사이크로세린	CS	10	500
레보플록사신	LVFX[*5]	500 mg/일 (375 mg/일)	

*1 SM, KM은 매일 투여량이다. 처음 2개월은 매일 투여 가능. SM 주 2회, KM 주 3회 투여에서 1일 최대 투여량을 1 g/body로 한다.
*2 EB는 처음 2개월간 120 mg/kg/일(1,000 mg/일) 투여해도 좋다(시력 장애에 주의). 3개월 이후 계속 투여는 15 mg/kg/일(750 mg/일)로 한다.
*3 TH는 200 mg/일부터 점차 증량한다.
*4 EVM은 처음 2개월은 매일, 그 후 주 2~3회 투여한다.
*5 LVFX는 RFP 또는 INH 투여가 불가한 경우에 감수성이 있으면 다른 항결핵제와 병용한다(소아나 임산부는 금기). 체중 40 kg 미만은 375 mg/일로 한다.
*6 PI와 병용 시 150 mg/일, EFV와 병용 시 450~600 mg/일로 한다.
※ PZA와 EM 투여량은 미국에서 많지만 부작용을 고려하면 이 기준이 적당하다.
표의 위에서 아래로 선택해야 할 약제의 순서이다. SM, KM, EVM을 병용하지는 않는다. 항균력이나 교차 활성으로 SM→KM→ EVM 순서로 선택한다.

미국 보건부의 지침(2012년 3월판)에는 ART 시작 시기에 대해 다음과 같은 권고가 있다.

① CD4 50/μL 이하
→ 결핵 치료 시작 후 2주 이내에 ART를 시작한다[A1].
② CD4 50/ μL 이상;
→) 임상적 중증(Karnofsky score 저하, BMI 저하, Hb 저하, Alb 저하, 장기 장애, 광범위한 결핵 병변): 결핵 치료 시작 후 2~4주 이내에 ART를 시작한다(CD4 50~200/μL [B 1], CD4 200/μL 이상 [B 3]).
→ 2) 임상적으로 중증이 아니면 늦추어도 좋지만, 결핵 치료 시작 후 8~12주 이내에 ART를 시작한다 (CD4 50~500/μL [A 1], CD4 500/μL 이상 [B 3]).

표 3   HIV치료제와 리파마이신계 항생제의 병용

HIV치료제		리파부틴(RBT)과 병용	리팜피신(RFP)과 병용
		RTV 부스터 시행	
프로테아제 저해제(PI)	ATV+ RTV		불가
	DRV + RTV		불가
	FPV + RTV	RBT 150 mg 1일 1회	불가
	LPV/r		다른 선택사항이 없을 때 Kaletra 배량 투여(800 mg/200 mg 1일 2회) 가능하나 간장애에 주의. Kaletra는 점증한다.
	SQV + RTV		불가
	TPV + RTV		불가
		RTV 부스터 없음	
비핵산계 역전사효소 저해제 (NNRTI)	ATV	RBT 150 mg 1일 1회	불가
	EFV	RBT 600 mg 1일 1회 또는 주 3회(EFV에 RFP 권고)	EFV 600 mg 1일 1회. 체중>50 kg 에서는 EFV 800 mg
	ETR	ETR 및 RBT(300 mg) 투여량 조정 필요 없음 ETR을 DRV + RTV 또는 SQV + RTV와 병용하면 혈중 농도가 내리므로, RBT와 병용 금기	불가
	NVP	NVP 및 RBT 투여량 조정 불필요	NNRTI에서 EFV를 권고. 불가능하면 NVP 200 mg 1일 2회
	RPV	불가	불가
인테그라제 저해제 (INSTT)	RAL	RAL 및 RBT 투여량 조정 불필요	RAL 800 mg 1일 2회
	EVG	불가	불가
	DTG	DTG 및 RBT 투여량 조정 불필요	DTG 50 mg 1일 2회
CCR5 수용체 길항제 (침입 억제제)	MVC	MVC 및 RBT 투여량 조정 불필요 임상자료 없음	MVC 600 mg 1일 2회 (임상자료 없음)

RTV: 리토나비르, ATV: 아타자나비르, ORV: 다루나비르, FPV: 포삼프레나비르, LPV: 로피나비르, r: 리토나비르, SQV: 사퀴나비르, TPV: 티프라나비르, EFV: 에파비렌츠, ETR: 에트라피린, NVP: 네비라핀, RPV: 릴피비린, RAL: 랄테그라비르 EVG: 엘비테그라비르, DTG: 돌루테그라비르, MVC: 마라비록

CD4 50/μL 미만에서는 IRIS 발생이 높다. 뇌막염, 심막염, 호흡부전 등의 중증 결핵에서 IRIS를 일으키면 치명적일 가능성이 있어 ART 조기 시작은 권고하지 않는다.[5] 조기 시작군에서 부작용으로 ART 약제 변경이 많았다는 보고도 있으며,[6] 항결핵제 4종, HIV치료제 3종, 기회 감염 예방약 등 많은 약을 복약하는 상황에서 부작용에 주의한다. 다제내성 결핵균이나 내성 HIV는 약제 선택이 복잡하여 신중한 판단이 필요하다.

1 총 론

2 증가하는 만성 질환 AIDS 환자에서 급속히

7 예방

미국에서는 HIV 감염으로 진단되면 투베르쿨린 반응 검사(경결 5 mm 이상을 양성으로 한다)나 IGRA를 시행하여 양성이면 활동성 결핵 동반에 대한 정밀 검사를 시행하여, 활동성 결핵이 없으면 잠복 결핵 감염(latent tuberculosis infection; LTBI)으로 진단하여 INH를 투여(300 mg/일 9개월)한다(표 4).[1,2,7] CD4수가 200/μL 미만이면 ART를 시행하여 200/μL 이상 상승된 후 LTBI를 검사한다. 활동성 결핵 환자와 접촉이 있으면 LTBI 검사 없이 INH 예방 투여를 시작한다.

3 에이즈에 동반하는 질환

표 4	잠복 결핵 감염 치료

권고
- INH 300 mg/일+피리독신 25 mg/일 9개월

대체
- RFP 5 mg/kg/일 4개월
- RBT 4개월

4 에이즈의 다양한 문제

【문 헌】

1) Guidelines for prevention and treatment of opportunistic infections in HIV−infected adults and adolescents. Recommendations from the centers for Disease control and prevention, the National Institutes of health and the HIV Medicine Association of the infectious Diseases Society of America (Last updated: July 8, 2013) [http://aidsinfo.nih.gov/contentfiles/lvguidelines/adult_oi.pdf]
2) 일본결핵병학회: 결핵 진료 지침. 개정 제2판. 난코우당, 2012.

3) Center for Disease control and prevention: Managing drug interactions in the treatment of HIV-related tuberculosis(June 2013)[http://www. cdc.gov/tb/publications/guidelines/tb_HIV_drugs/PDF/tbhiv.pdf]

4) DHHS: Guidelines for the use of antiretroviral agents in HIV-1-infected adults and adolescents(Last updated: May 1, 2014) [http://aidsinfo.nih.gov/guidelines]

5) Tőrők ME et al: Timing of initiation of antiretroviral therapy in human immunodeficiency virus(HIV)-associated tuberculous meningitis. Clin Infect Dis. 2011;52:1374-83.

6) Abdool Karim SS et al: Integration of antiretroviral therapy with tuberculosis treatment.N Engl J Med. 2011;365:1492-501.

7) 일본결핵병학회 예방 위원회 · 치료 위원회: 잠복 결핵 감염 치료 지침. 결핵. 2013;88:497-512.

2장 세균질환
2. 파종성 마이코박테리아 아비움증

1 정의

Mycobacterium avium complex (MAC)에는 *M. avium*과 *M. intracellular*가 포함된다. HIV 감염자에서 볼 수 있는 파종성 MAC증의 95%는 *M. avium*이 원인균이다. MAC는 물, 흙 등에 광범위하게 존재한다. 감염 경로는 기도 흡입 또는 위장관 섭취이다. 사람에서 사람으로 감염 가능성은 거의 없다.[1]

파종성 MAC증은 CD4 양성 림프구(CD4) 수 50/μL 미만에서 발생 위험이 높으며, 100/μL 이상에서는 드문 질환이다. HIV 감염자에서 파종성 MAC의 93%는 CD4 100/μL 미만에서 발생하며, 전체의 88%는 60/μL 미만이었다.[2] 항HIV요법(ART)이나 파종성 MAC 예방을 시행하고 있으면 에이즈 진단 후 발생률은 연간 20%라고 보고되었으나,[2] ART 예방약의 보급에 의해 발생이 저하되었다.[3] ART를 시행하지 않은 HIV 감염자에서 파종성 다장기 감염증을 나타내는 경우가 많다. ART 시작 후에 CD4 증가에 따라 림프절 염증 등 국소 증상 출현이 많다.

2 임상 증상

파종성 MAC 발생 2-3개월 전에 발열, 체중 감소, 빈혈 등이 먼저 나타나며, 혈액 배양에서 검출되는 시기가 되면 이런 증상의 악화에 더해 식은 땀, 복통, 설사, ALP 상승이 나타난다.[3, 4] 간과 비장 종대가 있으며 진찰 시 우상복부 통증, 간의 압통, 간 비대가 있다.

3 진단의 요점

임상 소견은 HIV 감염자에서 흔히 볼 수 있는 비특이적 증상이므로, CD4 세포가 100/μL 미만에서 이 질환이 의심되면 혈액 배양을 시행한다. 동시에 다른 기회 감염의 배제도 중요하다.

파종성 병변은 속립 결핵과 감별이 필요하다. 기타 감별 질환으로 악성 림프종, 살모네라균증, 사이토메갈로바이러스 감염, 톡소프라스마증 등을 고려한다.[5] 면역 재구축 증후군(IRIS)에 의한 림프절 종창 감별에는 결핵, 악성 림종, 톡소프라스마증에 더해 악성종양, 전염성 단핵구증, 매독, 국소 세균 감염에 의한 반응성 림프절 종대도 있다. 감별을 위해서 림프절 생검이 유용하다.

4 검사

(1) 배양 검사

무균 상태인 검체(혈액, 림프절, 골수 등)의 배양에서 병원체가 검출되면 확정 진단한다.[1] 우선 시행하는 것은 혈액 배양이며, 항산균 전용 배양 용기 이용이 바람직하다. 감염 초기에는 골수 배양의 민감도가 좋다는 견해도 있으나, 침습성이 있어 임상적으로 가능성이 높으며, 반복된 혈액 배양에도 음성이면 고려한다.

국소 병변만 있으면 혈액 배양으로는 거의 검출되지 않기 때문에 림프절 생검을 시행한다.[5]

(2) 혈액 검사, 영상 검사

특이적은 아니지만, 고도의 빈혈, 혈청 ALP 상승 등이 특징적 소견이다.[4] 파종성 병변에서는 영상 검사에서, 간과 비장 종대, 림프절 종대(대동맥 옆, 후복막, 기관지 옆) 소견이 있다.

5 치료

표 1과 같이 치료한다.[1] 내성 출현을 방지하거나 늦추기 위해, 초기 치료에 항산균 치료제 2종을 이용한다. 클라리스로마이신+에탐부톨이 치료의 기본이다. HIV 감염자에서 클라리스로마이신은 아지스로마이신에 비해 혈중 *M. avium*을 신속히 제거한다.[6,7] 약물 상호작용으로 클라리스로마이신을 사용할 수 없으면 아지스로마이신을 사용한다. 클라리스로마이신 또는 아지스로마이신에 대한 약제 감수성 검사 시행이 바람직하다.[1]

중증 면역 부전(CD4 50/μL 미만), 항산균의 균량이 많으며(혈액 항산균 >2 log CFU/mL), 효과적 ART가 없으면 3제나 4제 치료제 추가를 고려하며, 어느 약제도 치료 효과는 확립되지 않았다. 3제로 리파부틴 추가는 생존률 개선과 약제 내성 억제가 있었으나[8,9] 이런 연구는 효과적 ART 사용 전에 시행된 것이며, 효과적 ART를 받은 사람에서도 같은 결과인지 알 수 없다. 리파부틴 사용에서는 다른 약제와의 상호작용에 주의한다(표 2). 기타 약제로는 아미노글리코시드계 항생제(아미카신, 스트렙토마이신), 플루오로퀴놀론계 항생제(레보플록사신, 목시플록사신) 등이 있다.

임상 증상의 개선, 혈액 배양의 음성화 등을 치료 효과 판정 지표로 이용한다. 적절한 치료에도, 치료 시작 2-4주까지는 발열 등의 증상이 지속할 수 있다. 치료 시작 4-8주에 혈액 배양을 재검하여 음성화 확인을 권고한다.[1]

표 1	파종성 마이코박테리아 아비움 치료

치료 기간	적어도 12개월 이상 치료를 계속하며, CD4 〉100/μL이 6개월 이상 경과하여 파종성 MAC증에 의한 증상이 없으면 치료 종료를 검토한다.	
	치료	**부작용**
권고 치료	클라리스로마이신 800 mg/일을 분 2로 경구 투여 + 에탐부톨 15 mg/일을 분 1으로 경구 투여	클라리스로마이신은 위장 증상, 간기능 장애, 에탐부톨은 시신경염 피진, 말초 지각신경 장애 등
	아지스로마이신 600 mg/일 + 에탐부톨 15 mg/일을 분 1로 경구 투여	아지스로마이신은 위장 증상, 간기능장애, 에탐부톨은 시신경염, 피진, 말초 지각 신경 장애 등
대체 치료	CD4 〈 50/μL, 혈액 항산균〉2 log10 CFU/mL, 효과적 HIV 치료제가 없는 환자에게 권장 치료에 제3는 제4 선택제 추가를 검토한다. 제3 또는 제4 선택제에 다음을 포함한다.	
	리파부틴 300 mg/일을 분 1을 경구 투여	포도막염, 간기능 장애, 위장 증상
	아미카신 10-15 mg/kg/일을 정주 투여 또는 스트렙토마이신 1 g/일을 정주 또는 근주 투여	난청, 평형감각 장애, 신기능 장애 등
	플루오로퀴놀론계 항생제, 예를 들어 레보플록사신 500 mg/일, 또는 목시플록사신 400 mg/일을 분 1 경구 투여	중추 신경 증상(두통, 현기증, 우울), 위장 증상 등

치료 기간은 환자의 면역 상태에 따라 차이가 커서 일정하지 않다. 적어도 12개월 이상 치료를 계속하여 CD4 100/μL 이상이 6개월 이상 지속되는 시점에서 증상이 없으면 치료를 종료한다.[1]

표 2 파종성 마이코박테리아 아비움증 치료제(클라리스로마이신, 리파부틴)와 HIV치료제의 상호작용

MAC 치료제 (CAM, RBT)	HIV치료제	ART 또는 병용약의 농도에 대한 영향	투여 권고 및 임상적 코멘트
클라리스로마이신 (CAM)	달루나비르/리토나비르 (DRV/r)	CAM AUC ↑ 57%	신기능 정상인 환자의 용량 조정 불필요 아지스로마이신(AZM)으로 변경 검토
	아타자나비르(ATV)	ATV AUC ↑ 28% CAM AUC ↑ 94% ATV/r 시험은 없다.	병용 투여에서 QTc 연장 가능성이 있어 CAM 용량 50% 감량이나 AZM으로 변경 검토
	로피나비르/리토나비르 (LPV/r)	CAM 농도 상승 예상	신기능이 정상인 환자의 용량 조정 불필요 AZM으로 변경 검토
	에파비렌츠(EFV)	CAM AUC ↓ 39%	임상적 의의 불명 AZM으로 변경 검토
	엘비테그라비르/코비시스타트/테노포비르/엠트리시타빈 (EVG/COBI/TDF/FTC)	CAM, COBI, EVG 농도 상승 가능	Ccr >60 mL/분: 용량 조정 불필요 Ccr 50–60 L/분: CAM 50% 감량 AZM으로 변경 검토
리파부틴 (RBT)	리토나비르 부스터 프로테아제 제해제(PI)	RBT 농도의 현저한 상승	RBT 150 mg/일 매일 또는 300 mg/일을 주 3회 투여 RBT 농도 감시, 용량을 조정한다.
	EFV	RBT AUC ↓ 38%	RBT를 450–600 mg/일 증량한다. RBT + PI 시험은 없다.
	EVG/COBI/TDF/FTC	EVG AUC ↓ 21% RBT 활성 대사물 AUC ↑ 625%	가능하면 병용을 피해 다른 MAC 치료제나 HIV치료제 고려 투여하려면 RBT 150 mg/일 매일 또는 격일 RBT 농도 감시, 용량을 조정한다.
	릴피비린(RPV)	RPV AUC ↓ 46%	병용을 피한다.

*CAM와 RBT도 서로의 AUC(혈중 농도 1시간 곡선하 면적)에 영향 있다.

6 ART 시작 시기

ART 시작 후 국소 증상·징후가 나타날 수 있으며, 이것은 주로 IRIS에 의한 소견이지만 기이 반응(paradoxical reaction)도 생각할 수 있다.[10] IRIS 증상으로 가장 많은 것은 통증이 있는 림프절 종창이다.[10,11] 일반적으로는 ART 시작 1–12주 후에 나타난다. 이때 파종성 병변과의 차이점은, 발열이 있지만 체중 감소, 식은땀 등의 증상은 없고, 혈액 배양에서 균이 검출되지 않는 경향이다.[5]

ART를 시행하지 않았으면, 항산균 치료 시작 2주 후에 ART 시작을 권고한다.[1] 항산균 치료를 선행하면 약물상호 작용이나 IRIS 위험을 방지하며, 또 부작용이 있을 때 대체약 결정이 쉬워

진다. 또 항산균 치료를 시작하고 2주 후에 ART를 시작하면 면역 부전이 진행된 상황에서도 새로운 기회 감염 발생 위험을 억제하며, 면역력 회복으로 항산균 치료 효과를 증가시킬 수 있다. 이미 ART를 시행하고 있으면, ART를 계속하여 HIV 감염 조절을 양호하게 유지한다.

MAC에 의한 IRI 발생 빈도가 3.5%라는 보고가 있다.[11] ART 시작 후 경도의 IRIS 출현은 자연히 호전되는 것이 많다. 중등도에서 중증 IRIS 증상이 출현하면 우선 비스테로이드 소염제로 치료한다. IRIS 증상이 개선되지 않으면 경구 프레드니솔론 20-40 mg/일 정도의 부신피질 스테로이드제 전신 투여를 단기간(4-8주간) 시행한다. 증상 완화 및 사망률 감소에 효과가 있다.[11, 12]

7 예방

CD4 50/μL 미만의 HIV 감염자는 파종성 MAC 예방을 시작한다. 예방약은 표 3을 참고한다.[1] 1차 선택제는 아지스로마이신 1,200 mg를 주 1회, 또는 클라리스로마이신 800 mg/일이다. 이 두 약제는 파종성 MAC에 대한 예방 효과가 있으며, 복용 회수나 약물 상호작용이 적은 아지스로마이신이 사용하기 쉽다.[13] 설사, 메스꺼움 같은 부작용이 있으므로 저녁 식사 후나 자기 전에 복용하면 좋다. 이런 약제를 사용할 수 없으면 리파부틴이 대체약이 된다. 리파부틴 사용 시 활동성 결핵을 제외할 필요가 있다. 활동성 결핵이 있을 때 리파부틴의 단일제 투여는 결핵 치료가 필요할 때 리파마이신계에 내성을 유도할 위험성이 있다.

일차 예방은 ART 시작 후 CD4 수 100/μL 이상이 3개월간 이상 경과하면 중지한다. 파종성 MAC증으로 진단하기 전에 예방약 복용을 시작하면 혈액 배양 검출률이 저하하므로 CD4 50/μL 미만 환자는 초기 파종성 MAC증을 고려하여 예방적 복용 시작 전에 혈액 배양 시행이 바람직하다.

표 3	파종성 마이코박테리아 아비움증의 1차 예방	
예방 기간	CD4〉100/μL이 3개월 이상 경과하면 종료한다.	
권고 치료	클라리스로마이신 1,200 mg/일 분 1 경구 투여 주 1회	위장 증상, 간기능 장애 등
	클라리스로마이신 400 mg을 1일 2회 경구 투여 (800 mg/일)	위장 증상, 간기능 장애 등
	아지스로마이신 600 mg을 1일 2회 경구투여 (1,200 mg/일)	위장 증상, 간기능 장애 등
대체 치료	리파부틴 300 mg/일 분 1 경구 투여	포도막염, 간기능 장애, 위장 증상 등

【문 헌】

1) Guidelines for prevention and treatment of opportunistic infections in HIV−infected adults and adolescents. Recommendations from the centers for disease control and prevention, the National Institutes of health and the HIV Medicine Association of the infectious Diseases Society of America(last updated :July 8, 2013)[http://aidsinfo.nih.gov/contentfiles/lvguidelines/adult_oi.pdf]

2) Nightingale SD et al: Incidence of Mycobacterium avium−intracellulare complex bacreremia in human immunodeficiency virus−positive patients. J Infect Dis. 1992;165:1082−5.

3) Karakousis PC et al: Mycobacterium avium complex in patients with HIV infection in the era of highly acive antiretroviral therapy. Lancet Infect Dis. 2004;4:557 −65.

4) Gordin FM et al: Early manifestations of disseminated Mycobacterium avium complex disease: A prospective evaluation. J Infect Dis. 1997;176:126−32.

5) Mandell GL et al: Principle of infectious diseases. 7th ed. Elsevier/Churchill Livingstone, 2010.

6) Ward TT et al: Randomized, open−label trial of azithromycin plus ethambutol vs clarithromycin plus ethambutol as therapy for Mycobacterium avium complex bacteremia in patients with human immunodeficiency virus infection. Veterans Affairs HIV research consortium. Clin Infect Dis. 1998;27:1278−85.

7) Dunne M et al: A randomized, double−blind trial comparing azithromycin and clarithromycin in the treatment of disseminated Mycobacterium avium infection in patients with human immunodeficiency virus. Clin Infect Dis. 2000;31:1245−52.

8) Benson CA et al: A prospective, randomized trial examining the efficacy and safety of clarithromycin in combination with ethambutol, rifabutin, or both for the treatment of disseminated Mycobacterium avium complex disease in persons with acquired immunodeficiency syndrome. Clin Infect Dis. 2003;37:1234−43.

9) Gordin FM et al: A randomized, placebo−controlled study of rifabutin added to a regimen of clarithromycin and ethambutol for treatment of disseminated infection with Mycobacterium avium complex. Clin Infect Dis. 1999;28:1080−5.

10) Lawn SD et al: Immune reconstitution disease associated with mycobacterial infections in HIV−infected individuals receiving antiretrovirals. Lancet Infect Dis. 2005;5:361−73.

11) Phillips P et al: Nontuberculous mycobacterial immune reconstitution syndrome in HIV−infected patients: spectrum of disease and long−term follow−up. Clin Infect Dis. 2005;41:1483−97.

12) Wormser GP et al: Low−dose dexamethasone as adjunctive therapy for disseminated Mycobacterium avium complex infections in AIDS patients. Antimicrob Agents Chemother. 1994;38:2215−7.

13) Kuper JI et al: Drug-drug interactions of clinical significance in the treatment of patients with Mycobacterium avium complex disease. Clin Pharmacokinet. 2000;39:203-14.

2장 세균질환
3. 살모넬라균혈증

1 정의

살모네라균은 장내 세균과에 속하는 통성 혐기성 그램 음성간균이며, 약 2,500종의 혈청형과 아형으로 분류된다.[1] 임상적으로 개발도상국을 중심으로 유행하여 장티푸스나 파라티푸스의 원인이 되는 *Salmonella enterica subsp. enterica serovar Typhi*나 *S. enterica subsp. enterica serovar Paratyphi A*와 사람을 비롯한 포유류, 조류, 파충류, 양서류, 곤충 등이 보균하여 사람과 가축 공통 감염을 일으키는 *Non-typhoid Salmonella* (NTS)로 크게 나눈다.[2] NTS는 전 세계에 광범위하게 퍼져 있는 식중독의 주된 원인 미생물이다.

NTS 감염의 95% 이상은 식사나 물에 의한 경구 감염이며, 성행위 시 경구 감염이나 애완 동물 접촉 감염도 드물게 볼 수 있다.[1] 경구 감염된 NTS는 장관 감염을 일으키고, 그 일부가 균혈증이나 전신 여러 부위에 장관외 감염을 일으킨다(그림 1).

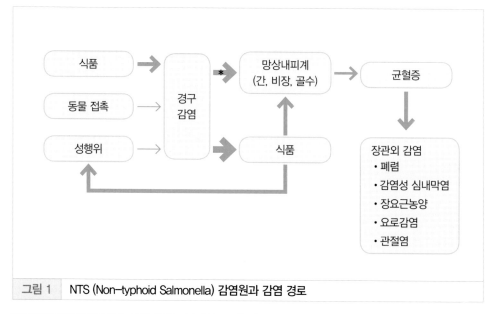

그림 1 | NTS (Non-typhoid Salmonella) 감염원과 감염 경로

*HIV 감염자의 NTS 감염에서는 장관 감염을 거치지 않고 균혈증을 일으킬 수 있다.

HIV 감염자에서 NTS 감염은 장관 감염을 거치지 않는 균혈증 발생도 적지 않다.[3] 또 세포 면역이 저하된 HIV 감염자는, 세포내 기생균인 NTS 배제가 어려워 장관 감염이나 균혈증이 반복될 수 있다.[3, 4]

NTS에 의한 반복성 장관 감염이나 균혈증은 에이즈 지표 질환의 하나이다.

2 임상 증상

NTS 균혈증에서 발열 이외에 간이나 비장 종대를 동반한다. 중증에서는 빈혈이나 의식 혼탁도 볼 수 있다. 균혈증에 장관외 감염을 동반하면 감염 병소에 따른 증상이 나타난다. 예를 들어 감염성 대동맥류에서는 복통이나 등의 통증, 장요근 농양에서는 보행 곤란, 사타구니 통증이 나타난다.

3 진단의 요점

HIV 감염자는 HIV 비감염자보다 20-100배나 높은 빈도로 NTS 균혈증이 나타난다.[5] HIV 감염자에서 발열을 동반한 장관 감염은, NTS 균혈증 감별을 위해 대변 배양에 더해 혈액을 배양한다.[6] HIV 감염자는 호중구 기능 이상으로 장관 감염 없이 균혈증 발생이 적지 않다. 세포 면역이 저하된 HIV 감염자에서 발열이 있으면 장염 증상 유무와 관계없이 혈액 배양 시행이 중요하다. 또 HIV 감염자에서 NTS 균혈증은 이환 6개월 이내에 재발이 많기 때문에 병력 청취가 중요하다.

HIV 감염자의 NTS 균혈증은 HIV 비감염자나 다른 면역 부전자에 비해 상대적으로 장관외 감염 동반율이 낮지만,[7, 8] NTS는 혈관 친화성이 높아 감염성 심내막염이나 대동맥염 동반 보고가 있다. 관절염, 근육 농양, 폐렴, 요로 감염도 자주 발생하므로 증상이나 신체 소견에 따라 이런 장관외 감염 검색도 필요하다.

4 검사

HIV 감염자에서 발생한 장관 감염에서 대변 배양을 권고한다.[6] 또 발열이 있으면 장염 증상 유무와 관계없이 혈액 배양도 시행한다. 어느 검사나 균종의 동정이나 감수성 판명에는 수일이 걸리지만, 혈액 배양은 빠르면 수 시간에 양성이 된다. 어떤 균혈증인지 확인할 수 있으면, 보다 조기에 치료를 시작할 수 있다.

5 치료

CD4 양성 T림프구 200/μL 미만 또는 에이즈 환자에서 1일 6회 이상의 설사, 혈변, 발열, 오한 중에 어느 것이나 있으면 NTS 균혈증을 의심하여 경험적 치료를 고려한다.[6] 경험적 치료에 권고하는 약은 플루오로퀴놀론계 항생제이며, 대체약은 3세대 세파로스포린(점적 주사)이다(표 1).[6]

⑴ 권고하는 항생제

2014년 3월 미국 지침에서 권고하는 항생제는 표 1과 같다.[6] 신 기능에 따라 용량 조절이 필요한 약도 있다.

플루오로퀴놀론계 항생제는 세포내 기생균에 유용하며, 시프로플록사신이 1차 선택제이고, 대체약으로 레보플록사신이나 목시플록사신도 유효하지만 임상 자료는 적다.[6] 플루오로퀴놀론계 항생제 이외의 대체약으로 3세대 세파로스포린이나 트리메토프림/설파메톡사졸(TMP/SMX)도 효과적이다. 최근 플루오로퀴놀론계 항생제에 대한 감수성이 저하된 NTS가 증가하여 치료 효과를 판단하기 위한 최소 발육 저지 농도(MIC) 판정 기준이 변경되었다. 시프로플록사신에서 MIC 1 mg/μL 이상은 내성, 0.12–0.5 mg/mL은 중간, 0.06 mg/mL 이하를 감수성으로 한다. 이 기준에 따라 항생제 변경을 고려한다.[9]

임산부에는 3세대 세파로스포린, 아지스로마이신을 권고하며, 치료 실패에는 감수성 결과에 따라 플루오로퀴놀론계 항생제도 고려한다.

표 1 NTS 균혈증 치료제와 치료 기간

		항생제	투여 경로	투여량
권장약	플루오로퀴놀론	시프로플록사신	경구 · 점적	300 mg 12시간마다
대체약	플루오로퀴놀론	레보플록사신	경구 · 점적	500 mg 24시간마다
	플루오로퀴놀론	목시플록사신	경구	400 mg 24시간마다
	제3 세대 세파로스포린	세푸트리악손	점적	1 g 24시간마다
	제3 세대 세파로스포린	세포탁심	점적	1 g 8시간마다
		트리메토프림/설파메톡사졸(TMP/SMX)	경구 · 점적	TMP 160 mg/SMX 800 mg 12시간마다

CD4 수	치료 기간
≥200/μL	14일
<200/μL	2–6주

(2) 치료 기간

장관외 감염이 없는 NTS 균혈증의 치료 기간은 CD4 수로 결정한다(표 1). 지속적 균혈증이 있으면 보다 장기간의 치료가 필요하며, 치료 경과 중에 혈액 배양 음성화 확인이 필요하다.

장관외 감염이 있으면 감염 병소에 따라 치료 기간이 다르다. 예를 들어 감염성 심내막염이나 대동맥염은 6주 이상, 화농성 관절염이나 골수염은 4주 이상 항생제를 투여하며, 수술이나 배농이 필요하다.[10]

(3) ART 시작 시기

ART가 없던 시대에 HIV 감염자에서 NTS 균혈증의 43%가 재발 예였으며,[10] ART에 의해 NTS 균혈증 재발이 96% 감소되었다는 보고가 있다.[5] NTS에서는 ART 시작 후 면역 재구축 증후군(IRIS)의 보고는 없다. NTS 균혈증을 동반한 HIV 감염자에서 ART 시작 시기에 대한 명확한 기준은 없으며, CD4 수와 관계없이 ART 시작이 바람직하다.[6]

6 예방

CD4 200/Ml 미만 환자나 AIDS 발생자는 장관 감염 위험이 높아[8] 일상 생활에서 주의가 필요하다. NTS는 경구 감염되므로 가열하지 않은 달걀, 닭고기를 제한하고, 성행위 시 구강, 항문 접촉에 의한 분변의 경구 노출을 피하도록 교육한다. 또 파충류나 조류와의 접촉 금지나 접촉 후 손 위생의 철저도 중요하다.

(1) 일차 예방

일차 예방 목적의 항생제 투여는 권고하지 않는다.

(2) 2차 예방

일부 전문가는, 재발성 위장염 환자, CD4 200/μL 미만의 HIV 환자에 플루오로퀴놀론계 항생제를 투여하는 2차 예방을 권고한다.[6] 2차 예방약의 명확한 중지 기준이나, 재발성 NTS 균혈증 환자에서 장기간의 2차 예방 효과는 명확하지 않다. ART에 의해 CD4가 200/μL 이상이면 회복되어 중지 가능하다고 생각한다.[6] 한편 30일 이상의 2차 예방은 재발률을 저하시키지 않기 때문에 ART를 병용하는 HIV 감염자에게 30일에 2차 예방 중지를 권고한다는 보고도 있다.[5]

【문 헌】

1) Hohmann EL: Nontyphoidal salmonellosis. Clin Infect Dis. 2001;32:263-9.

2) Gordn MA: Invasive nontyphoidal salmonella disease: epidemiology, pathogenesis and diagnsis. Curr Opin Infect Dis. 2011;24:484-9.

3) Feasey NA et al: Invasive non-typhoidal salmonella disease: An emerging and neglected tropical disease in Africa. Lancet,2012;379:2489-99.

4) Gordn MA et al: Non-typhoidal salmonella bacteraemia among HIV-infected Malawian adults: high mortality and frequent recrudescence. AIDS. 2002;16:1633-41.

5) Hung CC et al: Risk of recurrent nontyphoid salmonella bacteremia in HIV-infected patients in the era of highly active antiretroviral therapy and an increasing trend of fluroquinolone resistance. Clin Infect Dis. 2007;45:e60-7.

6) Guidelines for prevention and treatment of opportunistic infections in HIV-infected adults and adolescents. Recommendations from the centers for Disease control and prevention.The National Institutes of health and the HIV Medicine Association of the infectious Diseases Society of America(last updated :July 8, 2013) [http://aidsinfo.nih.gov/contentfiles/lvguidelines/aduly_oi.pdf]

7) Gordn MA: Salmonella infections in immunocompromised adults. J Infect. 2008;56:413-22.

8) Chen PL et al: Extraintestional focal infections in adults with nontyphoid salmonella bacteraemla: predisposing factors and clinical outcome. J Intern Med. 2007;261:91.

9) Humphries RM et al: In vitro susceptibility testing of fluoroquinolone activity against salmonella: Recent changes to CLSI standards. Clin Infect Dis. 2012;55:1107-13.

10) Mandell GL et al ed: Mandell, Duglas, and Bennett's principles and practice of infectious diseases. 7th ed. Churchill Livingstone Elsevier. 2010;2887-903.

3장 원충질환
1. 톡소플라스마증

1 정의

톡소플라스마증은 *Toxoplasma gondii*에 의한 인수공통 감염증이며 고양이과 동물이 본래 숙주이고 사람에서는 불현 감염이 많다. 고양이과 동물의 대변 중 오시스트 또는 중간 숙주의 근육 중 시스트에 의해 사람에 감염이 일어난다(그림 1). 날고기, 충분히 가열하지 않은 육류(내부가 선홍색) 또는 생굴, 대합, 모시조개 생식으로도 감염이 일어난다. 고양이 사육에서 고양이 배설물 처리 중 오시스트가 손에 부착되어 감염이 생긴다.[1] 정원 일이나 흙일에서 손에 오시스트가 부착되어 감염하는 경우도 있다. HIV 감염에서 톡소플라스마증은 기존 감염에서 발생하는 것이 대부분이다. CD4 양성 T림프구 수가 100/μL 미만이 되면 발생 위험이 높아지며, 200/μL에서는 드문 질환이다. 발생 부위는 중추 신경이 대부분이며, AIDS에서 가장 흔한 국소성 중추 신경계 감염이다.[2]

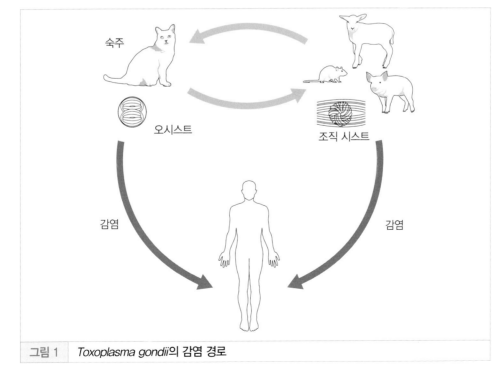

숙주

오시스트

조직 시스트

감염

감염

| 그림 1 | *Toxoplasma gondii*의 감염 경로 |

2 임상 증상

톡소플라스마 뇌염(toxoplasmic encephalitis; TE)은 국소성 뇌염이며, 국소 증상, 혼미, 두통, 발열이 있고, 진행하면 혼수 상태나 경련이 나타난다.[3] 폐렴은 뉴모시스티스 폐렴과 비슷하며, 기관지 폐포 세정액에서 원충을 증명하여 진단한다. 맥락 망막염도 볼 수 있으며 62%에서 TE를 동반한다.

3 진단의 요점

HIV 감염자에서 톡소플라스마증은 기존 감염의 발병이며, HIV 감염으로 진단되면 반드시 톡소플라스마 IgG 항체를 검사하여 감염 유무의 확인이 중요하다. 톡소플라스마 IgG 항체 음성 예에서 발병도 있지만 매우 드물다.

TE의 감별 진단에는, 중추 신경계 원발성 림프종(PCNSL), 진행성 다병소성 백질뇌증(PML), 결핵(TB) 등이 있다.

4 검사

(1) 영상 검사

MRI 및 CT 검사 소견으로 TE 환자의 90% 이상에서 고리 모양 또는 결절상으로 조영되는 종괴가 여러 개 보인다. 단일 소견이면 TE보다 PCNSL 가능성이 높다.[4] 발생 부위는 전두엽에서 두정엽에 많으며, 특히 대뇌 회백질이나 기저핵부에서 볼 수 있다. 그 밖에 측두엽, 후두엽, 소뇌, 시상에서도 볼 수 있다. CT에 비해 MRI의 민감도가 높다. SPECT 및 PET는 TE와 PCNSL 감별에 유용하나 특이도는 높지 않다.[5,6]

(2) 척수액 검사

척수액 검사 소견으로 정상이거나 경도의 단핵구 및 단백 증가를 볼 수 있다. 톡소플라스마 PCR 검사는 특이도가 높으나(96-100%) 민감도는 낮다(50%).[7] PCNSL에서는 척수액 EBV DNA 양성이 많다.

TE가 의심스러우면 우선 치료적 진단을 시도한다. 14일 이내에 90%의 증례에서 MRI 소견 개선이 보인다.[8] 개선이 없으면 뇌 생검을 고려한다.

치료

치료의 개요는 **표** 1과 같다. 피리메타민(pyrimethamine) + 설파디아진(sulfadiazine) 또는 피리메타민 + 클린다마이신(CLDM)이 표준 1차 요법이다.[9] 피리메타민에 의한 골수 장애를 예방하기 위해 folinic acid(류코보린) 10-25 mg/일 투여한다. 초기 투여에 의해 TE가 개선되어도 치료를 중지하면 약 80%에서 재발한다. 시스트에는 이 약제의 효과가 없기 때문이다. 따라서 CD4 개선까지 유지 요법을 시행할 필요가 있다. ART에 의해 CD4가 $200/\mu L$ 이상이 되고 6개월 이상 지속하면 유지 요법을 중지한다.

피리메타민은 태아의 기형을 유발하므로 임신부에는 신중한 투여가 필요하다. 소아에서 2차 예방 중지 기준이 없어 유지 치료를 계속한다. 뇌압 항진에는 부신피질 스테로이드제(덱사메타손 4 mg을 6시간마다 투여) 병용도 고려하나, PCNSL에도 유효한 것을 알고 있어야 한다.

6 ART 시작 시기

TE 치료 후 ART 시작 시기에 내한 명확한 지침은 없다. 적어도 TE 치료 효과 확인 후에 ART를 시작한다(빨라도 2-3주 후). 면역 재구축증후군(IRIS)의 출현 빈도는 5% 미만이다.[10]

7 예방

톡소플라스마 IgG 항체가 양성이며 CD4가 $100/\mu L$ 미만인 HIV 감염자는 예방을 시작한다. 톡소플라스마 IgG 항체가 음성인 HIV 감염자에서 CD4가 $100/\mu L$ 미만이면 다시 IgG 항체를 검사하여 1차 예방 필요성을 고려한다.

예방약은 **표** 2와 같다. ST 복합제가 표준 예방약이며 부작용이 심해 지속하기 어려운 경우가 있다.[11] CD4 $200/\mu L$ 이상이 3개월 이상 경과하면 중지한다.

표 1   톡소플라스마 뇌염의 초기 치료와 유지요법

			초기치료
치료 기간			MRI 등에서 치료 경과가 양호하면 6주 투여 후 유지 요법으로
1차 선택제	피리메타민 + 설파디아진 + 류코보린	체중 60 kg 미만	피리메타민을 첫날 200 mg 분 1 투여하고, 그 후 50 mg/일을 분 1 경구 투여 + 설파디아진 1,000 mg을 6시간마다 경구 투여 + 류코보린 10–25 mg/일을 분 1 경구 투여
		체중 60 kg 이상	피리메타민을 첫날 200 mg 분 1 투여하고, 그 후 75 mg/일 분 1 경구 투여 + 설파디아진 1,500 mg을 6시간마다 경구 투여 + 류코보린 10–25 mg/일 분 1 경구 투여
	피리메타민 + 클린다마이신 + 류코보린	체중 60 kg 미만	피리메타민을 첫날 200 mg 분 1 투여하고, 그 후 50 mg/일을 분 1 경구 투여 + 클린다마이신 600 mg을 6시간마다 투여(점적 정주 또는 경구) + 류코보린 10–25 mg/일을 분 1 경구 투여
		체중 60 kg 이상	피리메타민을 첫날 200 mg 분 1 투여하고, 그 후 75 mg/일을 분 1 경구 투여 +클린다마이신 600 mg을 6시간마다 투여(점적 정주 또는 경구) +류코보린 10–25 mg/일을 분 1 경구 투여
2차 선택제	트리메토프림/ 설파메톡사졸 (TMP/SMX)		TMP 5 mg/kg체중, SMX 25 mg/kg체중을 12시간마다 투여(점적 정주 또는 경구)
	피리메타민 + 아토바쿠온 + 류코보린	체중 60 kg 미만	피리메타민을 첫날 200 mg 분 1 투여하고, 그 후 50 mg/일을 분 1 경구 투여 + 아토바쿠온 1,500 mg을 1일 2회 경구 투여 + 류코보린 10–25 mg/일을 분 1 경구 투여
		체중 60 kg 이상	피리메타민을 첫날 200 mg 분 1 투여하고, 그 후 75 mg/일을 분 1 경구 투여 + 아토바쿠온 1, 500 mg을 1일 2회 경구 투여 + 류코보린 10–25 mg/일을 분 1 경구 투여
	피리메타민 + 아지스로마이신 + 류코보린	체중 60 kg 미만	피리메타민을 첫날 200 mg 분 1 투여하고, 그 후 50 mg/일을 분 1 경구 투여 + 아지스로마이신 900–1,200 mg/일을 분 1 경구 투여 + 류코보린 10–25 mg/일을 분 1 경구 투여
		체중 60 kg 이상	피리메타민을 첫날 200 mg 분 1 투여하고, 그 후 75mg/일을 분 1 경구 투여 + 아지스로마이신 900–1,200 mg/일을 분 1 경구 투여 + 류코보린 10–25 mg/일을 분 1 경구 투여
	설파디아진 + 아토바쿠온	체중 60 kg 미만	설파디아진 1,000 mg을 6시간마다 경구 투여 + 아토바쿠온 1,500 mg을 1일 2회 경구 투여
		체중 60 kg 이상	설파디아진 1,500 mg을 6시간마다 경구 투여 + 아토바쿠온 1,500 mg을 1일 2회 경구 투여
	아토바쿠온		아토바쿠온 1,500 mg을 1일 2회 경구 투여

유지 요법	부작용
CD4 ≥ 200/μL 6개월 이상 경과하면 종료	
피리메타민 25 mg/일을 분 1 경구 투여 + 설파디아진 1,000 mg을 12시간마다 경구 투여 + 류코보린 10–25 mg/일을 분 1 경구 투여	피리메타민은 골수 장애(류코보린 병용에서 드물다)와 위장 증상, 설파디아진은 발진, 발열 등
피리메타민 50 mg/일을 분 1으로 경구 투여 + 설파디아진 1,000 mg을 6시간마다 경구 투여 + 류코보린 10–25 mg/일을 분 1으로 경구 투여	
피리메타민 25 mg/일을 분 1 경구 투여 + 클린다마이신 600 mg를 8시간마다 경구 투여 + 류코보린 10–25 mg/일을 분 1 경구 투여	메타민은 골수 장애(류코보린 병용에서 드물다)와 위장 증상, 클린다마이신은 위막성 장염, 발진, 발열 등
피리메타민 50 mg/일을 분 1 경구 투여 + 클린다마이신 600 mg을 8시간 마다 경구 투여 + 류코보린 10–25 mg/일을 분 1 경구 투여	
	발진, 발열, 신장 장애, 위장 증상 등
아토바쿠온 750 mg을 1일 2회 경구 투여 + 피리메타민 25 mg/일 + 류코보린 10 mg/일을 분 1 경구 투여	피리메타민은 골수 장애(류코보린 병용에서 드물다)와 위장 증상, 아토바쿠온은 발진, 간기능 장애 등
아토바쿠온 750 mg을 1일 4회 경구 투여 + 피리메타민 25 mg/일 + 류코보린 10 mg/일을 분 1 경구 투여	
피리메타민 25 mg/일 + 아지스로마이신 600mg/B + 류코보린 10–25 mg/일을 분 1 경구 투여	피리메타민은 골수 장애(류코보린 병용에서 드물다)와 위장 증상. 아지스로마이신은 위장 증상, 청력 장애 등
피리메타민을 50 mg/일 + 아지스로마이신 600 mg/일 + 류코보린 10–25 mg/일을 분 1 경구 투여	
설파디아진 1,000 mg을 12시간마다 경구 투여 + 아토바쿠온 750 mg을 1일 2회 경구 투여	설파디아진은 발진, 발열, 아토바쿠온은 발진, 간기능 장애 등
설파디아진 1,000 mg을 6시간마다 경구 투여 + 아토바쿠온 750 mg을 1일 4회 경구 투여	
아토바쿠온 750 mg을 1일 4회 경구 투여	발진, 간기능 장애 등

표 2	톡소플라스마 뇌염 1차 예방

예방 기간	CD4 ≥ 200/μL 3개월 이상 경과하면 종료

			부작용
1차 선택제	트리메토프림/설파메톡사졸 (TMP/SMX)	TMP 160 mg/SMX 800 mg/kg 1일 1회	발진, 발열 등
		TMP 80 mg/SMX 400 mg/kg 1일 1회	
		주 3회 투여	
2차 선택제	답손 + 피리메타민 + 류코보린	답손 50 mg 1일 1회 + 피리메타민 50 mg 주 1회 + 류코보린 25 mg 주 1회	DDS 증후군, 발진
		답손 200 mg 1일1회 + 피리메타민 50 mg 주 1회 + 류코보린 25 mg 주 1회	
		답손 50 mg 주 2회 + 피리메타민 10 mg 주 2회 + 류코보린 10 mg 주 2회	
	아토바쿠온	아토바쿠온 1,500 mg을 1일 1회	투여 발진, 간장애 등

【문 헌】

1) Guidelines for prevention and treatment of opportunistic infections in HIV–infected adults and adolescents. Recommendations from the centers for disease control and prevention, the National Institutes of health and the HIV Medicine Association of the infectious Diseases Society of America(last updated: JuLy 8, 2013) [http://aidsinfo.nih.gov/contentfiles/lvguidelines/adult_oi.pdf]

2) Simpson DM et al: Neurologic manifestations of HIV infection. Ann Intern Med. 1994;121:769–85.

3) Rabaud C et al: Extracerebral toxoplasmosis in patients infected with HIV. A French National Survey. Medicine.1994;73:306–14.

4) Sadler M et al: Management of intracerebral lesions in patients with HIV: a retrospective study with discussion of diagnostic problems. QJM. 1998;91:205–17.

5) Lorberboym M et al: Thallium–201 retention in focal intracranial lesions for differential diagnosis of primary lymphoma and nonmalignant lesions in AIDS patients. J NuclMed. 1998;39:1366–9.

6) Pierce MA et al: Evaluating contrast–enhancing brain lesions in patients with AIDS by using

positron emission tomography. Ann Intern Med. 1995;123:594–8.

7)   Cingolani A et al: PCR detection of toxoplasma gondii DNA in CSF for the differential diagonsis of AIDS-related focal brain lesions. J Med Micrbiol.1996;45:472–6.

8)   Luft BJ et al: Toxoplasmic encephalitis in patients with the acquired immunodeficiency syndrome. Members of the ACTG 077p/ANRS 009 Study Team. N Engl J Med. 1993;329:995–1000.

9)   Dannemann B et al: Treatment of toxoplasmic encephalitis in patients with AIDS. A randomized trial comparing pyrimethamine plus clindamycin to pyrimethamine plus sulfadiazine. The California collabrative treatment group. Ann Intern Med. 1992;116:33–43.

10) Martion–Blondel G et al: Toxoplasmic encephalitis IRIS in HIV–infected patients: a case series and review of the literature. J Neurol Neurosurg Psychiatry. 2011;82:691.

11) Carr A et al: Low–dose trimethoprim–sulfamethoxazle prophylaxis for toxoplasmic encephalitis in patients with AIDS. Ann Intern Med. 1992;117:106–11.

3장 원충질환
2. 크립토스포리듐증

1 정의

크립토스포리듐증은 콕시디움 목(目)의 원충인 크립토스포리듐(*Cryptosporidium*)에 의한 감염이다. 크립토스포리듐의 오시스트를 1개에서 수십 개 경구 섭취하면 감염이 일어난다. 체내로 들어온 오시스트는 스포로조이트를 방출한다. 스포로조이트는 주로 공장, 회장 말단의 장관 상피세포에 접착하여 세포내로 침입한 후, 무성 생식기, 유성 생식기를 거쳐 다시 오시스트가 형성되어 일부는 체외로 배출되고, 일부는 같은 숙주내에서 재차 동일한 생활환을 거쳐 자가 감염을 반복한다.[1] 잠복기는 1주 전후(3–9일)이 많다(그림 1).[2]

크립토스포리듐에는 40종 이상의 유전자형이 있으며, 각각의 숙주가 다르다. 사람에는 주로 *Cryptosporidium parvum* (*C. parvum*)과 *Cryptosporidium hominis* (*C. hominis*)가 감염된다. *C. hominis*는 고유 숙주가 사람이며, 감염은 대부분 사람에 한정되며, *C. parvum*은 고유 숙주가 쥐이며, 소, 사슴, 염소 등에도 감염된다.[3,4] 기타 종으로 조류 유래 *C. meleagridis*나, 빈도는 드물지만 *C. felis* (고양이), *C. canis* (개)의 사람 감염도 보고되었다. 또 사람의 크립토스포리듐증 감염원으로 소의 빈도가 높은 것이 알려져 있다. 소를 통한 감염 예로 수의과 학생이나 연구자에서 발생, 농업 체험학습이나 유원지에서 소아 감염의 보고가 있다.[5] 개, 고양이, 쥐 등이 *C. parvum*의 숙주가 될 수 있으므로, 이런 동물에서 사람에 감염되었다고 추정하는 증례가 보고가 있으나, 그 빈도는 낮다고 생각한다.

크립토스포리듐의 주된 감염 경로는 오염된 음식물의 섭취이며, 오염된 수도물이나 수영장, 시설내 감염, 성행위에 의한 사람에서 사람으로 감염이 있다.

개발도상국에서는 대부분 1세에 감염이 일어나지만, 선진국에서는 1–5세와 청년층에 최고 감염(peak)이 있다.[3] 미국에서 시중 설사 환자의 약 2%에서 발견된다는 보고도 있다.[5] 크립토스포리듐은 염소 등의 소독약에 저항성이 있어 수돗물을 통한 집단 발생 보고도 있다. 수돗물을 통한 집단 감염 중에서, 1993년 미국 밀워키에서 발생한 대유행은 40만 3,000명의 감염자와 4,400명의 입원 환자가 있었다.[7] 이 발생에 HIV 감염자도 있어 많은 감염자가 보고되었다. 일본에서는 1996년 사이타마현 오고세마치에서 8,812명(전 주민의 71%) 감염 발생 사례가 있었다.

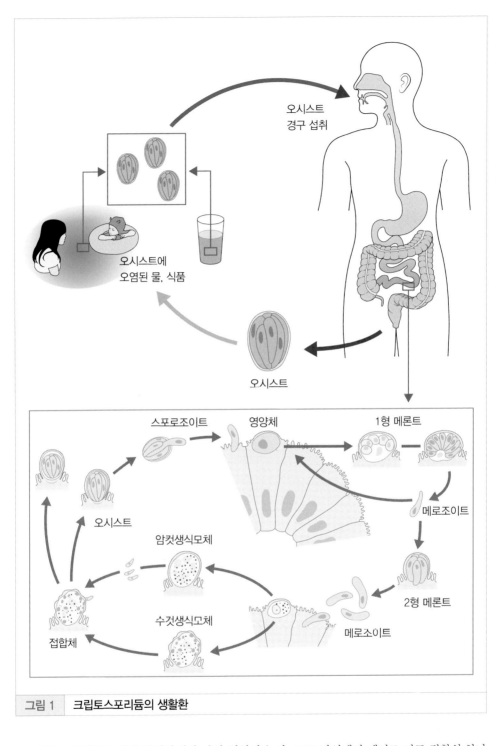

오시스트
경구 섭취

오시스트에
오염된 물, 식품

오시스트

스포로조이트   영양체   1형 메론트

오시스트

암컷생식모체   메로조이트

수컷생식모체   2형 메론트

접합체   메로소이트

| 그림 1 | 크립토스포리듐의 생활환 |

크립토스포리듐은 면역 부전자에서 감염 위험이 높아, HIV 감염에서 에이즈 지표 질환의 하나
로 되어 있다. 앞 그림의 생활환에 보듯이, 크립토스포리듐은 아메바나 지알디아와 달리 세포내
에 기생하는 원충이므로, 원충 제거에 세포 면역의 역할이 중요하다. 따라서 HIV 감염 등 세포
면역 부전 상황에서 크립토스포리듐증은 중증화, 장기화하는 경향이 있다.

1 총론

2 증가하는 만성 질환 AIDS 환자에서 급속히

3 에이즈에 동반하는 질환

4 에이즈의 다양한 문제

2 임상 증상

크립토스포리듐증의 주된 증상은 설사, 복통 등의 위장 증상이다. 설사는 물과 같으며 혈변은 없다. 면역 정상자는 치료가 필요 없고 수일에서 수 주 경과하면 치유된다. 때로 관절통, 두통, 눈의 통증, 권태감 등 위장관 이외의 증상이 나타난다.[8]

HIV 감염자는 CD4 양성 T림프구 수 저하에 따라 만성화나 중증화 경향이 있다.[9] 효과적 ART 출현 전에 시행된 연구에서, 크립토스포리듐증 발생 시 CD4 수 중앙치는 53/μL였다.[1] ART 시작 이전 시기에는 치명적 경과도 있었으며, 하루 20회 이상 설사가 있는 중증에서 평균 생존 기간은 5주였다.[10]

HIV 감염을 포함한 면역 부전자는, 식도·위 병변, 췌장염, 담낭염, 폐 병변 등이 나타난다.[11] 중증 면역 부전이 있는 HIV 감염자에서 담관염, 담낭염의 원인으로 크립토스포리듐증을 생각해야 한다. 현재 ART 보급으로 크립토스포리듐증에 의한 사망은 매우 드물게 되었다.

3 진단 요점

HIV 감염자에서 장기간 지속하는 설사가 있으면 장관에 기생하는 원충 감염을 의심하여 크립토스포리듐증을 감별해야 한다. 크립토스포리듐만으로 발열, 혈변을 일으키지는 않지만 크립토스포리듐증으로 진단된 HIV 감염자의 대부분에서 CD4가 저하되어 다른 합병증의 공존으로 증상이 수식될 가능성이 있는 것에 주의한다.

4 검사

진단에는 원충의 증명이 필요하다. 대변의 단순한 현미경 검사로 원충 검출은 어려우며, 이 점이 지알디아나 아메바 검출과 다르다. 원심 부유법, 원심 침전법 등으로 오시스트의 농축·정제를 시행하여 직접 관찰하거나, 항산균 염색, 형광 항체법을 이용하면 검출률이 높아진다.[13] 대변의 원충 검사 의뢰 시 크립토스포리듐증이 의심되면 사전에 검사실에 알려 둘 필요가 있다. 일부 기관에서는 신속 진단 킷, PCR 등을 시행하고 있다.

5 치료

면역 정상자는 쉽게 경쾌·치유되므로 대증요법만으로 충분하나, 면역 부전자에서 발생하면 중증화·만성화될 가능성이 높다. HIV 감염자에서 크립토스포리듐증의 자연 치유도 있으나,

CD4 저하에서는 ART 도입으로 HIV 감염을 조절하는 면역 상태 개선이 필요하며, 이것이 근본적 치료이다. ART 도입 후 증상 개선까지는 보통 수 주간이 필요하다.

크립토스포리듐증 치료에는 니타족사니드, 파로모마이신, 아토바쿠온 등 항원충제를 투여한다. HIV 감염자는 ART를 도입하지 않으면 충분한 효과가 없다.[14] 즉 ART가 치료의 중심이며 신속한 임상 증상 개선이 기대되고, 항원충제를 병용한다.

항원충제의 1차 선택제는 니타족사니드이다. 니타족사니드는 투여량 500–1,000 mg/회(1일 2회 경구 투여)를 14일 사용이 기본이다.[15] 현재까지 중증 부작용 보고는 없다.

파로모마이신은 아메바증에 사용하는 약이며 크립토스포리듐증에 사용할 수 있다(표 1).[16]

표 1	크립토스포리듐의 치료

	ART 도입 · 최적화 대증요법: 수액, 지사제	
항원충제 (ART와 병용)	니타족사니드	500–1,000 mg/회 (경구 1일 2회 14일간)
	파로모마이신	500 mg/일 (경구 1일 4회 14–21일간)

6 ART 시작 시기

ART에 의한 HIV 감염 조절이 크립토스포리듐증의 치료이므로 가능하면 조기에 ART 도입이 필요하다. ART 도입에 의한 크립토스포리듐증의 면역 재구축 증후군(IRIS) 보고는 없다.

7 예방

예방 접종은 없으며, 예방 투어도 확립되지 않았다. 가축 및 애완 동물에서 감염될 우려가 있으므로 CD4 세포 저하에서는 동물 접촉을 피할 필요가 있다. 만약 접촉한 경우에는 충분히 손을 씻는다. 염소 소독약에 저항성이 있는 크립토스포리듐의 대책은 수도물 관리에 중요한 과제이며, 수도물 정화법의 개량에 의해 감염 발생이 억제된 사례 보고가 있다.[17]

【문 헌】

1) Colford JM Jr et al: Cryptosporidiosis among patients infected with human immunodeficiency virus. Factors related to symptomatic infection and survival. Am J Epidemiol.1996;144:807-16.

2) CDC: Parasite Cryptosporidium [http://www.cdc.gov/parasites/crypto/biology.html]

3) Xiao et al: Cryptosporidium taxnomy: Recent advances and implications for public health. Clin Micrbiol Rev. 2004;17:72-97.

4) Fayer R et al: Epidemiology of Cryptosporidium: transmission, detection and identification. Int J Parasitol. 2000;30:1305-22.

5) Abe N et al: Identification of genotypes of Cryptosporidium parvum isolates from a patient and a dog in Japan. J Vet Med Sci. 2002;64:165-8.

6) Katsumata T et al: Cryptosporidiosis in Indonesia: A hospital-based study and a community-based survey. Am J Trop Med Hyg. 1998;59:628-32.

7) Kramer MH et al: Surveillance for water borne-disease outbreaks-United States 1993-1994. MMWR CDC Surveill Summ. 1996;45:1-33.

8) Hunter PR et al: Health sequelae of human cryptosporidiosis in immunocompetent patients Clin Infect Dis. 2004;39:504-10.

9) Colford JM Jr et al: Cryptosporidiosis among patients infected with human immunodeficiency virus. Factors related to symptomatic infection and survival. Am J Epidemiol.1996;144:807-16.

10) Blanshard C et al: Cryptosporidiosis in HIV-seropositive patients. Q J Med. 1992;85:813-23.

11) Miao YM et al: Eradication of cryptosporidia and microsporidia following successful antiretroviral therapy. J Acquir Immune Defic Syndr. 2000;25:124-9.

12) Vakil NB et al: Biliary cryptosporidiosis in HIV-infected people after the water borne outbreak of cryptosporidiosis in Milwaukee. N Engl J Med. 1996;334:19-23.

13) 엔도 타카시로: 크립토스포리듐증을 중심으로 한 원충성 설사증의 진단 매뉴얼. 국립감염 연구소, 2003.

14) Amadi B et al: High dose prolonged treatment with nitazoxanide is not effective for cryptosporidiosis in HIV positive Zambian children: a randomized controlled trial. BMC Infect Dis. 2009;9:195.

15) 열대병 치료약 연구반(http://trop-parasit.jp/HTML/med/15nitazox.hyml)

16) Guidelines for prevention and treatment of opportunistic infections in HIV-infected adults and adolescents. Recommendations from the centers for Disease control and prevention, the National Institutes of health and the HIV Medicine Association of the infectious Diseases Society of America(last updated:JuLy 8, 2013) [http://aidsinfo.nih.gov/contentfiles/lvguidelines/adut_oi.pdf]

17)   Goh S et al: Sporadic Cryptosporidiosis decline after membrane filtration of public water supplies, England,1996-2002. Emerg Infect Dis. 2005;11:251-9.

3장 원충질환
3. 이소스포라증

1 정의

이소스포라증은 콕시디움류 원충 이소스포라(*Isospra belli*; *I. belli*) 경구 섭취에 의해 감염되는 장관 기생 원충증의 하나이다. 최근 미국 CDC는 분류를 수정하여 시스토이소스포라(*Cystoisosprra*)로 변경하였으나, 아직 이소스포라를 널리 사용하고 있다.

*I. belli*는 사람 이외의 동물 감염은 없다. 체외로 배출되어 얼마 되지 않은 오시스트는 스포로시스트를 하나 가진 미성숙 상태이며 감염성이 없다. 이것이 48시간 내에 성숙하여 스포로시스트가 2개가 되면 감염성을 갖는다. 감염은 성숙한 오시스트의 경구 섭취에 의해 일어나며, 성행위 등에 의한 경구 감염 빈도는 낮다. 경구 섭취된 오시스트는 소장 점막에서 스포로조이트를 방출한다. 스포로조이트는 상피세포 내로 침입하여 세포 안에 기생한다(**그림 1**).[1] 크립토스포리듐처럼 세포 기생성이므로 원충 배출에 세포 면역이 중요한 역할을 한다. 따라서 HIV 감염을 포함한 면역 부전이 있으면 중증화 경향이 있으며, 에이즈 지표 질환의 하나로 되어 있다.

이소스포라는 전 세계에 분포하고 있으나, 특히 열대, 아열대의 위생 상태가 나쁜 지역에 많고, 여행자 설사증의 원인이 된다. 미국의 에이즈 환자 조사에서 약 1%의 이소스포라증이 있었으나, 하이티에서는 약 15%였다.[2, 3]

2 임상 증상

중요한 증상은 설사이며 혈변은 없다. 복통, 구토 등의 위장 증상과 전신 권태감, 두통 등의 전신 증상을 동반할 수 있다. 일반적으로 면역 정상자는 1–2주에 증상이 개선되나,[4] HIV 감염자 등 면역 부전자는 증상의 중증화, 만성화 경향이 있다. 또 면역 부전자에서는 림프절, 간, 비장, 담낭 등 장관 이외 병변 형성 증례 보고도 있다.[5]

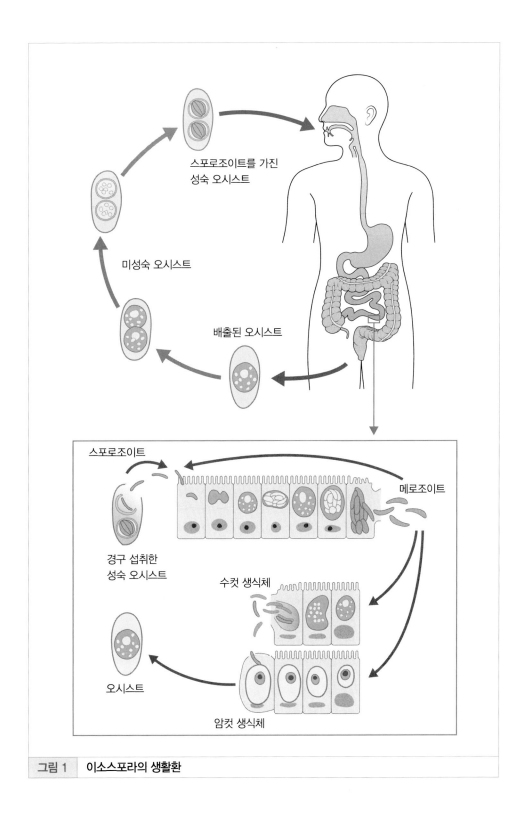

스포로조이트를 가진
성숙 오시스트

미성숙 오시스트

배출된 오시스트

스포로조이트

메로조이트

경구 섭취한
성숙 오시스트

수컷 생식체

오시스트

암컷 생식체

그림 1   이소스포라의 생활환

3 진단의 요점

일본 HIV 감염자에서 이소스포라증의 발생 빈도는 다른 장관 기생 원충증에 비해 낮다. 만성 설사가 있는 HIV 감염자에서 원인 미생물이 발견되지 않으면 이소스포라증 가능성을 고려할 필요가 있다.

4 검사

이소스포라증은 대변에서 오시스트를 검출하여 진단한다. 이소스포라의 오시스트는 다른 장관 기생 원충에 비해 크고, 특징적 타원형을 하고 있다. 자당 부유법 등에 의한 오시스트의 농축·정제는 검출 감도를 상승한다. 항산 염색, 김자 염색 등의 염색법도 이용한다. 형광 현미경에서는 오시스트 벽이 청색으로 발광하여 발견이 쉽다. 대변에서 원충이 발견되지 않았으나, 대장 내시경에 의한 생검에서 진단된 증례 보고도 있다.[6]

5 치료

치료제로 ST 복합제가 1차 선택제이다. ST 복합제를 사용할 수 없으면 시프로플록사신 등의 퀴놀론계 항생제나 피리메타민(+류코보린)을 선택한다(표 1).[7] 면역 부전이 진행된 HIV 감염자는 재발 빈도가 높으므로 급성기 치료 종료 후에 ART를 도입하여 CD4 양성 T림프구 수가 200/μL 이상 상태가 6개월 이상 경과할 때까지 유지 요법 계속을 권고한다.[8]

6 ART 시작 시기

ART는 가능하면 신속한 도입이 바람직하다. 면역 재구축 증후군(IRIS)에 의한 이소스포라증 악화는 보고되지 않았다. ART 도입에 의한 이소스포라증의 영향은 크립토스포리듐증만큼 명확하지 않으며, 면역 상태의 개선은 전신 상태 개선과 재발 예방에 도움이 된다.

표 1	이소스포라 치료

	초기 치료	유지요법 (CD4 ≥200/μL 6개월 경과 후 종료)
1차 선택제	① TMP/SMX (160 mg/800 mg)[*1] 경구(정주) 4회/일 10일간 ② TMP/SMX (160 mg/800 mg)[*1] 경구(정주) 2회/일 7–10일간 ③ ②의 방법으로 시작하여 증상에 따라 투여량 증가나 투여 기간 연장.	TMP/SMX (160 mg/800 mg) 경구 3회/주
2차 선택제	피리메타민[*2] 50–75 mg, 경구 1 회/일 + 류코보린 10–25 mg, 경구 1 회/일 시프로플록사신 500 mg 경구 2회/일 7일간	피리메타민 25 mg 경구 1회/일 + 류코보린 5–10 mg 경구 1회/일 시프로플록사신 500 mg 경구 3회/주

*1 TMP/SMX: 트리메토프림/설파메톡사졸(ST복합제). 흡수 장애가 추정되면 정주제를 사용한다.
*2 피리메타민(프리설 정 신풍제약 pyrimethamine 25 mg, sulfadoxine 500 mg 복합제가 말라리아 치료제로 시판).

7 예방

유행 지역에서 음식에 대해 특히 주의가 필요하다. 급성기 치료 종료 후에 ART 도입으로 CD4 수가 개선될 때까지는 유지 요법(2차 예방)을 계속한다(표 1).[7]

【문헌】

1) CDC: Cysotiossporiasis [http://www.cdc.gov/parasites/cystoisospora/biology.html]

2) Sorvillo FJ et al: Epidemiology of isosporiasis among persons with acquired immunodeficiency syndrome in Los Angeles county. Am J Trop Med Hyg. 1995;53:656–9.

3) DeHovitz JA et al: Clinical manifestations and therapy of Isospora belli infection in patients with the acquired immunodeficiency syndrome. N Engl J Med. 1986;315:87–90.

4) Liebman WM et al: Intractable diarrhea of infancy due to intestinal coccidiosis. Gastrenterology. 1980;78:579–84.

5) Michiels JF et al: Intestinal and extraintestinal Isospora belli infection in an AIDS patient. A second case report. Pathol Res Pract. 1994;190:1089–93.

6)   Garcia LS: Diagnstic medical parasitology. 5th ed. American Society for Micrbiology. 2007, p80–3.

7)   Guidelines for prevention and treatment of opportunistic infections in HIV−infected adults and adolescents. Recommendations from the centers for disease control and prevention, the National Institutes of health and the HIV Medicine Association of the infectious Diseases Society of America(last updated：July 8, 2013) [http://aidsinfo.nih.gov/contentfiles/lvguidelines/adult_oi.pdf]

8)   Bartlett JG et al: 2012 Medical management of HIV infection, knowledge source solutions. 2012, p454.

4장 바이러스 질환
1. 사이토메갈로바이러스 감염

1 정의

사이토메갈로바이러스(cytomegalovirus; CMV)는 헤르페스 바이러스에 속하는 2중쇄 DNA 바이러스이다. 사람에 감염을 일으키는 CMV는 사람 헤르페스 바이러스 5(human herpes virus-5; HHV-5)라고 부르며, 종 특이성이 있어 사람 이외에는 감염을 일으키지 않는다. 타액을 통한 수평 감염이나, 모체에서 신생아로 수직 감염을 일으킨다. 일본인의 대부분은 유아기에 불현 감염을 일으켜 성인의 항체 양성률은 80-90% 정도이다.[1] 감염 후 숙주의 체내에 평생 잠복하며, 면역 기능이 저하되면 바이러스 재활성화가 일어난다.

HIV 감염이 진행되어 CD4 양성 T림프구 수가 50/μL 미만이 되면 CMV 감염 발생 위험이 높아진다.[2] 또 다른 기회 감염의 병력, CMV의 고바이러스혈증, HIV-RNA 양 증가(> 1.0× 10^5 copies/mL) 등은 발생 위험 요인이다. 간, 비장, 림프절 이외 장기의 CMV 감염(생후 1개월 이후 발생)은 에이즈 지표 질환으로 지정되어 있다. HIV 감염자의 약 30%에서 CMV 망막증에 이환되었으나, ART 보급 후에는 그 빈도가 20%까지 감소했다.[2] 그러나 아시아 개발 도상국의 HIV 감염자에서는 아직 유병률이 높아 망막염에 의한 실명이 문제가 되고 있다.[3] 또 면역 재구축 증후군 발생 빈도가 다른 기회 감염에 비해 높아 주의가 필요하다. HIV 감염자에서 망막염 이외에 식도염, 대뇌염, 중추신경 병변 등이 임상적으로 중요하며, 폐렴의 빈도는 낮다고 생각한다.[1] 또 부신에 감염되어 부신 기능부전을 일으키기도 한다.[4]

2 임상 증상

(1) 망막염

HIV 감염자의 CMV 감염 중에서 빈도가 가장 높아 3/4을 차지한다.[2] 2/3는 한쪽 눈에 발생하며, 병세가 진행하면 양쪽 눈을 침범한다. 망막 주변부를 침범하면 주변 시야에는 이상이 있으나, 증상이 없는 일도 있다. 중심부가 침범되면 시력 저하나 중심 시야 결손이 나타난다. 치료하지 않으면 증상이 진행되어 발병 6개월에 망막 전체가 괴사되며, 시신경 위축이나 망막 박리

가 동반되어 시기능을 잃는다.[5]

⑵ 식도염

HIV 감염자에서 CMV 감염의 수%를 차지한다.[2] 증상으로 음식물 삼킴의 어려움이 가장 많으며,[6] 연하 시 통증, 구토, 흉골 뒤쪽의 불쾌감 등이 있다. 때로 발열을 동반한다.

⑶ 대장염

HIV 감염자에서 CMV 감염의 5-10%를 차지한다.[2] 체중 감소, 식욕부진, 복통, 설사, 하혈, 점혈변 등이 있다. 식도염처럼 발열을 동반한다. 또 위장관 출혈이나 천공 등 중증 합병증을 일으킨다.[7]

⑷ 중추 신경병변

HIV 감염자의 CMV 감염 중에서 1%에 못 미치지만,[4] 증상이 심한 경우가 많다. 뇌염, 뇌실 상의염, 다발 신경근성 척수염 등을 일으킨다. 뇌염에서는 활동성 저하, 혼란, 발열 등이 있다. 뇌실 상의염은 급성 경과를 취해 병소 증상이나 뇌신경계 이상이 동반되며, 치명적이 될 수 있다. 다발 신경근성 척수염에서는 기안-바레 증후군과 같은 경과로 요폐나 하지 마비로 시작하여 진행성 양측 운동신경 장애가 나타난다.

3 진단의 요점

CD4 저하 환자는 CMV혈증 평가가 필요하며, PCR법, 항원 검사법, 바이러스 배양 등의 검사를 이용한다. 일본에서는 항원 검사법의 일종인 CMVpp65 항원(CMV antigenemia)을 흔히 측정한다. 그러나 민감도, 특이도가 충분하지 않아,[8-10] 임상 증상 및 다른 검사 소견을 종합하여 판단할 필요가 있다. 망막염은 초기에 증상이 없어 경험 있는 안과의에 의한 진료가 필요하다. CD4 저하에서는 증상이 없어도 원칙적으로 안과 진료를 시행한다. 또한 CMV 감염뿐 아니라 다른 기회 감염 동반의 평가도 필요하여 상하부 위장관 내시경 검사 및 목의 MRI 검사도 적극적으로 시행한다.

4 검사

⑴ 망막염

안과의에 의한 안저 검사가 중요하다. 안저 소견에서 황백색 삼출반, 선상 출혈 등이 있다. 시

각 장애로 안저 진단이 어려우면 수정체내 검체를 이용한 PCR을 시행하여 CMV를 검출한다.[2]

⑵ 식도염

상부 위장관 내시경 검사에서 광범위한 점막 궤양이 있으며, 다발성이 많다. 궤양은 중부에서 하부 식도에 많다. 식도 칸디다증이 동반되면 궤양 관찰이 어려우므로 내시경 검사 전에 식도 칸디다증 치료 시작을 고려한다. 병리 소견으로 염증 반응을 동반한 표층 세포의 핵 내 봉입체가 있다. 검체의 바이러스 배양은 위장관 병변이 없는 무증상 CMV혈증에서 바이러스 검출 가능성이 있어 식도염 진단에는 유효하지 않다.[2]

⑶ 대장염

하부 위장관 내시경 검사에 궤양 병변을 볼 수 있다. 천공성 궤양이 전형적이지만, 때로 종주성 궤양, 지도 모양 궤양, 백태를 동반한 원형 궤양, 협착을 동반한 주위 궤양 등으로 다양한 궤양을 나타낸다.[11] HIV 감염자에서 다른 장관 감염 동반이 많으며, 이질 아메바증에 의한 궤양성 병변도 나타날 수 있어 주의가 필요하다. 병리 소견으로 핵 내 또는 세포질내 봉입체가 있다. 식도염에서처럼 검체의 바이러스 배양은 진단에 유효하지 않다.[2]

⑷ 중추 신경병변

척수액 검사에서, 뇌염이나 뇌실상의염은 림프구 우위 세포 수 증가가 있으나, 다발 신경근성 척수염에서는 호중구가 우세한 세포 수 증가가 많다. 척수액 PCR 검사는 민감도 80%, 특이도 90%이며, 진단에 유용하다.[12] 뇌실 상의염은 머리 조영 MRI의 T1 강조 영상에서 뇌실 주위에 줄 모양의 신호 증가 영역이 나타난다.

5 치료

치료의 진행은 표 1과 같다. 현재 사용되는 항CMV약은 3종류이며, 주사제는 간시클로버(GCV)과 포스카르네트(foscarnet, FCN), 내복약은 발간시클로버(valganciclovir, VGCV)이다.

VGCV는 GCV의 전구약(prodrug)이다. 1차 선택제는 GCV 또는 VGCV이며, 전신 투여를 기본으로 한다. GCV나 FCN의 안내 주사를 점적 주사와 병용한다.[2] GCV 및 VGCV의 부작용으로 백혈구 감소, 혈소판 감소가 중요하다. 특히 CD4 저하 환자에서 HIV 감염에 동반한 골수 억제로 GCV, VGCV 투여 시작 전부터 혈구 감소가 있으므로 투여 중 신중한 혈구 수 검사가 필요하다. 혈구 감소가 진행되어 치료 계속이 어렵다고 판단되면 FCN으로 변경을 고려한다.

표 1 | 사이토메갈로 바이러스 감염의 초기 치료와 유지 요법

	항CMV제	초기 치료	유지요법	부작용
1차 선택	ganciclovir (GCV)	5 mg/kg을 12시간마다 점적 중증에서는 2 mg/dose를 1일 1–4회 안내 주사 병용	5 mg/kg를 24시간 마다 점적	백혈구 감소 혈소판 감소 등
	발간시클로버 (VGCV)	1,800 mg/일 분 2 경구 투여	900 mg/일 분 1 경구 투여	백혈구 감소 혈소판 감소 등
2차 선택	포스카르네트 (FCN)	60 mg/kg을 8시간마다 또는 90 mg/kg를 12시간마다 점적 중증에서는 2.4 mg/dose를 1일 1–4회 안내 주사 병용	900–1,200 mg을 24시간마다 점적	신장 장애 등

	병소	초기 치료	유지요법	비고
치료 기간	망막염	점적 주사 14–21일, 안내 주사 7–10일	안과 소견으로 망막염이 치유되고, CD4 >100/μL 3–6개월 이상 경과 하면 종료	다시 CD4 < 100/μL 이면 유지요법과 같은 2차 예방 시작
	식도염/대장염	21–42일 또는 증상 및 내시경 소견 경쾌까지	별도로 권고하지 않으며, 재발 시 치료	내복이 어려우면 점적 치료
	중추 신경병변	신경 증상 경쾌까지	평생 계속	중증에는 GCV와 FCN 병용

FCN의 부작용으로 신 장애가 중요하여 주의한다. 중추 신경 병변이 중증이면 GCV와 FCN을 병용하며, 골수 억제나 신 장애 위험이 더 높아질 가능성이 있어, 신중하게 경과를 관찰한다.

망막염은 초기 치료를 14–21일 시행하고, 그 후 유지 요법으로 이행한다. 유지 요법으로 CD4 100/μL를 넘은 상태가 3–6개월 정도 지속되면 중지를 고려한다. 유지 요법으로 내복약인 VGCV를 흔히 사용한다.

식도염이나 대장염에서 항CMV약의 3–6주간 계속 또는 증상 및 내시경 소견이 개선될 때까지 계속을 권고한다. 그러나 경증에는 항CMV약을 투여하지 않고, HIV치료제 치료로 경과를 관찰하기도 한다. 중추 신경병변의 치료 기간은 특별히 정해지지 않았지만, 적어도 신경 증상이 경쾌될 때까지 투여 계속이 필요하여 장기 치료하는 경우가 많다.

6 ART 시작 시기

조기 ART 시작에 의한 IRIS 위험이 알려져 있으며, 특히 망막염 환자에서 포도막염(IRU) 빈도가 높다.[13] 그러나 최근에는 ART 도입 지연에 의한 위험이 더 중요하다고 생각하여, CMV 감염에 대한 항CMV약 치료 시작부터 2주 이내에 ART를 시작해야 한다는 견해가 많다.[2,4]

최종적으로 개개 증례에서 판단할 필요가 있으며, ART 시작 시 CMV 감염이 조절되고 있는 상태인지 신중하게 평가한다.

7 면역 재구축 증후군에 대해

CMV 감염에서 ART 시작 후 IRIS 발생에 주의한다. 특히 망막염 환자에서 IRU로 IRIS가 나타날 위험이 높다(37.7%).[14] ART 시작 4-12주 발생이 많다. IRU에는 부신피질 스테로이드제 투여가 효과적이다. 항CMV약의 효과는 불분명하나, 부신피질 스테로이드제와 항CMV약의 병용을 권고하는 의견도 있다.[2] 부신 피질 스테로이드제는 경구, 점적에 의한 전신 투여나 안내 투여가 있으며, 모두 효과적이라는 보고가 있다.[2] 위장관 병변이나 중추신경 병변은 IRU에 비해 IRIS를 일으킬 가능성이 낮지만 주의가 필요하다.

8 예방

발생 전 1차 예방은 권고하지 않는다. CMV 망막염에는 초기 치료 시행 후 유지 요법과 2차 예방을 시작한다. 망막염 소견이 안과 검사에서 완전히 치유되고, CD4 100/μL 이상이 3-6개월간 지속되면 2차 예방 종료를 고려한다. CD4가 다시 100/μL 미만이 되면 2차 예방을 고려한다. 위장관 병변에 대한 2차 예방은 권고하지 않지만, 재발 예는 초기 치료 후 유지 요법 계속을 고려한다.

중추 신경 병변에는 2차 예방의 평생 계속을 권고하고 있다.

【문헌】

1) 일본조혈세포 이식학회: 조혈세포 이식 지침. 사이토메갈로바이러스 감염. 제2판. 일본조혈 세포 이식학회, 2011.

2) Guidelines for prevention and treatment of opportunistic infections in HIV-infected adults and adolescents. Recommendations from the centers for disease control and prevention, the National Institutes of health and the HIV Medicine Association of the infectious diseases Society of America(last updated:July 8, 2013) [http://aidsinfo.nih.gov/contentfiles/lvguidelines/adult_oi.pdf]

3) Ford N et al: Burden of HIV-related cytomegalovirus retinitis in resource-limited settings: a

systematic review. Clin Infect Dis. 2013;57:1351-61.

4)   Nelson M et al: British HIV association and British infection association guidelines for the treatment of opportunistic infection in HIV-seropositive individuals 2011. HIV Med. 2011;12 Suppl 2:1-140.

5)   야마모토 나루게이: CMV 감염. 안과. 일본에이즈학회지. 2004;6:4-5.

6)   Wilcox CM et al: Cytomegalovirus esophagitis in patients with AIDS. A clinical, endoscopic, and pathologic correlation. Ann Intern Med.1990;113:589-93.

7)   Dieterich DT et al: Cytomegalovirus colitis in AIDS: presentation in 44 patients and a review of the literature. J Acquir Immune Defic Syndr.1991;4 Suppl 1:S29-35.

8)   Skiest DJ et al: CMV pp65 antigen testing is of limited utility in the diagnsis of concomitant CMV disease in HIV-infected patients in the HAART era. J Clin Virol. 2003;28:203-13.

9)   Wattanamano P et al: Comparison of three assays for cytomegalovirus detection in AIDS patients at risk for retinitis. J Clin Micrbiol. 2000;38:727-32.

10)   Jang EY et al: Diagnostic performance of the cytomegalovirus(CMV) antigenemia assay In patients with CMV gastrointestional disease. Clin Infect Dis. 2009;48:e121-4.

11)   나가시마 유이치: 사이토메갈로바이러스 감염. 위와 장. 2002;37:399-403

12)   Skiest DJ: Focal neurological disease in patients with acquired immunodeficiency syndrome. 2002. Clin Infect Dis. 2002;34:103-15.

13)   Ortega-Larrocea G et al: Lower incidence and severity of cytomegalovirus-associated immune recovery uveitis in HIV-infected patients with delayed highly active antiretroviral therapy. AIDS. 2005;19:735-8.

14)   Muller M et al: Immune reconstitution in inflammatory syndrome in patients starting antiretroviral therapy for HIV infection: A systematic review and meta-analysis. Lancet Infect Dis. 2010;10:251-61.

4장 바이러스 질환
2. 단순 헤르페스 바이러스 감염

1 정의

단순 헤르페스 바이러스(herpes simplex virus)는 1형과 2형으로 나누며, 주로 피부 점막 표면에 병변을 일으킨다. 또 중추신경에도 감염을 일으켜 뇌염의 원인이 된다. 초기 감염은 불현성 감염이 많으며, 그 후 신경절에 잠복하여 재발을 반복한다. HIV 감염자는 단순 헤르페스 바이러스 항체 양성자가 대부분이며, 2형 단순 헤르페스 바이러스 항체 보유율은 HIV 비감염자 3배로 약 60%라고 보고되었다.[1] 단순 헤르페스 바이러스 감염은 면역 정상자에서도 볼 수 있으며, 1형 단순 헤르페스 바이러스에 의한 입술 헤르페스나, 2형 단순 헤르페스 바이러스에 의한 성기 헤르페스 빈도가 높다. 단순 헤르페스 바이러스에 의한 전신의 파종성 병변은 에이즈 등 고도의 면역 부전자에서는 드물다. 단순 헤르페스 뇌염의 대부분은 1형에 의해 발생되나, HIV 감염자에서는 1형 단독 감염 이외에 2형에 의한 것이나 사이토메갈로바이러스와의 혼합 감염도 있다.[2]

2 임상 증상

입술 헤르페스는 입술의 위화감이 전구 증상이며, 구진이나 수포가 형성되고, 궤양, 가피 병변이 급속히 진행되며, 통증을 동반할 수 있다. 피로나 햇빛 노출이 원인이 되어 1년에 여러 번 재발할 수 있다.

성기 헤르페스는 궤양성 병변 형성이 많으며, 다발성 수포나 종류성 병변도 있다.[3] 또 배뇨 시 통증과 요도나 질의 분비물 동반이 있다. 통증 동반이 많지만, 수 mm의 작은 병변은 통증이나 가려움증 같은 증상이 없다.[4] 이런 무증상 병변에서도 바이러스가 배출되어 감염원이 될 수 있다.

면역 정상자에서 단순 헤르페스 뇌염은 감기 같은 전구 증상으로 시작하며, 발열 및 측두엽 증상인 의식 장애나 인격 변화 등이 나타난다. HIV 감염자를 포함한 면역 부전자에서는, 전구 증상이 없으며, 측두엽 증상도 없다는 보고가 있다.[5] 신경 증상이 있는 HIV 감염자의 약 2%에서 진단된다는 보고가 있으며, 대부분 CD4 수가 낮은 증례에서 발병한다. 따라서 CMV나 EB 바이러스(EBV)에 의한 중추 신경 감염 동반 예가 포함되어 있다고 생각할 수 있다.[2]

3 진단의 요점

HIV 감염자에서 입술 헤르페스는 만성화하기 쉽고, 피부 심부까지 병변이 진행되어 괴사, 출혈, 통증을 동반할 수 있다. 구강 칸디다증이 동반되기도 한다. 또 면역 정상자에 비해 재발 빈도가 높다.

HIV 감염자에서 성기 헤르페스는 항문에 병변이 있어 항문의 궤양 병변이 있을 때 감별 질환의 하나가 된다. 에이즈 환자에서는 깊은 궤양성 병변이 많다.[6] CD4 저하로 성기 헤르페스가 반복되면 종양성 병변을 만든다.[3] 항문 직장부의 통증, 배변 이상, 점액 배출 등이 있으면 의심한다.

HIV 감염자에서 단순 헤르페스 뇌염은 전구 증상이나 국소 신경 증상이 없으며, 비전형적 경과를 나타낼 가능성이 있다. 따라서 중추 신경 감염이 시사될 때 감별에 중요하다.

4 검사

확정 진단에는 국소 점막 병변에서 단순 헤르페스 바이러스의 존재를 증명할 필요가 있다. PCR 검사, 항원 검사, 배양 검사 등이 이용되며, PCR 검사의 민감도가 가장 우수하다.

바이러스 배출이 간헐적이므로 병변에서 바이러스가 검출되지 않을 수 있다. 따라서 한 번의 검사로 가능성을 제외하지 말고, 필요에 따라 검사 반복이 필요하다. 또 김자 염색으로 바이러스성 거대 세포 증명도 진단에 도움이 된다(Tzanck test). 그러나 바이러스성 거대 세포는 수두-대상포진 바이러스에서도 볼 수 있어 구별하지 못하므로 해석에 주의한다. 또 HIV 감염자에서 단순 헤르페스의 혈청 항체가의 유효성은 제한적이다.

성기 헤르페스에서는 종류성 병변 형성이 많아 평편상피암이나 첨규 콘딜로마와 감별을 위해 생검이 고려된다.[3, 7] 또 성기 헤르페스는 1형에 비해 2형의 재발 빈도가 높아 예후의 예측에 바이러스 형을 결정할 필요가 있다. 한편 입술 헤르페스는 1형에서 2형보다 재발되기 쉽다.

단순 헤르페스 뇌염의 진단에는 척수액의 PCR 검사가 유용하다. 발병 초기에는 위음성이 될 수 있어 의심스러우면 반복 검사를 시행한다. 척수액 소견에서 일반적으로 세포 수와 단백 증가가 있으며, 면역 정상자와 면역 부전자에 차이가 없다. 머리 MRI 검사에서 측두엽을 중심으로 병변을 볼 수 있으며 T2 강조 영상이나 확산 강조 영상에서 신호 증가가 특징적이다.

5 치료

입술, 성기, 항문에 통증이 있는 수포나 궤양 병변이 있으면 항바이러스제에 의한 진단적 치료를 시작한다. 병형에 따른 헤르페스 바이러스 감염 치료는 표 1과 같다.

입술 헤르페스와 성기 헤르페스는 약제 복용량이 같지만 치료 기간이 다르다. 중증에서는 점적 치료를 시작하여 증상 경과를 보아 내복약으로 바꾸며, 병변이 치유될 때까지 내복 치료를 계속한다.[8,9] 아시클로버 치료 후에 병변 개선이 없으면 약제 내성 바이러스를 고려한다.[10] 약제 내성 바이러스는 과거의 항바이러스제 사용과 관계없이 나타난다. 약제 내성 바이러스의 빈도는 면역 정상자에서 1% 미만, HIV 감염자에서 5% 미만으로 보고되었다. 약제 내성 바이러스가 의심되면 아시클로버뿐 아니라, 파라시클로버나 팜시클로버에 대한 내성도 생각할 수 있다. 이런 경우는 포스카르네트가 선택사항이 된다.

드물지만 전신성 파종성 병변에서 괴사성 망막염이 동반될 수 있다. 이때는 항바이러스제 정맥 투여에 더해 안내 주사를 시행하며 안과의와 제휴가 중요하다.[11]

단순 헤르페스 뇌염에는 정맥 주사제를 사용한다. 척수액 PCR 결과는 빨리 얻을 수 없으며, 의심되면 신속하게 치료를 시작할 필요가 있다. 아시클로버 10 mg/kg, 8시간마다 정주를 14-21일간 계속하여 척수액 PCR 음성화를 확인한다. 중증에서는 아시클로버 증량(20 mg/kg)을, 지연 재발 예는 재치료를 고려한다.[12,13]

표 1   단순 헤르페스 감염 치료

병형	약제	투여량	투여 경로	기간
일반형	아시클로버	400 mg 3회/일	경구	구순 헤르페스: 5-10일 성기 헤르페스: 5-14일
	파라시클로버	1,000 mg 2회/일	경구	
	팜시클로버	500 mg 2회/일	경구	
약제저항성	포스카르네트	80-120 mg/kg 8-12 시간마다	정주	
중증	아시클로버	5-10 mg/kg를 8시간마다 *병변 개선 후 내복으로 이행	정주	병변 치유까지
헤르페스 뇌염	아시클로버	10 mg/kg를 8시간 마다 *중증에서는 20 mg/kg를 8시간마다 증량 가능	정주	14-21일

6 ART 시작 시기와 면역 재구축 증후군

입술 헤르페스나 성기 헤르페스 등 피부 점막 병변이 있는 증례의 ART 시작 시기에 대한 의견 일치가 없다. 일반적으로 입술 헤르페스가 있을 때 ART 시작 시기 고려에 문제될 것은 없다. 난치성이며 만성적 피부 및 점막 병변이 있는 증례 또는 내장이나 파종성 병변이 있는 증례는 신속한 ART 도입을 고려한다. 성기 헤르페스가 면역 재구축 증후군(IRIS)의 가장 많은 원인이라는 보고가 있다.[11] ART 도입 후 난치성 피부 점막 병변이 나타나면 IRIS를 고려한다.

단순 헤르페스 뇌염에서 ART 시작 시기에 대한 명확한 지침이 없다. IRIS에서 CMV나 EBV의 중추 신경 감염 동반이 있으므로 단순 헤르페스 바이러스 단독의 빈도는 명확하지 않다.

7 예방

입술 헤르페스나 성기 헤르페스, 단순 헤르페스 뇌염은 면역 정상자에서도 발생할 수 있는 질환이며, HIV 감염자에서 1차 예방은 권고되지 않는다.[8] 단순 헤르페스 바이러스 노출 후 예방적 항바이러스제 투여 효과에 대한 연구는 적고, 시작 시기, 치료 기간, 효과 등이 명확하지 않다.[8]

헤르페스 바이러스 감염의 재발 억제 요법은 표 2와 같다. 성기 헤르페스를 포함한 피부 점막의 단순 헤르페스 바이러스 감염이 반복되면(6회/년 이상), 재발 억제 요법을 고려한다.[8, 9] 재발 억제 요법은 CD4 수와 관계없이 계속하며 치료 기간이 정해지지 않았다. 재발 억제 요법 중 재발은 약제 내성 바이러스가 관여하므로 주의한다.[10]

표 2 단순 헤르페스 바이러스 감염 재발 억제요법

약제	투여량	투여 경로
아시클로버	400 mg 3회/일	경구
파라시클로버	500 mg 2회/일	경구
팜시클로버	500 mg 2회/일	경구

【문 헌】

1) Pate LP et al: Prevalence and risk factors associated with herpes simplex virus-2 infection in a contemporary cohort of HIV-infected persons in the United States. Sex Transm Dis. 2012; 39:154-60.

2) Cinque P et al: Herpes simplex virus infections of the central nervous system in human immunodeficiency virus-infected patients: clinical management by polymerase chain reaction assay of cerebrospinal fluid. Clin Infect Dis. 1998;27:303-9.

3) Mosunjac M et al: Genital and perianal herpes simplex simulating neoplasia in patients with AIDS. AIDS Patient Care STDS. 2009;23:153-8.

4) Schacker T et al: Frequency of symptomatic and asymptomatic herpes simplex virus type 2 reactivations among human immunodeficiency virus-infected men. J Infect Dis. 1998;178:1616-22.

5) Tan IL et al: Atypical manifestations and poor outcome of herpes simplex encephalitis in the immunocompromised. Neurology. 2012;79:2125-32.

6) Bagdades EK et al: Relationship between herpes simplex virus ulceration and CD4+ cell counts in patients with HIV infection. AIDS. 1992;6:1317-20.

7) Tong P et al: Herpes simplex virus infection masquerading as condyloma acuminate in a patient with HIV disease. Br J Dermatol.1996;134:797-800.

8) Workowski KA et al: Sexually transmitted diseases treatment guidelines, 2010. MMWR Recomm Rep. 2010;59:1-110.

9) Guidelines for prevention and treatment of opportunistic infections in HIV-infected adults and adolescents. Recommendations from the centers for disease control and prevention, the National Institutes of health and the HIV Medicine Association of the infectious diseases Society of America(last updated:JuLy 8, 2013)[http://aidsinfo.nih.gov/contentfi les/lvguidelines/adult_oi.pdf]

10) Erlich KS et al: Acyclovir-resistant herpes simplex virus infections in patients with the acquired immunodeficiency syndrome. N Engl J Med. 1989;320:293-6.

11) Wong RW et al: Emerging concepts in the management of acute retinal necrosis. Br J Opht halmol. 2013;97:545-52.

12) 일본 신경감염학회:단순 헤르페스 뇌염 진료 지침. NEUROINFECTION. 2005;10:78-83.

13) Tunke l AR et al: The management of encephalitis: clinical practice guidelines by the infectious diseases Society of America. Clin Infect Dis. 2008;47 :303-27.

14) Ratnam l et al: Incidence and risk factors for immune reconstitution inflammatry syndrome in an ethnically diverse HIV type 1-infected cohort. Clin Infect Dis. 2006;42:418-27.

4장 바이러스 질환
3. 진행성 다소성 백질뇌증

1 정의

진행성 다소성 백질뇌증(progressive multifocal leukoencephalopathy ; PML)은 면역 부전을 계기로 JC폴리오마 바이러스(JCV)가 활성화되어 대뇌 회백질을 중심으로 탈수가 일어나는 중추 신경 질환이다. 이 질환은 중증 세포 면역 부전에 동반하여 발생하는 것이 특징이며, 에이즈 지표 질환의 하나이다. 그러나 최근에는 면역 억제제 사용 환자(자가면역 질환, 교원병, 장기이식 등)나 혈액계의 악성종양 환자, 혈액 투석 중 만성 신부전 환자 등 비AIDS에서도 보고되고 있다.

일본에서 PML 빈도는 인구 1,000만 명당 약 0.9명으로 낮지만, HIV 감염자에서는 1,000명에 1-3명 정도로 많다.[1] 성별과 연령에서 남성에 약간 많고 40세 이상에서 많은 것으로 보고되었다.

PML의 원인 바이러스인 JCV는 사람 폴리오마 바이러스 속으로 분류되며, 대부분 소아기의 무증후성 감염이며 그 후 체내에 잠복한다. 신장에 잠복 감염된 JCV는 소변에서 분리되어 원형(archetype)이라고 하며, 중추 신경계의 JCV는 non-coding control region (NCCR, 전사조절 영역)이 재편성되어 다양하게 변화된 PML형 JCV이며, 이것은 원형 조절 영역이 체내에서 재편성되어 만들어진 것으로 생각한다.[2] PML 발생 기전은 완전히 규명되지 않았으나, 잠복되어 있던 JCV가 숙주의 세포 면역 저하에 의해 재활성화되고 혈액-뇌관문을 넘어 중추 신경 내에 침입한다. 이어서 뇌에 감염되고 증식하여 올리고덴드로사이트를 파괴한다고 생각하고 있다. PML형 JCV의 중추신경 침입이 잠복 감염되어 있던 원형 JCV가 PML형 JCV로 변화된 것인지는 불명확하다.

2 임상 증상

아급성 진행성 경과가 이 질환의 특징이며, 초기 증상은 한쪽 마비나 사지 마비, 반맹 등의 시력 장애, 지능·기억 장애 등의 인지 증상, 실어증, 뇌신경 마비 등이 많으며, 소뇌나 간뇌 증상으로 발병하기도 한다. 그 후 수개월이 경과하며, 무동, 무언 상태가 된다.[3] 일본의 2013년 보고에서, 인지 증상, 구음 장애, 편마비, 실어, 시력 장애, 소뇌 증상, 심부 건반사 항진, 불수의 운동, 무언, 무동, 연하장애, 정신 증상, 진전 등의 순서로 많았다.

3 진단의 요점

일본의 PML 진단 기준은 표 1과 같다. PML 진단에는, 기초 질환, 아급성 진행성 경과와 임상 증상, 뇌 영상 소견이 중요하며, 척수액 JCV-PCR 검사 양성 또는 생검에서 PML 특이 병리 소견과 JCV 감염 증명이 필요하다. 에이즈에 동반된 PML (HIV 관련 PML)는 26.3% 정도이며, 감소 경향이 있다. 현재 혈액계 악성 종양, 자가면역 질환, 교원병, 혈액 투석 중 만성 신부전, 장기 이식 등의 기초 질환에 동반된 PML이 많아지고 있다. 표 1의 진단 기준에서 1-3만 있는 증례(possible PML) 또는 비전형적 PML이 의심되면 척수액 JCV-PCR의 반복 검사 또는 뇌 생검을 시도할 필요가 있다.

표 1	진행성 다소성 백질뇌증(PML) 진단 기준

Definite PML: 다음 기준 항목 5개 만족
Probable PML: 다음 기준 항목 1, 2, 3, 4 만족
Possible PML: 다음 기준 항목 1, 2, 3 만족

    1. 성인 발생 아급성 진행성 뇌증(1)
    2. 뇌 MRI에서 백질에 뇌부종을 동반하지 않는 다양한 크기의 융합성 병변 산재(2)
    3. 백질뇌증을 일으키는 다른 질환을 임상적 배제(3)
    4. 척수액에서 PCR로 JCV DNA 검출(4)
    5. 부검 또는 생검으로 뇌에 특이 병리 소견(5)과 JCV 감염(6) 증명

주

(1) 면역 부전(AIDS, 항암제 · 면역 억제제 투여 등) 환자나 생물학적 제제(나타리즈맙, 리툭시맙 등) 사용 환자에 호발하며, 소아기 발생도 있다. 발열 · 척수액 세포 증가 등의 염증 반응이 없으며, 초기 증상으로 편마비/사지마수, 인지 기능 장애, 실어, 시력 장애, 뇌신경 마비, 소뇌 증상 등 다양한 중추 신경 증상을 나타낸다. 치료하지 않으면 수개월에 무농성 무언 상태에 이른다.

(2) 병소 검출에는 MRI가 유용하며, 뇌실 주위백질, 반난원 중심, 피질하 백질 등의 주로 백질 병변이다. 병변은 T1 강조영상에서 저신호, T2 강조영상이나 FLAIR 강조영상에서 고신호를 나타낸다. 확산강조영상에서 새로운 병변은 고신호를 나타내고, 오랜 병변은 신호 변화가 없어 고리 모양의 고신호 병변을 나타내는 것이 많다. 조영제 증강 효과는 음성이나 드물게 병소 변연에 약하게 나타나기도 한다.

(3) 백질뇌증으로는 부신 백질이양증 등의 대사 질환이나 HIV 뇌증, CMV 뇌염 등이 있다. AIDS에서 PML이 나타나는 병태에서 HIV 뇌증이나 CMV 뇌염이 흔히 동반된다.

(4) 발병 초기에 음성이 될 수 있다. 경과에 다라 양성률이 높아지므로, PML이 의심되면 재검사한다.

(5) 탈수 병소, 거대핵에 봉입체를 가진 글리어세포의 존재, 아스트로글리어 반응, 마크로파지, 미크로글리어 출현.

(6) JCV DNA, mRNA, 단백질의 증명 또는 전자현미경에 의한 바이러스 입자의 동정.

PML의 확정 진단은, 부검 또는 생검에서 뇌에 PML 특이 병리 소견과 JCV 감염을 증명하는 것이다. 그러나 생전에 병리 검사를 시행할 수 있는 증례는 실제로 적어, 표 1의 1–4항에 의해 probable PML으로 진단되는 증례가 많다. 따라서 사망 후 병리해부가 중요한 검사일 수 있다.

PML의 병리 소견은 피수 경계에서부터 피질하 백질을 중심으로 다양한 크기의 탈수반이 있으며 융합성이 많다. HE 염색에서 JCV 봉입체를 의미하는 양 염색성의 큰 핵을 가진 올리고덴드로글리어 세포가 특징적이고, 반응성 아스트로사이트나 마크로파지도 출현한다.[5] 항JCV항체(VP-1 항체)를 이용한 면역 조직화학에서 종대된 핵 전체에서 양성 소견을 보인다.

전자현미경으로 JVC는 구상 및 섬유상 형태를 보이며, 핵막 바로 아래에 클러스터 형성이 많다.

감별질환은, HIV 뇌증, CMV 뇌염, 중추신경계의 원발성 림프종, 뇌톡소플라스마증, posterior reversible encephalopathy syndrome (PRES), 뇌혈관 장애, 약제성 백질뇌증, 다발성 경화증, 성인 발생형 부신 백질이양증 등이다. 병력, 약제 복용력, 뇌 MRI, MRA 소견, 다른 장기 장애, 신경 증상 등으로 감별이 가능하다.

4   검사

일반적 혈액검사에서 염증 소견을 볼 수 없다. 또 척수액의 일반 검사에서는 이상을 나타내지 않는 증례가 많으며, 최근의 보고에서 척수액 단백 증가 47.4%, 세포 증가는 34.2%였다. 미에린 염기 단백의 경도 상승 예가 있지만, IgG 상승은 없다. 척수액에서 JCV 유전자를 검출하여 특유 유전자 배열을 확인하면 진단 가능성이 높아 진단에 중요하다(민감도 약 80%, 특이도 99%).

뇌 MRI에서, T2 강조 영상, FLAIR 영상, 확산 강조 영상이 예민하며, 대뇌 백질에 고신호 영역을 나타내는 좌우 비대칭성의 대소 부동의 다소성 탈수 병소가 보인다.[6] 최근의 보고에서 대뇌 백질병변 86.8%, 소뇌 백질병변 28.9%, 뇌간 병변이 23.7%였으며, 그 분포에서 양측 좌우 비대칭성이 78.9%였다. 이 병소에는 보통 뇌부종이 없으며, 조영제 증강 효과도 없는 경우가 많지만, 10.5%는 가도리니움(Gd) 조영효과가 있었다. 또한 대뇌 위축을 나타낸 증례는 31.6%로 비교적 많았다. 최근 대뇌 위축이나 Gd 증강을 나타내는 증례가 많아지고 있다.

5   치료

현재 PML에 특이 치료법은 확립되지 않았다. 그러나 HIV 감염자(HIV 관련 PML)에서 ART가 1차 선택이며, 이것의 시행으로 생명 예후가 개선되어 1년 이상 생존율이 50% 이상이다. ART의 효과로 면역력이 회복되면 수년에 걸쳐 생존하며 증상 진행이 정지되거나 개선하는 예도 있다. 그러나 장기 생존 예에서도 고도의 신경 후유증이 남는다. 현재 미국에서 메프로퀸 시험이 진행 중이며,[7] PML 치료에 응용이 기대되고 있다. 일부 증례에서 유효성이 나타나서 일본에서도 임상 연구를 하고 있다. 메프로퀸은 말라리아 치료약이지만 in vitro의 JCV 감염 실험계에서 현저한 항JCV 작용이 있으며, 중추 신경계 이행이 양호한 약제이다. HIV 관련 PML에 메프로퀸 투여를 고려하지만 아직 충분한 근거는 없다.

항바이러스 요법으로 시타라빈(Ara-C)과 시도포비르(CDV)이 in vitro에서 JCV 증식을 억제하며, 임상적으로 유효한 증례 보고가 있지만, HIV 감염자에서 항바이러스제 추가 투여는 권고하지 않는다. AIDS를 기초 질환으로 하지 않는 PML(비HIV-PML) 치료에서는, 발생 유발 약제의 중지나 감량을 1차 검토하고, 시타라빈이나 메프로퀸 투여를 고려할 수 있다. 나타리즈맵(natalizumab) 관련 PML은 약제 투여를 중지하고 단순 혈장교환과 메프로퀸 투여를 시작한다. 미르타자핀 투여를 고려해도 좋다.

6 ART 시작 시기

HIV 관련 PML에서 ART가 예후를 개선할 가능성이 있으므로, 미치료 HIV 환자는 PML로 신단되면 ART를 시작한다. 이미 ART를 시행하고 있으나, HIV-RNA 조절 불량이나 치료를 준수하고 있는 환자는 내성 검사에 따라 ART를 조정한다. 현재 고 CPE 스코어 치료법 선택의 유효성은 확인되지 않았다.

HIV 관련 PML 환자에서 ART 시작 후 수개월 이내에 나타나는 MRI에서 병소 확대와 Gd 증강 효과, 부종과 종괴 효과 및 신경 증상의 급격한 악화는 면역 재구축 증후군(IRIS)이며 염증성 PML라고 부른다. 이것은 세포 면역 회복에 의한 JCV 감염 세포에 대한 면역 반응으로 생각할 수 있고, 예후가 양호한 경우도 있다. 따라서 중증이 아니면 치료를 계속하지만, 중증이면 스테로이드 펄스 요법을 고려한다. 또 글리세롤이나 만니톨을 대증요법으로 고려해도 좋다.

7 예방

현재로서는 PML 발생의 예방법은 없다. CD4 수를 100-200/μL 이상으로 유지하여 예방할 수 있는 것이 다른 중추 신경계 기회 감염과 다르다. PML은 이런 환자에서도 나타나며 또 ART을 시행해도 나타날 수 있다. JCV의 초기 감염이나 잠복 감염 기전이 규명되지 않아 발생 예방이 어려운 상황이다.

다발성 경화증의 새로운 치료제인 나타리즈맵 사용으로 발생한 나타리즈맵 관련 PML에서 혈청 항JCV 항체 양성이 PML 발생 위험일 가능성이 알려져 다발성 경화증 환자에서 혈청 항체 측정이 중요하다.[8] 일본에서 건강인의 70% 이상이 항JCV 항체 양성이며, 연령 증가에 따라 항체 보유율이 높아진다. 혈청 항JCV 항체에 의해 감염 병력을 확인할 수 있으나 많은 건강인에서 양성이므로 진단적 가치가 없다. 그러나 항JCV 항체 음성이면 PML 발생 위험이 낮으며, 다른 기초질환에도 해당되어 HIV 감염자에서 항JCV 항체 측정의 의의가 있다고 생각할 수 있다.

【문 헌】

1) Dworkin MS: A review of progressive multifocal leukoencephalopathy in persons with and without AIDS. Curr Clin Top Infect Dis. 2002;22:181−95.

2) Brew BJ et al: Progressive multifocal leukoencephalopathy and other forms of JC virus disease. Nat Rev Neurol.2010; 6:667−79.

3) 키시타 오사무: PML의 역학과 임상. Brain Nerve. 2007;59:125−37.

4) 야마다 마사히토: 진행성 다소성 백질뇌증(Progressive Multifocal Leukoencephalopathy: PML) 진료 지침 2013. 후생노동과학 연구비 보조금 난치성 질환 극복 연구 사업. 프리온병 및 지발성 바이러스 감염에 대한 조사 연구반 2013.

5) 스이즈 에이요우: 진행성 다소성 백질뇌증. 임상 신경.2011;51:1051−7.

6) Shah R et al: Imaging manifestations of progressive multifocal leukoencephalopathy. Clin Radiol. 2010;65:431−9.

7) Clifford DB et al: A study of mefloquine treatment for progressive multifocal leukoencephalopathy: results and exploration of predictors of PML outcomes. J Neurovirol.2013;19:351−8.

8) Alroughani RA et al: Natalizumab treatment for multiple sclerosis: Middle east and North Africa regional recommendations for patient selection and monitoring. BMC Neurol.2014;14:27.

5장 종양
1. AIDS 관련 악성 림프종

1 정의

AIDS에 동반된 악성 림프종(AIDS related lymphoma; ARL)은, 전신성 비호지킨 림프종(systemic NHL), 원발성 삼출액 림프종(primary effusion lymphoma; PEL), 중추신경계 원발성 림프종(primary central nervous system lymphoma; PCNSL) 등으로 분류한다. systemic NHL은 다시 미만성 대세포형 림프종(diffuse large B-cell lymphoma; DLBCL), 버킷 림프종(Burkitt lymphoma), 형질모구성 림프종(plasmablastic lymphoma; PBL)로 나눈다.

HIV 감염자는 HIV 비감염자에 비해 악성 림프종 발생이 많다. 특히 CD4 수 100/μL 미만의 에이즈, 즉 HIV 감염이 진행된 상태에서 흔히 발생한다. 그 원인은 불명확하지만, HIV 감염에 동반된 면역 부전 상태의 관여를 생각하고 있다. 또 많은 ARL 세포에서 EB 바이러스(epstein-barr virus; EBV) 직접 감염이 있어 EBV가 ARL 발생에 역할을 하고 있다. 한편 PEL에서는 EBV 이외에 사람 헤르페스 바이러스 8 (human herpes virus 8; HHV-8)의 동반 감염이 있다. PEL은 ARL 중에서 빈도가 낮은 림프종이다. PCNSL은 EBV와 관련이 깊고, HIV 감염자에서 HIV 비감염자에 비해 이환율이 1,000배 높다.[1]

2 임상 증상

(1) 전신성 비호지킨 림프종(systemic NHL)

HIV 비감염자에 비해 발열, 야간 발한, 10% 이상의 체중 감소 등이 흔히 있다. 2/3 이상의 증례에서 중추 신경, 위장관, 골수, 간, 폐, 및 부신 등에 림프절외 병변이 있다. 특히 위장관 병변을 30-50%에서 볼 수 있으며,[2] 그중 위병변이 많다. 골수 침윤이나 중추 신경계 침윤 비율도 높다. 특히 버킷 림프종에서 중추 신경계 침윤은 5-20%이다. 따라서 병기가 진행된 증례가 많다.

PBL은 HIV 감염자에 특징적 systemic NHL이며 구강내에 병변이 있다. 그 빈도는 DLBCL 및 버킷 림프종에 비해 적다.

⑵ 원발성 삼출액 림프종(PEL)

증상이 PEL의 확대와 분포에 의해 나타나며, 흉막이 가장 많고, 그 다음에 복막, 심외막의 순서이다.

⑶ 중추 신경계 원발성 악성림프종(PCNSL)

증상은 종양 점거 부위에 따라 다르며, HIV 비감염자에 비해 경련이나 의식 상태의 변화를 흔히 볼 수 있다.[4]

3 진단의 요점

CD4 수가 높거나 ART를 도입하여 면역 상태가 비교적 양호한 HIV 감염자는 HIV 비감염자의 악성 림프종처럼 림프절 종대가 진단의 계기가 된다. ARL의 대부분은 CD4 수가 저하된 ART 미도입 예가 많다. B 증상 출현, 림프절 이외의 병변, 또는 다른 에이즈 지표 질환으로 입원 중 우발적 발견 등이 계기가 되어 ARL이 진단되는 것이 많다.

림프종의 최종 진단은 병리 진단이다. ARL은 HIV 비감염자의 림프종과 병리 소견에 차이가 있다. ARL 진단을 위한 흐름도(flow chart)는 **그림** 1과 같으며,[5] 주의점을 제시하고 있다.

4 검사

⑴ 전신성 비호지킨 림프종(systemic NHL)

림프절 이외의 병변이 많아 내시경 검사 또는 영상검사에서 systemic NHL이 의심되는 것이 많다. 또 병기 진행이 많기 때문에 척수액 검사나 골수 검사를 시행해, 중추신경 침윤 및 골수 침윤 유무를 포함한 전신 검색이 필요하다.

⑵ 원발성 삼출액 림프종(PEL)

영상 검사에서 체액 저류가 있으면 의심하다. 확정 진단은 천자액으로 시행한다.

⑶ 중추 신경계 원발성 림프종(PCNSL)

MRI 소견에서 일정하지 않고 불균일한 음영 증강이 있어 HIV 비감염자의 소견과 다르다.

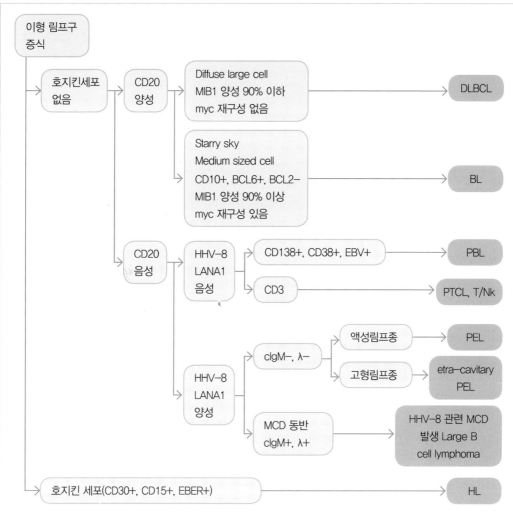

- CD20 양성에서 HIV 감염에 동반된 버킷 림프종(BL)은 starry sky가 명확하지 않을 수 있다. 세포 크기도 대형 세포 혼합이 많다. 형태학적으로 전형적이 BL이 아니어도, CD10, BCL6, BCL2, MIB1 면역 염색과 myc 재구성 결과에 의해 BL로 분류한다.
- CD20 음성에서는 HHV-8, EBV 검색으로 HHV-8 양성이면 원발성 삼출액 림프종(PEL)이나 large B-cell lymphoma arising in HHV-8-assodated multicentric Castleman disease(MCD)로 분류한다.
- Large B-cellly mphoma arising in HHV-8-assodated MCD는 HHV-8 양성 MCD에 동반되며, cIgM 양성, λ 양성 이 PEL과 감별점이다.
- PEL과 같은 면역학적 표현형을 갖고, 체강 이외에 고형 종양을 형성하는 HHV-8 양성 림프종은 extra-cavitary PEL 로 분류한다.
- CD20 음성, CD138 및 CD38 양성, EBV 양성, HHV-8 음성이고 plasmablastic 형태의 림프종은 형질아구성 림프 종(PBL)로 분류한다.
- 호지킨 림프종(HL)은 CD30 양성, CD15 양성, EBER 양성의 호지킨 세포가 진단 수단이 된다.

| 그림 1 | AIDS 관련 림프종 진단 흐름 |

DLBCL: 미만성 대세포형 림프종, T/NK:NK세포 림프종, PEL:원발성 삼출액 림프종, HL: 호지킨 림프종

그 이유는 HIV 감염자의 PCNSL은 종양이 보다 진행성으로 중심 괴사를 일으키기 때문이며, 톡소플라스마 뇌염과 감별이 어렵다. 따라서 톡소플라스마 뇌염에 대한 진단적 치료나 척수액 EBV-DNA 검출이 보조 진단으로 유용하다. 진단이 되지 않으면 뇌생검을 고려한다.

5 치료(표 1)

(1) 전신성 비호지킨 림프종(systemic NHL)

HIV 감염자의 systemic NHL에 대한 표준 치료는 정해지지 않았으며, HIV 비감염자의 R-CHOP 요법 같은 표준요법(gold standard therapy)이 없다. 기본적으로 HIV 비감염자의 NHL 치료법을 HIV 감염에 의한 면역 부전 정도나 CD4 수에 따라 부분적으로 수정하여 시행한다. ART 미시행 예는 가능한 신속히 ART를 시작하며, ART 시행 예는 항암제와 상호작용을 고려하여 ART의 일부 변경이 중요하다.

표 1   AIDS 관련 악성 림프종의 병리 조직과 치료

	화학요법 레지멘	리툭시맵병용	부기
미만성 대세포형 림프종(DLBCL)	CHOP	CD20 양성으로 CD4 ≥50/μL의 경우	Ki 67 표지 지표)80%, 형질아 세포성 림프종의 조직소견 등 치료 저항성 소견이 있는 경우
	CDE		
	EPOCH		
버킷림프종(BL)	CDDOX-M/IVAC	CD20 양성으로 CD4 ≥50/μL의 경우	
	Hyper-CVAD/MA		
	EPOCH		
형질아구성 림프종(PBL)	CDDOX-M/IVAC		
	EPOCH		
원발전성 삼출액 림프종(PEL)	ART		
	ART + CHOP		
중추신경계 원발성 악성 림프종 (PCNSL)	Rx+부신피질 스테이로이드		
	high dose MTX		

CHOP: 시클로포스파미드 · 독소루비신 · 빈크리스틴 · 프레드니솔론, COE: 시클로포스파미드 · 독소루비신 · 에토포시드, EPOCH: 에토포시드 · 빈크리스틴 · 독소루비신 · 프레드니솔론 · 시클로포스파미드, CDDOX-M/IVAC: 시클로포스파미드 · 독소루비신 · 메토트렉세이트 · 이포스파미드 · 에토포시드 · 시타라빈, Hyper-CVAO/MA: 시클로포스파미드 · 빈크리스틴 · 독소루비신 · 덱사메타손 · 메토트렉세이트 · 시타라빈, ART: 항HIV 요법, Rx: 방사선 요법, MTX: 메토트렉세이트

DLBCL에는 CHOP 또는 CDE, EPOCH가 권고된다. 리툭시맵(rituximab)은 CD4 50/μL 이상에서 병용한다. CD4 50/μL 미만에서는 치료 관련 사망 가능성이 있어 보통 병용하지 않는다.[6] 증식 세포 비율이 높으며(Ki67 표지 지표 80% 이상) CD4 50/μL 이상이면 R-EPOCH도 고려한다.

HIV 동반 버킷 림프종 치료의 1차 선택은 CODOX-M/IVAC[7]이나 비교 시험이 없고, DLBCL처럼 표준요법이 없다. Hyper-CVAD에서도 같으며, 상황에 따라 R-EPOCH를 고려한다.

PBL의 화학요법으로 과거부터 CHOP을 사용했으며, 버킷 림프종처럼 악성도가 높고 예후가 불량하다.[9] CODOX-M/IVAC를 기대할 수 있으나 근거는 적다. 대체요법으로 EPOCH를 고려할 수 있다.

재발한 ARL 요법에는, ICE (ifosfamide, carboplatin, etoposide), EPOCH, ESHAP (etoposide, methylprednisolone, high-dose cytarabine, cisplatin) 등이 있으며, HIV 비감염자에 준해 자가 골수 이식을 시행할 수 있다. 재발 후 치료로 완전 관해나 부분 관해된 ARL에서 1년 생존율은 자가 골수이식 유무에 차이가 없다는 보고도 있다.[10]

(2) 원발성 삼출액 림프종(PEL)

초기 치료로 ART 단독이나 ART+화학요법이 선택된다. PEL로 새롭게 진단되어 ART를 도입하지 않은 환자는 ART를 시작한다. 이미 ART를 도입하고 있으면 화학요법제와 상호작용을 고려하여 ART의 일부 변화와 화학요법(CHOP 등)을 결정한다. ART 단독의 조절 실패에도 화학요법을 시행한다.

(3) 중추 신경계 원발성 림프종(PCNSL)

HIV 감염자의 PCNSL에 대한 표준 치료는 정해져 있지 않다. ART 이전의 보고에서 방사선요법+부신피질 스테로이드제에 의한 완전 관해율(CR)은 20-50% 정도이며, ART 이후의 보고에서 3년 생존율이 64% 정도이다.[11] 메토트렉세이트 대량 투여의 CR은 47%, 평균 생존 기간은 19개월이다.[12]

6 ART 시작 시기

ARL 진단 시 이미 다른 기회 감염이 동반되는 일이 있다. 신속하게 기회 감염을 치료하고, 그 후 가능하면 조기에 ART를 시작한다. ART에 의한 면역능 개선에 동반하여 잠재적 골수 장애 개선과 기회 감염 발생률 저하가 기대된다. 실제로 ART 도입 이후 화학요법을 시행하여 예후가 개선되고 있다.

ARL 치료 시 병용 가능한 ART는 표 2와 같다.[13] 에파비렌츠는 반감기가 96시간으로 길기 때문에 HIV-RNA가 조절되지 않은 상태에서 화학요법 부작용으로 중단하면 내성이 유도되기 쉬운 문제가 있다. 랄테그라비르 및 돌루테그라비르는 항ARL제와 상호작용이 없어 사용하기 쉽다.

표 2	AIDS 관련 악성 림프종에 병용 가능한 ART
권고요법	• EFV + TDF/FTC • RAL + TDF/FTC • DTG + TDF/FTC • DTG+ ABC/3TC HIV-RNA <100,000 copies/mL이면 • EFV + ABC/3TC
대체요법	• RAL + ABC/3TC

EFV: 에파비렌츠, TDF: 테노포비르, FTC: 엠트리시타빈,
RAL: 랄테그라비르, DTG: 돌루테그라비르, ABC: 아바카비르,
3TC: 라미부딘

7 화학요법 시 기회 감염 예방

ARL은 보통 CD4 200/μL 미만에서 발병하는 것이 많기 때문에, 다른 에이즈 지표 질환이 동반되어 있을 가능성이 높다. 일반 HIV 감염과 다른 기준의 기회 감염 예방이 화학요법 계속에 중요하다.

【문 헌】

1) Flinn IW et al: AIDS primary central nervous system lymphoma. Curr Opin Oncol. 1996;8:373-6.

2) Heise W et al: Malignant gastrointestinal lymphomas in patients with AIDS. Digestion. 1997;58:218-24.

3) Sarker D et al: Leptomeningeal disease in AIDS-related non-Hodgkin's lymphoma.

AIDS.2003;17:861-5.

4) Fine HA et al: Primary central nervous system lymphoma. Ann Intern Med. 1993;119:1093-104.

5) 오타 야스시도쿠:에이즈 관련 림프종의 병리 진단. 병리와 암 2012;30:195-203.

6) Kaplan LD et al: Rituximab does not improve clinical outcome in a randomized phase 3 trial of CHOP with or without rituximab in patients with HIV-associated non-Hodgkin lymphoma: AIDS-malignancies consortium trial 010. Blood. 2005;106:1538-43.

7) Wang ES et al: Intensive chemotherapy with cyclophosphamide, doxorubicin, high-dose methotrexate/ifosfamide, etoposide, and high-dose cytarabine(CODOX-M/IVAC) for human immunodeficiency virus-associated Burkitt lymphoma. Cancer. 2003;98:1196-205.

8) Sparano JA et al: Rituximab plus concurrent infusional EPOCH chemotherapy is highly effective in HIV-associated B-cell non-Hodgkin lymphoma. Blood. 2010;115:3008-16.

9) Castillo JJ et al: Prognostic factors in chemotherapy-treated patients with HIV associated plasmablastic lymphoma. Oncologist. 2010;15:293-9.

10) Bayraktar UD et al: Outcome of patients with relapsed/refractory acquired immune deficiency syndrome-related lymphoma diagnsed 1999-2008 and treated with curative intent in the AIDS malignancy consortium. Leuk Lymphoma. 2012;53:2383-9.

11) Nagai H et al: Whole brain radiation alone produces favourable outcomes for AIDS-related primary central nervous system lymphoma in the HAART era. Eur J Haemaotol 2010;84:499-505.

12) Shah GD et al: Combined immunochemotherapy with reduced whole-brain raditherapy for newly diagnosed primary CNS lymphoma. J Clin Oncol. 2007;25:4730-5.

13) DHHS: Guidelines for the use of antiretroviral agents in HIV-1-infected adults and adolescents(last updated: May 1, 2014)[http://aidsinfo.nih.gov/guidelines]

14) 아지자와 아츠시: HIV 관련 악성림프종, 치료매뉴얼 Ver2.0. 일본에이즈학회지. 2013;15:46-57.

5장 종양
2. 카포시육종

1 정의

카포시육종(Kapsi's sarcma; KS)은 에이즈 관련 악성종양 중에서 발생 빈도가 높은 종양의 하나이며, 사람헤르페스바이러스 8 (human herpes virus-8; HHV-8)에 의한 악성도가 낮은 혈관육종이다. 1990년대 전반에서 2000년까지 에이즈 관련 악성종양의 대부분을 차지했으나 ART 발달에 의해 최근 감소 경향이 있다.[1] 역학적 특징은 대부분 남성 동성 간 성접촉자(MSM)에게 발생한다는 것이다. 타액이나 정액 등 체액에 들어있는 HHV-8이 성교에 의해 전파되고 잠복 감염되었다가 HIV 감염에 의해 면역이 저하되면 발생한다고 생각한다.[2] 일반적으로 CD4 수 500/μL 미만에서 발생 위험이 증가하며, 특히 200/μL 미만에서 많이 볼 수 있다.[3]

2 임상 증상

KS는 여러 장기에서 발생하나, 피부(95% 이상), 위장관(약 40%), 구강내(약 33%), 폐(30-40%)에 많다.[4,5] 피부에서는 두경부, 몸통, 사지 등에 무통성의 자홍색-흑갈색 피진이 나타나며, 융합되면 융기성 병변을 보이다. 얼굴이나 종아리에 나타나면 심한 림프 부종이 동반된다. 위장관에는 적색의 병변으로 보이고, 진행하면 출혈을 일으킬 수 있다. 후두나 폐 등 기도와 관련된 부위에 발생하면 예후가 불량하며, 호흡기 증상이나 기도 폐색 증상에 대한 확인이 필요하다.

3 진단의 요점

대부분 피부와 구강에 특징적 KS 병변이 있다. 옷 속에 숨겨진 부분이나 발바닥, 입천장, 잇몸 등에 관심을 두고 피부, 구강을 충분히 관찰한다. KS에서 피부 병변으로 사망하지는 않지만 외부에 KS 병변이 있으면 내장 병변이나 기도 병변 유무를 확인한다. 이런 증상이 있거나 피부 병변이 광범위하고 CD4 수 감소가 있으면 영상 검사나 위장관 내시경 검사 등의 추가 검사를 고려한다. 확진을 위해서는 생검에 의한 방추형 세포나 내피세포 증식 확인이 필요하나, 폐나 위장관 생검에서는 출혈 위험에 주의한다.

4 검사

(1) 방사선 검사

흉부 단순 방사선 검사는 폐 병변 유무 확인에 유용하다. 그러나 영상 소견만으로 다른 동반 질환과 감별은 어렵다.

(2) CT 검사

흉부 CT 검사에서 양측성 침윤상을 흔히 본다. 또 기관지혈관속 주위의 간질 비후나 림프 병변과 종양 침윤에 의한 소엽 간격벽 비후가 있다. 흉수는 약 30%에서 볼 수 있으며, 폐문, 종격동 림프절 종대를 약 10%에서 볼 수 있다.

(3) 신티그래피

KS는 탈리움 신티그래피에 양성, 갈륨 신티그래피에 음성이다.[7] HIV 감염자의 폐 병변으로 중요한 감별 질환인 뉴모시스티스 폐렴, 항산균 감염, 악성 림프종 등에서 갈륨 신티그래피는 양성이 되어 감별에 도움이 된다. KS 폐 병변의 민감도는 63%, 특이도는 95%로 보고되었으며,[8] 민감도가 낮은 것에 주의한다.

(4) PET 검사

PET 검사는 병변의 범위 확인에 유용하며, 특히 증상이 없는 심부 장기 병변 검출에 뛰어난다. 또 갈륨 신티그래피와 병용하여 다른 동반 질환의 감별에 사용되기도 한다. 그러나 종양 크기가 작거나 이전에 KS 치료를 받은 경우에서는 가짜음성이다. 또 치료 효과 판정에 사용할 수 있으나 충분한 보고가 없어 검증이 필요하다.

5 치료

(1) ART

ART 발전에 의해 KS 발생률이 감소되었다. ART는 KS 발생을 방지할 뿐 아니라 면역 회복에 의해 KS를 개선시킨다.[10] 따라서 경증 KS에서는 ART만으로 경과를 관찰한다. 그러나 중증에서는 ART만으로 충분하지 않으며 다른 치료를 병용한다(그림 1).

⑵ 국소 요법

빈블라스틴 국소 주사, 외과 절제, 레이저 치료 등의 국소 요법은 미용적 측면을 고려하여 단일 또는 소수 병변에 시행한다. 국소 요법 중에서 효과적인 것은 방사선 요법이다. 현재는 ART나 화학요법에 의한 치료가 중심이며, 종아리에 축적된 림프 부종에만 방사선요법을 시행한다. 국소 요법은 신규 KS 발생을 예방하지 못하여 적응은 제한적이다.

⑶ 전신 요법(화학요법)

화학요법은 ART만으로 진행이 억제되지 않는 다음 경우에 선택한다.

① 전신에 퍼지는 피부병변이 있다.

② 심한 부종이나 통증이 동반되어 QOL이 장애된다.

③ 폐를 중심으로 중증 내장병변이 있다.

④ 기도 폐색이 우려되는 후두병변이 있다.

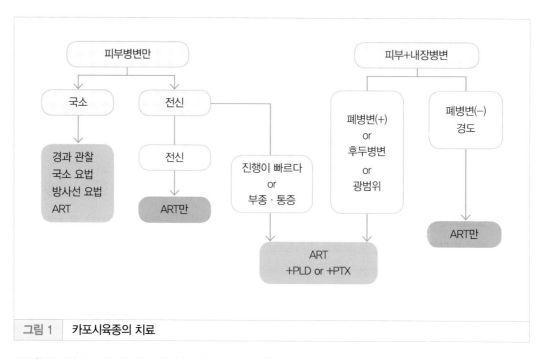

| 그림 1 | 카포시육종의 치료 |

ART:항HIV 요법, PLD: 페그화 리포소말독소루비신, PTX: 파크리탁셀

치료제는 표 1과 같다. 페그화 리포소말 독소루비신(pegylated liposomal doxorubicin; PLD)을 1차 선택제로 사용한다. PLD는 독소루비신의 폴리에틸렌글리콜 수식 리포솜 제제이다. PLD는 종래의 독소루비신보다 항종양 효과가 높아 70-80%의 효과가 보고되었다.[11] 이것은 종양 조직내로 선택적으로 유입되어 고농도를 유지할 수 있기 때문이다. PLD의 부작용으로 골수 억제가 있으며, 호중구 $750/mm^2$ 이하에서는 투여를 보류한다. 다른 중증 부작용으로 심 독성이 있으며 심전도나 심 초음파를 정기적으로 검사한다. PLD 누적 총량($500 mg/m^2$)이 되면 심 독성 가능성이 높아 계속 투여하기 어렵다.

PLD의 효과가 없거나 총량이 되면 파크리탁셀(PTX)을 사용한다. PLD와 PTX의 치료 효과는 차이가 없으나, PTX는 골수 억제나 탈모 등의 부작용이 많다.[12] 또 PTX는 사이토크롬에 의해 대사되므로 사이토크롬 저해 작용이 있는 HIV치료제의 사용으로 부작용이 증가된다. 이런 약제를 사용하면 상호작용이 없는 약으로 변경한다.

AIDS에 동반된 KS는 ART에 의한 치료 효과도 기대할 수 있어 화학요법 종료 시기에 대한 지침은 없으며, 일반적 방법은 그림 2와 같다. 화학요법의 반복으로 CD 4 수 회복은 어렵고, 다른 기회 감염을 일으킬 우려가 있어 주의가 필요하다. 증상이 호전되어 화학요법을 중단하고 ART만으로 개선을 기대할 수 없으면 몇 회 반복하고 중지를 고려한다. 조기 종료에서 면역 재구축 증후군(IRIS)이 발생할 수 있어 재악화에 주의한다.

| 표 1 | 카포시육종 치료제 |

				부작용
1차 선택제	페그화 리포소말 독소루비신 (PLD)	투여량	20 mg/m²/일	골수 억제 심독성 위장 증상 구내염
		용해액	90 mg 이하: 5% 포도당용액 250 mL 90 mg 이상: 5% 포도당용액 500 mL	
		투여 시간	1시간 이상 걸쳐	
		전 처치(제토제)	그라니세트론 3 mg 등	
		투여 간격	2-3주마다	
2차 선택제	파크리탁셀 (PTX)	투여량	100 mg/m²/회	골수 억제 탈모 근육통 감각 신경 장애
		투여 시간	3시간 이상 걸쳐	
		전 처치 (스테로이드)	덱사메타손 20 mg	
		전 처치 (H1 차단제)	디펜히드라민 50 mg	
		전 처치 (H2 차단제)	시메티딘 300 mg 또는 다른 H2 차단제	
		투여 간격	2-3주마다	

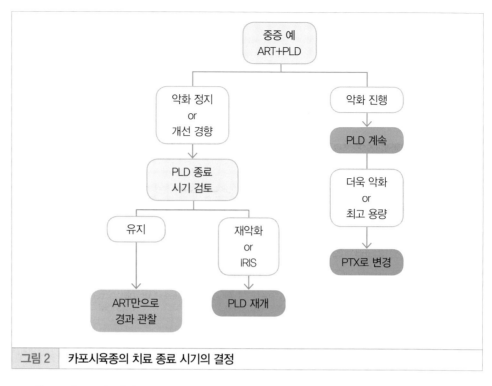

그림 2　카포시육종의 치료 종료 시기의 결정

ART: 항HIV 요법, PLD 페그화 리포소말 독소루비신, IRIS: 면역 재구축 증후군, PTX 파크리탁셀

6 ART 시작 시기

KS가 있으면 CD4 수와 관계없이 ART를 시작한다. 그 이유는 ART 자체가 KS에 대한 치료가 되며, ART 시작 전에 화학요법 시행이 골수를 강하게 억제하기 때문이다. 화학요법을 시행할 예정이면 조기에 ART를 시작하여 화학요법 전에 면역을 회복시킨다.

IRIS 빈도는 보고에 따라 차이가 있으나 6.6-16% 정도이며,[10, 13] 비교적 높은 빈도로 발생한다. 대부분 ART 시작 후 3-6주에 발병하나, 간혹 ART를 시작하고 1년 경과하여 IRIS가 발생한 보고도 있어 장기간의 추적이 필요하다.[14] IRIS가 발생하면 화학요법을 고려한다. 이것은 화학 요법으로 KS 자체를 치료하는 것에 더해 화학요법에 의한 면역 억제 효과가 기대되기 때문이다.

【문 헌】

1) Simard EP et al: Cumulative incidence of cancer among individuals with acquired immunodeficiency syndrome in the United States. Cancer.2011;117:1089–96.

2) Goudsmit J et al: Human herpes virus 8 infections in the Amsterdam cohort Studies(1984–1997): Analysis 0f seroconversions to ORF65 and ORF73. Proc Natl Acad Sci USA.2000;97:4838–43.

3) Lodi S et al: Kapsi sarcoma incidence and survival among HIV–infected homosexual men after HIV seroconversion. J Natl Cancer Inst.2010;102:784–92.

4) Dezube BJ et al: Management of AIDS–related Kapsi sarcma: advances in target discovery and treatment. AIDS Read. 2004;14:236–8,243–4,251–3.

5) Zibrak JD et al: Bronchoscopic and radiologic features of Kapsi's sarcoma involving the respiratry system. Chest.1986;90:476–9.

6) Allen CM et al: Imaging lung manifestations of HIV/AIDS. Ann Thrac Med. 2010;5:201–16.

7) Turglu HT et al: Tumor and infection localization in AIDS patients: Ga–67 and TI–201 findings. Clin Nucl Med. 1998;23:446–59.

8) Abdel–Dayem HM et al: Evaluation of sequential thallium and gallium scans of the chest in AIDS patients. J Nucl Med. 1996; 37: 1662–7.

9) Liu Y: Demonstrations of AIDS–associated malignancies and infections at FDG PET–CT. Ann Nucl Med. 2011;25:536–46.

10) Bower M et al: Immune reconstitution inflammatory syndrome associated with Kapsi's sarcoma. J Clin Oncol. 2005;23:5224–8.

11) Martion–Carbnero L et al: Pegylated liposomal doxorubicin plus highly active antiretroviral therapy versus highly active antiretroviral therapy alone in HIV patients with Kapsi's sarcoma. AIDS. 2004;18:1737–40.

12) Cianforcca M et al: Randmized trial of paclitaxel versus pegylated liposomal doxorubicin for advanced human immunodeficiency virus–associated Kapsi sarcoma: evidence of symptom palliation from chemotherapy. Cancer. 2010;116:3969–77.

13) Achenbach CJ et al: Paradoxical immune reconstitution inflammatory syndrome in HIV–infected patients treated with combination antiretroviral therapy after AIDS defining opportunistic infection. Clin Infect Dis. 2012;54:424–33.

14) Leidner RS et al: Recrudescent Kapsi's sarcoma after initiation of HAART: a manifestation of immune reconstitution syndrome. AIDS Patient Care STDS. 2005;19:635–44.

6장 HIV 관련 신경인지 장애

1 정의

HIV 감염자의 일부에서 중증 치매나 운동장애, 행동 이상이 나타나는 것은 ART 이전부터 알려져, 과거 AIDS 뇌증이나 HIV 뇌증이라고 불렀다. 현재 ART 발전에 의해 이런 중증 증상을 나타내는 HIV 감염자는 감소하고 있다.[1] 그러나 자각 증상이 없는 HIV 감염자에서 자세한 신경 심리 검사를 시행하면 일상생활에 지장이 없으나, 검사에 이상이 있는 경증 예가 많이 존재하는 것이 밝혀졌다(그림 1).[2] 따라서 이들을 중증 HIV 치매(HIV associated dementia; HAD), 경도 신경 인지 장애(mild neurocognitive disrder; MND), 무증후성 신경 인지 장애(asymptomatic neurocognitive impairment; ANI)으로 분류하며, 이들을 포괄한 HIV 관련 신경 인지 장애(HIV associated neurocognitive disorders; HAND) 개념이 제창되었다.[3]

HAND 동반 예에서 사망률 상승이 보고되어 만성 질환이 된 HIV 감염의 중요한 합병증으로 인식되고 있다.[4]

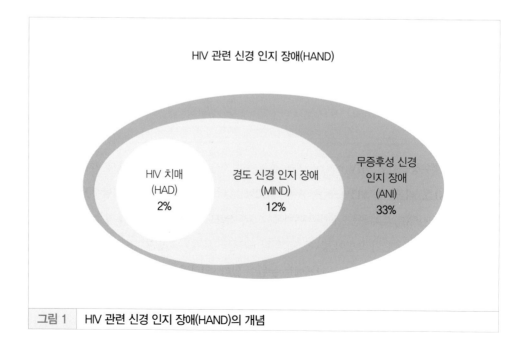

HIV 관련 신경 인지 장애(HAND)

HIV 치매
(HAD)
2%

경도 신경 인지 장애
(MIND)
12%

무증후성 신경
인지 장애
(ANI)
33%

그림 1 HIV 관련 신경 인지 장애(HAND)의 개념

2 분류

HAND의 분류는 표 1과 같으며,[2] 이것은 학술적 분류이며, 신경심리 검사 시행에 의한 분류이다.

3 진단의 요점

HAND의 진단은 기본적으로 다른 질환의 배제이다. 그러나 다른 질환과 흔히 공존하므로 엄격한 의미에서 다른 질환의 영향을 제외할 수 없는 것이 많다. HIV 감염자에게 대부분 볼 수 있는 것이나, 비감염자에서 볼 수 있는 것을 포함하여 감별해야 할 질환은 표 2와 같다.

표 1   HIV 관련 신경 인지 장애의 분류 기준

	다른 원인 제외	인지 기능 저하	일상생활의 지장
ANI		−1SD 이상으로 2 영역 이상*	없음
MND	전제 조건	−1SD 이상으로 2 영역 이상*	경도
HAD		−2SD 이상으로 2 영역 이상*	중증

*검사 영역은 본문 참조.
ANI: 무증후성 신경 인지 장애, MND: 경도 신경 인지 장애, HAD: HIV 치매, SD: 표준편차

표 2   HIV 관련 신경인지 장애와 감별 질환

감염성 질환	비감염성 질환
신경매독	중추 신경 원발성 악성 림프종
크립토코쿠스 수막염	불법 약물 남용
톡소플라스마 뇌염	ART의 신경 독성
헤르페스 뇌염	알코올 의존
사이토메갈로 바이러스 뇌염	우울증 등 정신과 문제
진행성 다소성 백질뇌증(PML)	알츠하이머병을 포함한 신경 변성 질환
결핵성 수막염	뇌혈관 장애
C형 간염	대사성 뇌증
	기질적 뇌손상
	기초 학력 저하에 의한 낮은 검사 성적

다른 치매처럼 대사성 질환(비타민 B1, 12 결핍증, 갑상선 기능 저하증, 전해질 이상)이나 간 기능, 신 기능, 혈당 등의 선별 검사와 매독 선별 검사를 시행한다. 기타 중추신경의 기회 감염은 CD4 수에 따라 검사를 고려한다. 영상 검사에서 HAND에 특이 소견은 없지만, 뇌위축이나 백질 병변이 비교적 많다. 다른 질환 제외를 위해 머리 MRI를 시행한다.[5, 6] 척수액의 일반 검사는 정상이 많으며, 다른 질환 제외를 위해 시행을 고려한다.

ART 시행 중인 HIV 감염자에서 HAND가 발생되면 척수액의 바이러스 양을 측정하고, 결과에 따라 내성 검사를 고려한다.[5, 6]

(1) 선별 검사

HAND 선별에 단독으로 유용성이 확립한 검사는 없다. International HIV dementia scale (IHDS)나 Mini-Mental State Examination (MMSE)과 간편한 질문법이 있으나 경증 예 발견에 한계가 있다.[6] 선별 검사로 Montreal cognitive assessment (MCA)가 유망시되고 있다.[7]

(2) 신경 심리 검사

보다 자세한 평가를 위한 신경 심리 검사는, 정보처리 속도, 주의력/작업 기억, 추상/수행 기능, 기억(학습과 상기), 언어/발음, 운동 기능이나 감각 인지 등의 인지 기능 영역 평가를 권고하며, 이들을 검출할 수 있는 검사를 조합하여 시행할 필요가 있다. 각 인지 영역을 2종류 이상의 검사로 평가하며, 각각의 인지 영역을 같은 수의 검사를 이용한다. 임상 심리사와 상의하여 각 기관에서 시행 가능한 것의 선택이 현실적이다. HIV 감염자에서 시행한 신경 심리 검사 보고[8, 9]를 참고한다.

중추신경계는 HIV 감염의 중요한 표적 장기이므로, 모든 HIV 감염자에게 자세한 신경 심리 검사 시행이 바람직하다. 그러나 시행에 많은 시간이 필요하며, 실시와 해석에 정통한 임상 심리사의 부담이 커서 현실적이지 않다. 인지 장애 유무에 대한 선별 검사를 시행하고 필요 시 정밀 조사가 실제적이다. 선별 검사를 시행하여 기초 신경 인지 기능을 기록해 두면 악화되었을 때의 평가와 대조하는 것이 가능하다.

(3) 선별 검사 시기

선별 검사 시기는, ① HIV 감염이 확정된 6개월 이내의 시점, ② ART 도입 전, ③ 임상 증상(정신 위생상 문제 포함) 악화 소견이 있을 때, ④ ART 변경 시 등에 시행을 고려한다. 추적 검사는 보통 1-2년마다 시행하나 위험 인자가 있으면(최저 CD4 수치, 복약 순응도 불량 등) 적어

도 6-12개월마다 검사도 권고한다.[5]

5 │ 치료

현재 유용성이 확립된 것은 ART뿐이다. HIV치료제는 다른 약제처럼 혈액-뇌관문을 통과할 수 없어 중추신경계로 이행되지 않는다.[1] 중추신경 이행성이 좋은 약제를 선택해야 하는가에 대한 근거는 없다. 처음 치료는 다른 합병증이나 약제 순응도를 고려하여 치료 지침에 따라 표준 치료를 시행한다.

문제는 ART를 시행하고 있는 HIV 감염자에서 HAND의 발생이다. 다른 질환을 배제하고, 혈청에서 지속적으로 바이러스가 검출되면 내성 검사를 시행하여 치료 변경을 고려한다. 척수액의 바이러스 양이 혈청에 비해 대량이면(escape 현상), 척수액의 내성 검사와 중추 신경 이행성을 고려한 치료를 검토한다.[6] 약제의 중추신경 이행성(CPE 점수)는 표 3과 같다.[10]

표 3   CPE 스코어

약제 종류	CPE 스코어			
	4	3	2	1
핵산계 역전사효소 저해제(NRTI)	ZDV	ABC FTC	ddI 3TC d4T	TDF
비핵산계 역전사효소 저해제(NNRTI)	NVP	EFV	ETR	
프로테아제 저해제(PI)	IDV/RTV	DRV/RTV FPV/RTV LPV/RTV	ATV ATV/r PPV	NFV RTV SQV/RTV
인테그라제 저해제 (INSTI)		RAL		
융합·침입 저지제		MVC		

ZDV: 지도부딘, ABC: 아바카비르, FTC: 엠트리시타빈, ddI: 디다노신, 3TC: 라미부딘, d4T: 사닐부딘, TDF: 테노포비르, NVP: 네비라핀, EFV: 에파비렌츠, ETR: 에트라비린, IDV: 인디나비르, RTV: 리토나비르, DRV: 다루나비르, FPV: 포삼프레나비르, LPV: 로피나비르, ATV: 아타자나비르, r: 리토나비르, NFV: 넬피나비르, SQV: 사퀴나비르, RAL 랄테그라비르, MVC: 마라비록
※ 스코어가 높을수록 중추 신경 이행성이 높다.

HAND의 관리는 세계적으로도 모색 중인 단계이다. HAND의 역학은 아직 불명한 점이 많아 향후 임상 연구에 의한 조사가 필요하다. 각 기관의 상황에 따른 선별과 신경 심리 검사 시행이 바람직하다.

【문헌】

1) Clifford DB: HIV-associated neurocognitive disease continues in the antiretroviral era. Top HIV Med. 2008;16:94-8.

2) Heaton RK et al: HIV-associated neurocognitive disorders persist in the era of potent antiretroviral therapy: CHARTER Study. Neurology.2010;75:2087-96.

3) Antionri A et al: Updated research nosology for HIV-associated neurocognitive disrders. 2007;69:1789-99.

4) Vivithanaporn P et al: Neurologic disease burden in treated HIV/AIDS predicts survival: a population-based study. Neurology. 2010;75:1150-8.

5) Mind Exchange Working Group: Assessment, diagnosis, and treatment of HIV-associated neurocognitive disorder: A consensus report of the mind exchange program. Clin Infect Dis. 2013;56:1004-17.

6) EACS(European AIDS Clinical Society): EACS guidelines. Versin 7.0. 2013.

7) Valcour VG: Evaluating cognitive impairment in the clinical setting: practical screening and assessment tools. Top Antivir Med. 2011;19:175-80.

8) 모리오카 유: HIV 관련 신경 인지 장애가 의심된 HIV 감염자의 검토. 감염잡지 2014;88:141-8.

9) 나카자토 아이: HIV 감염 치료에서 HAND와 정신 질환, HAND의 감별과 실제. HIV Body Mind. 2012;1:37-45.

10) Letendre SL et al: Neuorologic complications of HIV disease and their treatment. Top HIV Med. 2010;18:45-55.

4

에이즈의 다양한 문제

1장 HIV 감염자의 예방 접종

1 서론

HIV 감염자는 면역 부전 상태 및 성 감염 고위험군이므로 필요에 따라 예방 접종을 권고한다. 비활성화 백신의 작용은 CD4 수, HIV-RNA 양 등에 영향을 준다. 생 백신은 모든 HIV 감염자에게 금기가 되나 일정 수 이상의 CD4에서 접종 가능한 것도 있다.

예방 접종은 해외여행 시 감염 예방에 유효한 대책이다. 개개 HIV 감염자의 상황을 파악하고 현지의 감염 위험을 검토하여 백신을 선택한다.

2 비활성화 백신과 HIV 감염

비활성화 백신은 살아 있는 병원체가 포함되지 않기 때문에 면역 부전 상태에도 절대적 금기는 아니다. 그러나 HIV 감염 상황에 따라 백신의 효과가 다르다. CD4 수 저하 또는 HIV-RNA 양이 조절 불량한 상황에서 항체 생산이 억제되는 경우가 있다. 비활성화 백신 접종 후에 CD4 수 저하와 HIV-RNA 양 상승이 일어날 수 있으나, 대부분 일과성이며, 임상 경과에 영향을 주지 않는다.

(1) A형 간염 백신

A형 간염 백신은 1회 0.5 mL를 피하 근육주사로 접종하고, 6-12개월에 추가 접종한다.

* HIV 감염과 A형 간염

A형 간염은 경구로 감염되어 약 1개월의 잠복기를 거쳐 발생한다. 오염된 음식이 주된 감염원이며, 성 행위에 의한 경구 감염도 있어, 성 감염 양상도 있다. 남성 동성 간 성접촉자(MSM)에서 대규모 유행 보고가 있으며, 일본에서도 1998-1999년에 대도시를 중심으로 유행이 있었다.

HIV 감염에 동반된 A형 간염은 HIV 비감염자에 비해 혈중 HAV 바이러스 양이 많고, 장기간의 바이러스혈증 지속 경향이 있었다.[1] 이것이 HIV 감염자에서 장기간에 걸쳐 A형 간염 바이러스를 배출하여 유행 형성 및 지속에 중요한 역할을 했다고 추측하고 있다.

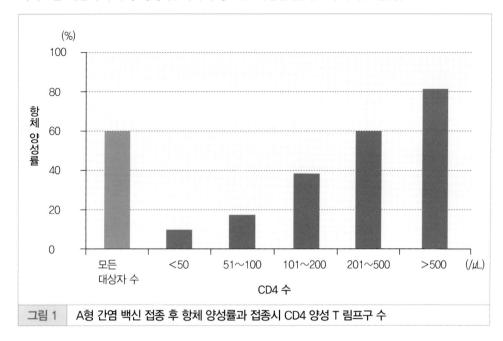

| 그림 1 | A형 간염 백신 접종 후 항체 양성률과 접종시 CD4 양성 T 림프구 수 |

* HIV 감염자에서 A형 간염 백신의 효과

HIV 감염이 있고, MSM를 포함하여 감염 위험이 높은 사람에게 A형 간염 백신 접종을 권고한다. A형 간염 백신의 효과에 영향을 주는 인자로 접종 시 CD4 세포 수가 있다. A형 간염 백신 접종 후 항체 양성률과 접종 시 CD4 수의 관계를 본 연구에서, CD4 수 저하에 따라 항체 협성률도 저하되는 경향을 나타냈다(그림 1).[2] A형 간염 백신 접종 후 항체가 추이와 CD4 수 및 HIV-RNA 양의 관계를 본 연구에서, CD4 350/μL 미만, HIV-RNA 1,000 copies/mL 이상에서 접종 완료 후 항체가 낮았으며, 시간 경과에 따라 항체가 쇠퇴도 현저했다.[3]

⑵ B형 간염 백신

B형 간염 백신은 1회 0.5 mL를 피하 또는 근육주사로 접종하며, 접종 스케줄은 0, 1, 6개월의 3회 접종이다.

* HIV 감염과 B형 간염

B형 간염은 HIV 감염과 감염 경로가 같아, HIV 진료 시 양쪽 감염자를 흔히 경험한다. HIV 감염자에서 발병한 B형 간염은 면역 부전을 배경으로 만성 간염으로 이행률이 높다. 최근 유행하고 있는 유전자형 A는 특히 만성 간염으로 잘 이행한다.[4, 5]

* HIV 감염자에서 B형 간염 백신의 효과

HIV 감염자에서 B형 간염 백신의 효과에 대해 다음과 같은 인자가 알려졌다.[6]

- 숙주 인자: 연령, 성별, 임신, HLA 등
- HIV 감염과 관련된 요인: HIV-RNA 양, CD4 수, B 림프구 수 등
- 기타의 요인: C형 간염의 동반, ART 도입 유무 등

일반적으로 HIV 감염자에서 B형 간염 백신의 반응성은 HIV 비감염자에 비해 낮다. 이 점을 극복하기 위해 지금까지 여러 대책이 시도되고 있다. 구체적으로, 접종량 증량(일반 사용량의 2-4배), A형 간염과 B형 간염 혼합 백신 사용, 투여 방법(근육, 피내)의 변경 등이다.

일반적으로 기초 질환이 없으면 B형 간염 백신 접종 스케줄이 끝나면 추가 접종은 시행하지 않는다. 이것은 B형 간염 백신 접종 후 방어 항체가 낮아도 면역 기억은 남아 있으며, B형 간염 바이러스가 체내에 침입하면 면역계가 신속하게 반응하여 감염을 방어하기 때문이다. 이 반응을 기왕 반응이라고 부른다. 그러나 HIV 감염자는 혈액 투석 환자에서처럼 충분한 기왕 반응을 기대할 수 없어 매년 HBs 항체를 측정하여 방어 항체가 미만이면 추가 접종을 권고한다.

(3) 인플루엔자 백신

인플루엔자 백신은 매년 1회 접종을 권고하고 있다. 2009년 신형 인플루엔자(H1N1pdm) 유행 후 현재 A형 H1N1, A형 H3N2(홍콩형), B형의 3주 혼합 인플루엔자 HA 백신이 제조되고 있다.

표 1	인플루엔자 백신이 권고되는 고위험군

- 연령: 5세 미만, 50세 이상
- 기초 질환(호흡기, 순환기, 신경, 신장, 혈액)
- 면역 부전(HIV 감염 포함)
- 임신 여성, 출산 후(특히 2주 이내)
- 18세 미만 아스피린 장기 복용자
- American Indians/Alaska Natives
- 비만(BMI ≥ 40)
- 요양 시설 입소자

* HIV 감염과 인플루엔자

A형 인플루엔자 유행 시 입원이 필요했던 HIV 감염자 연구에서, HIV 감염자의 인플루엔자 신속 검사 양성률, 폐렴 동반율, ICU 입실률, 사망률은 HIV 비감염자와 같았다.[7] 또 ICU 입원

이나 사망한 HIV 감염자의 특징은 CD4 200/µL 이하, ART 미도입, 발생 48시간 후 항바이러스제 투여 등이었다.

인플루엔자 백신 접종은 중증화 위험이 높은 고령자에게 강하게 권고하며, HIV 감염자도 이에 포함된다(표 1).[8]

* HIV 감염자에서 인플루엔자 백신의 효과

HIV 감염자에서 인플루엔자 백신의 예방 효과 연구에서, 백신 접종군과 비접종군의 감염률은 각각 6.1%, 21.2%로 접종군에서 유의하게 낮았다.[9]

신형 인플루엔자 백신의 효과를 본 연구에서는, 백신 접종 후 항체 양성률(유의한 항체가: HI법으로 40배)과 기하 평균은 대조군(HIV 비감염자)에서 85.7%, 97.5%에 비해 HIV 감염자는 49.5%, 35.0%로 낮았다.[10] 같은 연구에서 CD4 수와 항체 양성률은 CD4 500/µL 이상에서 50%였고, CD4 수저하에 따라 양성률이 낮았다(그림 2).[10]

⑷ 폐렴 구균 백신

폐렴구균 백신에는 협막 다당체 백신과 단백 결합 백신의 2 종류가 있다. 협막 다당체 백신은 23가 백신(PPV23)이다.

PPV23은 T세포 비의존성으로 항체 생산을 유도하므로 백신 추가 접종에 의한 부스터 효과가 없으며, 2세 미만에서는 사용하지 않는다. 또 평생 1회 접종으로 되어 있었으나 일본 감염학회는 5년 간격의 추가 접종을 권고한다.[11] PPV23의 폐렴 예방 효과는 논란이 있으며, 결과가 일정하지 않다.

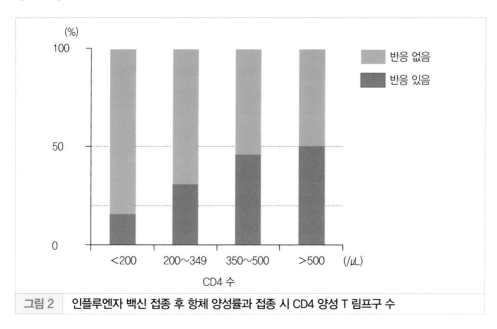

| 그림 2 | 인플루엔자 백신 접종 후 항체 양성률과 접종 시 CD4 양성 T 림프구 수 |

단백 결합 백신(PCV)은 폐렴 구균 협막 폴리사카리드에 단백(변이 시킨 디프테리아 독소)을 결합시킨 것이며, T세포 의존성으로 항체 생산을 유도하여 생후 2개월부터 접종이 가능하다. 또 PCV는 PPV에 비해 항체 생산 및 옵소닌 활성이 뛰어나다. 세계적으로 13가 백신 사용이 주류가 되고 있다.

미국은 2012년부터, 기초 질환이 있는 폐렴 구균 감염 위험이 높은 성인에게 PCV13과 PPV23 병용을 권고하고 있다.[12] 구체적으로, 처음에 PCV13을 접종하고, 8주 이상의 간격을 두고 PPV23를 접종한다. 또 이전에 PPV23를 접종한 사람은 PCV13 접종 후 전회 PPV23보다 5년 이상의 간격을 두고 PPV23를 접종한다.

* HIV 감염과 폐렴 구균 감염

HIV 감염에 동반한 폐렴 구균 감염은 비전형적 임상상을 나타낼 수 있다. 양쪽 폐의 침윤 영상을 나타내는 것이 많으며, 경증에서도 균혈증 발생이 많다고 보고되었다.[13]

* HIV 감염자에서 폐렴 구균 백신의 효과

영국의 연구는, HIV 감염자에서 PPV23의 접종률 상승에 따라 PPV23에 포함된 혈청형의 폐렴 구균성 폐렴 감소를 보고했다.[14]

또 스페인에서 시행된 연구는, 침습성 폐렴 구균 감염 위험 인자에 간경변, 만성 폐색성 폐질환(COPD)이 있었으며, ART 시행과 PPV23 접종이 발생 예방과 관련이 있었다.[15] PCV의 효과를 검증한 연구에서, 성인 HIV 감염자를 포함한 침습 폐렴 구균 감염 병력이 있는 사람에게 PCV7를 접종하여, 접종 후 침습성 폐렴 구균 감염 발생이 의미 있게 억제되었다.[16]

(5) 파필로마 바이러스 백신

파필로마 바이러스(HPV) 백신은 바이러스 유사입자(VLP)가 들어있는 백신이며, 현재 2가 백신(HPV2, 서바릭스)과 4가 백신(HPV4, 가다실)이 판매되고 있다. HPV2는 발암에 관련된 16형, 18형, HPV4는 16형, 18형에 더해 첨규 콘딜로마와 관련된 6형, 11형 VLP가 포함되어 있다. HPV 백신은 3회 접종하며, HPV2 접종 스케줄은 0, 1, 6개월, HPV4는 0, 2, 6개월이다. HPV2는 여성에만 접종하나 HPV4는 남, 여 모두 접종 가능하다. HIV 감염자에서는 16, 18형 이외의 타입에 의한 HPV 관련 종양도 알려져 있다. 최근 보다 광범위하게 HPV를 커버하는 9가 백신(종래의 6, 11, 16, 18형에 더해 31, 33, 45, 52, 58형 추가)이 개발되었다.[17]

* HIV 감염과 파필로마 바이러스 관련 질환

HPV는 주로 성행위를 통해 전파되며, 지속적 감염은 종양 발생의 배경이 된다. HPV 관련 질환으로, 악성 종양에 자궁 경부암, 항문암, 후두암이 있으며, 양성 종양에 첨규 콘딜로마, 기관 유두종 등이 알려져 있다. HIV 감염자는 면역 부전에 의한 HPV의 지속 감염이 전암 병변으로 이행 빈도가 높다. 자궁 경부암은 HIV 감염자에서 발생률이 높아 에이즈 지표 질환으로 되어 있으며, 적극적 부인과 검진이 권고되고 있다. 최근 MSM에서 항문암 증가가 주목받고 있다. ART에 의한 생명 예후 연장에 따라 향후 항문암 증가를 예상한다.

* HIV 감염자에서 파필로마 백신의 효과

여성 HIV 감염자를 대상으로 HPV4의 효과를 조사한 연구에서, 접종 후 6, 11, 16, 18형의 항체 양성률과 기하 평균값(GMT) 증가가 있었다. 특히 16, 18형은 ART 시행군에서 비시행군에 비해 GMT가 높았다.[18]

남성 HIV 감염자에서 HPV4의 효과 및 안전성을 조사한 연구에서, 6, 11, 16, 18형 모두 높은 항체 양성률을 나타냈고, 중증 부작용은 없었다.[19]

3 생 백신과 HIV 감염

생 백신의 항원 물질은 약독화한 증식 가능한 미생물이다. 따라서 면역 기능 저하가 심한 환자는 백신의 미생물에 의한 감염 발생이 우려되어 접종은 금기이다.

HIV 감염에서 생 백신 접종은, CD4 200/μL 이상에서 접종 가능한 것과 CD4 수와 관계없이 접종 불가능한 것으로 나눈다(표 2).[20]

전자에는, 홍역 백신, 풍진 백신, 이하선염 백신, 수두 백신이 있으며, 해외 여행에 필요한 접종으로 황열 백신이 있다. 수두 백신 접종은, 과거 CD4 수와 관계없이 금기였으나, 현재 CD4 수 200/μL 이상에서 접종이 가능하다.

후자에는, BCG, 경구용 소아마비 백신(OPV), 경구 장티푸스 백신, 인플루엔자 생 백신이 포함되며, CD4 수와 관계없이 접종은 금기이다.

4 해외여행과 HIV 감염

해외여행의 감염 대책으로 백신 접종이 중요하다. 해외여행 전 백신 접종은, 여행지, 체재 기간, 여행 목적, 체재지의 환경 및 주거, 여행까지의 기간, 백신 접종력, 기초 질환, 알레르기 병력 등을 고려하여, 백신의 선택 및 접종 스케줄을 작성한다. 백신의 대부분은 건강보험에 해당되지 않으므로 접종 전에 희망자의 경제적 부담도 고려할 필요가 있다.

표 2	HIV 감염증과 생 백신의 적응	

	CD4 양성 T림프구 수	
	≥ 200/µL	〈 200/µL
BCG	금기	금기
인플루엔자 생백신	금기	금기
홍역 · 이하선염 · 풍진	백신 면역이 없으면 접종	금기
경구 장티푸스 백신	금기	금기
수두 백신	면역이 없으면 접종	금기
황열 백신	필요에 따라 접종	금기

표 3	HIV 감염자의 여행 전 점검

- 현재의 CD4 수, HIV-RNA 양, ART 도입 유무
- 백신의 효과와 금기, 가능성이 있는 약물 상호작용
- (CD4 수 200/µL 미만에서) 여행지에서 위험, 감염과 대책
- 사용 약제명을 포함한 최근 치료력 휴대 및, 가능하면 현지의 HIV 감염에 지식이 있
  는 의사의 이름
- 목적지의 HIV 감염자의 여행 제한

HIV 감염은 ART에 의해 조절 가능한 만성 질환이며, 많은 HIV 감염자가 비즈니스, 관광 등의 목적으로 해외여행을 하고 있으며, HIV 감염자가 여행 전 병원 진료를 받을 때 확인해야 할 점이 있다(표 3).[21]

HIV 감염자는, CD4 수, HIV-RNA 양이 백신의 적응이나 효과에 관여하므로, 이 검사 결과에 따라 백신을 검토한다. 상황에 따라 현지 의료 기관에서 진료받을 가능성을 고려하여, 영문 의료 정보도 작성한다. 국가나 지역에 따라서 HIV 감염자의 입국을 제한하거나, HIV 항체 검사 결과를 요구한다.

해외여행 전에 접종이 필요한 백신은, 비활성화 백신으로 A형 간염 백신, B형 간염 백신, 광견병 백신, 파상풍 톡소이드 등이다. 생 백신으로 황열 백신이 있다. A형 간염 백신 및 B형 간염 백신은 앞에서 설명했으며, 여행 시 위험에 대해 알아두어야 한다.

(1) A형 간염 백신

A형 간염은 백신으로 예방 가능한 감염이다.[22] 60세 이하의 일본인은 A형 간염 바이러스에 대한 항체 양성률이 낮아,[23] A형 간염 백신의 우선 순위가 높다. A형 간염 유행은 한 나라 안에

서도 크게 차이가 있다. 예를 들어 태국의 농촌 지역은 수도 방콕에 비해 A형 간염 항체 양성률이 매우 높다.[24]

(2) B형 간염 백신

B형 간염은 성행위, 의료 행위, 미용 등에 의해 감염이 일어날 수 있다. 특히 해외여행에서 예상 못한 우발적 성교가 드물지 않은 것으로 알려져 있다.[25] 유행 상황을 나타내는 HBs 항원 양성률은 지역에 따라 다르며, B형 간염 백신이 세계적으로 접종되고 있으며 광범위하게 권고하고 있다.

(3) 광견병 백신

광견병 백신 접종은 노출 전 면역과 노출 후 면역이 있다. 노출 전 접종법은 0, 1, 6-12개월의 3회 접종이다. 노출 후 면역은 0, 3, 7, 14, 30, 90일 6회 접종한다. 과거 접종을 받은 사람이 재노출되면 0-3일의 스케줄로 노출 후 면역을 시행한다.

광견병이 근절된 지역이 드물며, 아시아나 아프리카를 중심으로 유행이 계속되고 있다. 또 여행 중에 동물에 물릴 가능성이 비교적 높다.[22] 광견병 유행 지역에서 동물에 물리면 노출 후 면역으로 현지에서 광견병 백신 접종을 시작한다. 광견병 유행지에 장기간 체재하는 경우나, 동물 접촉 위험이 높으면 노출 전 면역으로 광견병 백신 접종을 권고한다. 노출 전 면역을 완료하면 광견병 유행 지역에서 동물에 물렸을 때 광견병 백신 2회 접종으로 충분한 항체 생산이 된다.

광견병 노출 전 면역 효과를 조사한 연구에서, HIV 감염자는 HIV 비감염자에 비해 접종 완료 후 항체가 낮은 경향이 있었으나, 5년 후 방어 항체 보유율은 62%로 유지되고 있었다.[26] 일부에서 단축된 4회 접종법으로 노출 전 면역을 하고 있으나, HIV 감염자는 종래의 5회 접종이 바람직하다.[27]

(4) 파상풍 톡소이드

파상풍 톡소이드는 DPT3 혼합 백신으로 출생 후부터 정기 접종하고 있다. 따라서 DPT 백신을 접종하지 않은 노년층에서 필요할 수 있다. 2011년 일본 지진에서 10명 이상의 파상풍 환자가 발생했으며 대부분 중노년이었다.[28]

여행 중에 여러가지 야외 활동에서 상처가 생길 수 있으며,[29] 지역에 따라(특히 개발도상국에서) 오토바이, 자동차에 의한 사고도 많다.[30] 또 광견병 백신에서 언급한 동물에 물리는 상처 빈도도 적지 않다. 따라서 파상풍 톡소이드는 우선 순위가 높은 백신이다.

파상풍 톡소이드나 파상풍 톡소이드가 포함된 백신을 접종한 과거력이 있으며, 최종 접종 후 5-10년 경과한 사람은 1회 추가 접종한다. HIV 감염자는 HIV 비감염자에 비해 항체 지속 기간이 짧은 것으로 보고되어,[31] 언제 추가 접종을 해야 하는가에 대한 논란이 있다. 미국 소아과학회의 지침은, HIV 감염자에서 노출 후 대응으로 파상풍 톡소이드 접종력과 관계없이 항파상풍 면역 글로불린 사용을 권고하고 있다. 소수의 소아(평균 연령 12세, 최종 접종 후 평균 6년 경과)를 대상으로 한 연구에서, 추가 접종 전 방어 항체 보유율 38%가 추가 접종 후 92%로 상승된 것이 보고되어, 충분한 반응을 얻을 수 있을 가능성이 있었다.[32]

(5) 황열 백신

황열은 아프리카 및 남미 일부 지역에서 유행하고 있으며, 입국 시 황열 백신 접종 증명서가 필수적이다. 황열 백신은 생 백신이며, CD4 수 $200/\mu L$ 미만에서는 접종 금기이다. 접종할 수 없으면 그 사유를 기록한 서류(waiver form) 작성이 필요하다. 또 중증 달걀 알레르기에도 황열 백신 접종은 금기이다.

HIV 감염자에서 황열 백신의 효과 및 안전성을 조사한 연구에서, ① HIV 감염자는 HIV 비 감염자에 비해 항체 양성률이 낮은 경향이며, ② HIV 감염자에서 HIV-RNA가 검출 감도 미만, CD4 수 상승 여성의 접종 후 항체가가 높았고, ③ 중증 부작용은 없었다.[33]

최근 케모카인 수용체 CCR5 이상이 황열 바이러스의 부반응과 관련이 있다는 보고가 있어, HIV치료제 CCR5 저해약(침입 억제제) 사용이 황열 백신 부반응 발현에 영향을 줄 우려가 알려졌다.[34] 현재 CCR5 저해자 사용자에서 황열 백신 접종이 금기는 아니지만, 향후 연구가 필요하다.

【문 헌】

1) Ida S et al: Influence of human immunodeficiency virus type 1 infection on acute hepatitis A virus infection. Clin Infect Dis. 2002;34:379-85.

2) Rimland D et al: Response to hepatitis A vaccine in HIV patients in the HAART era. AIDS. 2005;19:1702-4.

3) Crum-Cianflone NF et al: Long-term durability of immune responses after hepatitis A vaccination among HIV-infected adults. J Infect Dis. 2011;203:1815-23.

4) Fujisaki S et al: Outbreak of infections by hepatitis B virus genotype A and transmissin of genetic drug resistance in patients coinfected with HIV-1 in Japan. J Clin Microbiol. 2011;49:1017-24.

5) Konopnicki D et al: Hepatitis B and HIV: prevalence, AIDS progression, response to highly active antiretroviral therapy and increased mortality in the EuroSIDA cohort. AIDS. 2005;19:593-601.

6) van den Berg R et al: Non-responsiveness to hepatitis B vaccination in HIV seropositive patients; possible causes and solutions. AIDS Rev. 2009;11:157-64.

7) Peters PJ et al: HIV-infected hospitalized patients with 2009 pandemic influenza A(pH1N1)- United States, spring and summer 2009. Clin Infect Dis. 2011;52 Suppl 1:5183-8.

8) Centers for Disease control and prevention(CCD): Prevention and control of seasonal influenza with vaccines. Recommendations of the Advisory committee on immunization practices-United States, 2013-2014. MMWR Recomm Rep. 2013;62cRR-07):1-43.

9) Yamanaka H et al: Efficacy and immunologic responses to influenza vaccine in HIV-1-infected patients. J Acquir Immune Defic Syndr. 2005;39:167-73.

10) Yanagisawa N et al: Reduced immune response to influenza A(H1N1) 2009 monovalent vaccine in HIV-infected Japanese subjects. Vaccine. 2011;29:5694-8.

11) 일본감염학회 폐렴구균 백신 재접종 통제검토 위원회: 폐렴구균 백신재접종에 대한 지침[www. kansensho.or.jp/topics/pdf/pneumococcus_vaccine.pdf]

12) Centers for disease control and prevention (CCD): Use of 13-valent pneumococcal conjugate vaccine and 23-valent pneumocococal polysaccharide vaccine for adults with immunocomprmising conditions: recommendations of the advisory committee on immunization practices(ACIP). MMWR Morb Mortal Wkly Rep. 2012;61:816-9.

13) Madeddu G et al: Pneumococcal pneumonia: clinical features, diagnosis and management in HIV-infected and HIV noninfected patients. Curr Opin Pulm Med 2009;15:236-42.

14) Curran A et al: Bacterial pneumonia in HIV-infected patients: use of the pneumonia severity index and impact of current management on incidence, aetiology and outcome. HIV Med. 2008;9:609-15.

15) Penaranda M et al: Effectiveness of polysaccharide pneumococcal vaccine in HIV infected patients: A case-control study. Clin Infect Dis. 2007;45:e82-7.

16) Forench N et al: A trial of a 7-valent pneumococcal conjugate vaccine in HIV-infected adults. N Engl J Med. 2010;362:812-22.

17) Serrano S et al: Potential impact of a nine-valent vaccine in human papilloma virus related cervical disease. Infect Agent Cancer. 2012;7:38.

18) Kahn JA et al: Immunogenicity and safety of the human papilloma virus 6, 11, 16, 18 vaccine in HIV-infected young women. Clin Infect Dis. 2013;57:735-44.

19) Wilkin T et al: Safety and immunogenicity of the quadrivalent human papilloma virus vaccine in HIV-1-infected men. J Infect Dis. 2010;202:1246-53.

20) Foranc-Paredes C et al: HIV infection and travel: pretravel recommendations and health related risks. Top Hiv Med 2009;17:2-11.

21) KyestoneJS et al: The traveler with HIV. Travel Medicine. 2nd ed. Elsevier. 2008;265-76.

22) Centers for Control and Prevention: CDC health information for international travel 2014. 2014;8-11.

23) Kiyohara T et al: Shifting seroepidemilogy of hepatitis A in Japan, 1973-2003. Microbiol Immunol. 2007;51:185-91.

24) Rinathavorn P et al: Seroprevalence of hepatitis A among Thai population resding near Myanmar border. J Health Popul Nutr. 2011;29:174-7.

25) Matteelli A et al: Sexually transmitted diseases in travelers. Clin Infect Dis. 2001;32:1063-7.

26) Gelinck LB et al: Restoration of the antibody response upon rabies vaccination in HIV-infected patients treated with HAART. AIDS. 2009;23:2451-8.

27) Rupprecht CE et al: Use of a reduced(4-dose) vaccine schedule for postexpsure prophylaxis to prevent human rabies: Recommendations of the advisory committee on immunization practices. MMWR Recomm Rep. 2010;59:1-9.

28) 국립 감염연구소: 동일본 대지진에 관련 파상풍, 동일본 대지진 관련 파상풍 증례에 대한 보고(IDWR 2012년 제 45호 속보)[http://www.nih.go.jp/niid/ja/tetanis-m/tetanis-idwrs/2949-idwrs-1245.html]

29) Bentley TA et al: Monitoring injury in the New Zealand adventure tourism sector: An operator survey. J Travel Med. 2008;15:395-403.

30) WHO: Global status report on road safety 2009[http://www.who.int/violence_injury_prevention/road_safety_status/2009/en/]

31) Moss WJ et al: Immunization of children at risk of infection with human immunodeficiency virus. Bull World Health Organ. 2003;81:61-70.

32) Ching N et al: Cellular and humoral immune responses to a tetanus toxoid booster in perinatally HIV-1-infected children and adolescents receiving highly active antiretroviral therapy(HAART). Eur J Pediatr. 2007;166:51-6.

33) Veit O et al: Immunogenicity and safety of yellow fever vaccination for 102 HIV- infected patients. Clin Infect Dis. 2009;48:659-66.

34) Conesa-Botella A et al: Response to "Case of yellow fever vaccine-associated viscerotropic disease with prolonged viremia, robust adaptive immune responses and polymorphism in CCR5 and RANTES genes". J Infect Dis 2009;199:601.

35) Staples JE et al: Yellow fever vaccine: Recommendations of the advisory committee on immunization practices(ACIP). MMWR Recmm Rep. 2010;59:1-27.

2장 노출 후 예방

1 서론

바늘에 찔림 등으로 의료인이 HIV가 포함된 혈액에 노출 시 감염률은 B형 간염 바이러스 (HBV)나 C형 간염 바이러스(HCV)에 비해 낮다고 한다. 최근의 HIV 감염에 대한 ART는 환자 혈액에 HIV-RNA 양이 검출 한계 이하일 정도의 항바이러스 효과를 갖고 있다. 따라서 의료인 의 노출 후에 ART를 시작하면 높은 예방 효과를 얻을 수 있다고 생각하고 있다.

노출 후 예방약 복용은 가능한 한 조기 시작이 권고된다. 따라서 만일의 경우에, 냉정하고 신 속하게 감염 예방을 위한 복용을 시작하는 체제와 매뉴얼 준비가 필요하다.

2013년 미국에서 HIV에 의한 직업상의 노출에 대한 지침이 크게 개정되었다.[1] 그 후 일본에 서도 지침이 변경 되었으며,[2] 의료상 HIV 노출에 대한 기본적 요점을 설명한다.

2 HIV 노출에 의한 감염 위험

의료 행위의 노출에서 HIV 감염률은, 바늘에 찔림, 칼에 베임 등 경피적 노출에서는 약 0.3%,[3] 점막 노출에서는 약 0.09%[4]로 되어 있다. 한편 HBV에 의한 노출에서는 6-30%(노출 원이 된 환자의 HBeAg 양성에서 22-31%, HBeAg 음성에서 1-6%)이다.[5] HCV는 1.8% (1-7%)라고 보고되었다.[6] HIV 감염 위험은 간염 바이러스에 비해 낮다. 이런 자료를 알려주어도 노출된 본인의 불안이 없어지는 것은 아니지만, 냉정하게 대응하기 위해 알려주어야 할 정보이다.

3 HIV치료제의 예방 효과

의료 행위에 의한 HIV 감염 위험은 HIV 치료제의 노출 후 예방약 복용(post-expsure prophylaxis; PEP)에 의한 저하가 가능하다. 과거의 보고에서 HIV 치료제의 하나인 지도부딘 (ZDV) 복용으로 감염 가능성이 81% 저하되었다.[7] 현재 시행되는 ART는 복수의 HIV 치료제 조합으로 HIV 감염자의 혈중 HIV-RNA 양을 검출 감도 미만까지 억제가 가능하다. 따라서 의료인의 예방 복용에도 같은 치료가 권고된다. ART를 시행하고 있는 많은 환자의 혈중 IHIV-RNA 양이 검출 감도 이하로 억제되어 있다. 이런 환자가 감염원이 되었을 때 감염 위험은 매우 낮은 상태에 있다고 생각할 수 있다.

노출 후 ART를 시행하게 되면서 미국에서 의료인의 감염 확정 예는 보고가 없게 되었다. 즉 2010년 조사(surveillance)에서 다제병용 요법을 시작한 2000년 이후 감염례는 없었다.[8]

4 노출 후 예방 시작 시기

예방약 복용은 노출 후 가능한 조기 시작을 권고한다. 수 시간 이내가 바람직하나, 예방 효과를 보기 위한 시간에 대한 명확한 데이터는 없다. 동물 실험에서 72시간 이후에는 예방 효과가 저하되는 것으로 알려졌으나,[9] 인체에서 효과는 불명확하다. 미국의 지침은 장기간(예를 들어 1주 후) 경과했어도 감염 위험이 높은 상황이면 예방 투여를 권고한다.[1]

5 노출 후 예방에서 선택제

미국의 권고에 따라, 손상 정도나 HIV-RNA 양에 따라 "기본 처방"과 "확대 처방"이 선택되고 있다.[10] 그러나 실제로 시행된 예방약의 대부분이 "확대 처방"이었으며, HIV 치료제의 발전으로 약제의 내약성이 좋아져, 예방약 복용도 일반 ART에 준해 선택하고 있다. 지금까지 다양한 처방이 제시되고 있으나, 가장 많이 권고되는 처방은 "랄테그라비르(RAL)+테노포비르(TDF)/엠트리시타빈(FTC)"의 조합이다.[1]

> • 노출 후 예방 권고 처방 예
> 랄테그라비르(아센트레스) 1회 1정, 1일 2회
> +
> 테노포비르/엠트리시타핀(트루바다) 1회 1정, 1일 1회
> (식사 섭취 유무와 관계없이 복용 가능)

TDF/FTC의 부작용으로 신 기능 장애가 있어, 기초 질환으로 신 장애가 있으면 대체약으로 변경도 고려한다. HBV 억제 효과가 있어 치료하지 않은 만성 B형 간염이 있으면 주의해야 한다. 예방약 투여 종료 후 HBV가 증가하여 급성 간염을 일으킬 가능성이 있기 때문이다.

* 전문의에게 의뢰가 필요한 경우

HIV에 노출된 의료인이 임산부 및 수유 중인 경우, 신 기능 장애 같은 중증 동반 질환이 있으면 전문의에게 의뢰하여 예방약 복용을 시작한다. 노출원이 된 환자가 약제 내성으로 치료제를

변경한 병력이 있으면, 앞에서 권고한 조합이 아니라 대체약으로 변경할 필요도 있다.

예방약 복용 시작 후 부작용이 나타나면 원인이 된 약제의 변경이 필요하며, HIV 치료 경험이 많은 의사에게 의뢰한다.

권고 요법과 대체 요법을 정리하면 표 1과 같다. 여러 상황의 약제 선택에서, 이런 대체 요법 중 적절한 HIV치료제 조합을 결정한다(대체 요법은 향후 약제 개발에 의해 추가·변경될 가능성이 있다).

표 1	HIV 노출 후 예방 레지멘		
우선 레지멘	RAL+TDF/FTC		
대체 레지멘 • A군과 B군에서 선택하여 조합한다. • RAL+TDF/FTC는 우선 레지멘	[A군] RAL DRV/r ETR RPV ATV/r LPV/r	[B군] TDF+FTC or TDF/FTC TDF+3TC ZDV+3TC or ZDV/3TC ZDV+FTC	

RAL:랄테그라비르(아센트레스), TDF:테노포비르(비리어드), FTC:엠트리시타빈(엠트리바), DRV/r:다르나빌(프리디스타)+리토나비르(노비어), ETR:에트라비린(인테렌스), RPV:릴피비린(에튜 유란트), ATV/r:아타자나빌(레이아다트)+리토나비르(노비어), LPV/r: 로피나빌+리토나비르(가레트라), TDF/FTC: 태노포비르+엠트리시타빈(트루바다), 3TC:라미부딘(에피빌), ZDV: 지도부딘(레트로빌), ZDV/3TC: 지도부딘+라미부딘(콤비빌)

6 복용 기간과 경과 관찰

노출 후 예방 약 투여 기간에 대한 연구는 없다. 그러나 과거에 시행된 동물실험이나, HIV 치료제 단일제 투여에 의한 예방 경험으로[7] 4주간 계속 투여를 권고한다. 노출 후 감염 유무를 조사하기 위해 노출 직후, 6주 후, 12주 후, 6개월 후 HIV 검사를 시행한다. 현재 사용하고 있는 HIV 항원 항체 검사로 최종 검사 기간을 4개월로 단축할 가능성이 있다.[1]

7 기타 중요 사항

HIV 노출 후 예방약 복용은 되도록 조기 시작을 권고한다. 따라서 실제로 노출 사례 발생에 대비하여 신속한 대처가 가능하도록 병원에 매뉴얼을 정비하고, 조속히 예방약을 복용할 수 있는 체제를 만들어 두어야 한다. 밤이나 휴일에 발생되어도 신속히 책임자와 연락하여 예방약 복용에 대한 지시나 상의가 가능하도록 대비해 두는 것도 중요하다.

HIV 치료 거점 병원이 아닌 일반 병원에서는 대응 가능한 거점 병원과의 제휴도 필요하다.

시급한 상의나 진료가 이루어질 수 있도록 연락처나 진료 방법도 확인해 둔다. 거점 병원이 병원 인근에 없으면 적어도 1회 복용할 수 있는 HIV 치료제의 준비도 필요하다.

바늘에 찔리거나 상처에 의해 HIV에 노출된 직원은 그 후의 대처에 대해 큰 불안을 느끼게 된다. 정신적 부담을 줄일 수 있도록 올바른 정보를 알기 쉽게 전해주고, 약제 복용 중이나 복용 후 지원도 적절히 시행하는 것이 중요하다. 또 직원의 프라이버시에 대해 충분한 배려도 필요하다.

【문 헌】

1) US public health service working group: Updated US public health service guidelines for the management of occupational exposures to human immunodeficiency virus and recommendations for postexposure prophylaxis. Infect Conrol Hosp EpidemiOl. 2013;34:875–92.

2) 후생노동성 과학연구비 보조금 에이즈 대책사업, HIV 감염 및 합병증 과제 극복 연구반: 의료 종사자에서 HIV 노출 대책. 항HIV 치료 지침. 2014, p144–53.

3) Bell DM: Occupational risk of human immunodeficiency virus infection in healthcare workers: An overview. Am J Med. 1997;102:9–15.

4) Ippolito G et al: The risk of occupational human immunodeficiency virus infection in healthcare workers. Italian Multicenter Study. The Italian Study Group in occupational risk of HIV infection. Arch Intern Med. 1993;153:1451–8.

5) US public health Service: Updated US public health Service Guidelines for the management of occupational exposures to HBV, HCV, and HIV and recommendations for postexpsure prophylaxis. MMWR Recomm Rep.2001;50:1–52.

6) Jagger J et al: Occupational transmissinon of hepatitis C virus. JAMA. 2002; 288: 1469; authr reply 1469–71.

7) Cardo DM et al: A case–control study of HIV seroconversion in healthcare workers after percutaneous exposure. Centers for disease control and prevention needle stick surveillance group. N Engl J Med. 1997;337:1485–90.

8) CDC: Surveillance of occupationally acquired HIV/AIDS in healthcare personnel, as of December 2010(updated: May, 2011)[http//www.cdc.gov/HAI/organisms/HIV/surveillance-occupationally-acquired-HIV-AIDS.html]

9) Otten RA et al: Efficacy of postexpsure prophylaxis after intravaginal exposure of pig–tailed macaques to a human–derived retrovirus(human immunodeficiency virus type 2). J Virol. 2000;74:9771–5.

10) US public health service: Updated US public health service guidelines for the management of occupational exposures to HIV and recommendations for postexpsure prophylaxis. MMWR Recmm Rep. 2005;54cRR-9):1-17.

한국 질병관리 본부의 HIV/AIDS 관리 지침 소개

　한국 질병관리 본부의 에이즈 결핵 관리과는 에이즈 예방 및 감시에 주도적 역할을 수행하고 있으며, 매년 에이즈 현황의 발표와 관리 지침을 인터넷을 통해 공개하고 있다. 이런 지침이 우리나라에서 에이즈 관리의 표준이 될 수 있으므로 2017년 발표된 관리 지침 일부를 소개한다. 구체적 내용은 인터넷에서 다운로드 받을 수 있으므로 참고하기 바란다.

1. 질병관리본부에서 하는 일

1) 에이즈 · 결핵관리과의 임무

- 국가 에이즈 관리사업 정책 개발 및 대책 수립과 시행
- 국가 에이즈 관리사업 계획 수립 및 평가
- 국가 에이즈 감시체계 구축 및 운영
- 지자체 국가 에이즈 관리사업 지원, 관리, 평가
- 전국 단위 HIV 감염인 신고 현황, 역학적 특성 분석 및 정보 환류
- 국가 에이즈 관련 교육 · 홍보 기획 및 추진
- HIV/AIDS 관련 연구 개발

2) 국립보건연구원 에이즈 · 종양바이러스과의 임무

- HIV 검사 기준 제시 및 실험실 정도 관리
- HIV 확인진단검사 실시
- HIV/AIDS 관련 연구 개발

2. 에이즈 현황

1) 세계 현황

　2005년 HIV 신규 감염인 수는 210만 명으로 추정되었으나, 2010년에는 220만 명으로 6% 감소했다. 아시아 · 태평양 지역의 HIV 신규 감염인은 약 30만 명으로 2010년에 비해 5% 감소했다.

　2015년 기준 생존 HIV 감염인 1,700백만 명이 ART를 받고 있다. 아시아 · 태평양 지역의 생존 HIV 감염인의 치료율은 약 41%이다.

2) 국내 현황

　2015년 1,152명이 신규 신고되었으며, 내국인 1,018명, 외국인 134명이고, 성별로는 남성 1,080명, 여

성 72명으로 15:1의 성비이다. 연령별로는 20대가 33.3% (383명)로 가장 많았으며, 30대 24.1% (278명), 40대 18.8% (217명) 순으로 20-40대가 76.2%를 차지한다.

감염 경로에 응답한 사람 모두 성 접촉에 의한 감염이었으며, 혈액제제에 의한 감염은 1995년, 수혈로 인한 감염은 2006년 이후 보고 사례가 없다.

2015년 현재 HIV/AIDS 내국인은 10,502명으로, 남성 92.7% (9,735명), 여성 7.3% (767명)이며, CD4+ T 세포 수가 200 미만인 경우는 19.6% (200명)이다.

3. HIV 검진의 개요

선별검사는 HIV 감염 여부 판정을 위해 실시하는 최초의 검사를 말하며, 선별검사 결과 양성반응 검체는 HIV 감염 최종 진단을 위해 확인검사를 받는다. 선별검사에는 ELISA(효소면역분석법), CLIA(화학발광면역측정법), FEIA(형광효소면역측정법), PA(입자응집법)를 시행한다.

신속검사는 손가락 천자, 구강 점막 등을 통한 검사이며 피검진자에게 검사의 제한점을 설명하고, 감염 의심 행동 12주 이후 재검사를 받을 수 있도록 안내한다.

확인검사는 선별검사결과 양성 반응이거나 임상소견상 HIV 감염이 의심되는 사람의 검체에서 HIV 감염 여부를 최종 진단하기 위해 진행되는 검사이며 질병관리본부 국립보건연구원, 전국 17개 시·도 보건환경연구원에서 시행한다.

의료기관은 정해진 양식을 이용하여 의뢰하며, 검체명은 검체 번호로 코드화하고, 피검자의 인적사항 (성명, 생년월일, 주소 등)은 기재하지 않아 피검자의 정보가 유출되지 않도록 최대한의 보안체계를 확보한다. 검체의 채취 및 수송에서 혈청 또는 혈장 내용물 누출을 방지하기 위해 지정된 용기(고무링이 있는 outer screw cryogenic tube, 2 ㎖)를 사용한다.

에이즈·종양바이러스과는 HIV 최종 확인 검사를 실시하고 그 결과를 의뢰한 기관에 통보하고, 양성인 경우 에이즈·결핵관리과에 HASNet으로 신고, 보고한다.

HIV 확인검사에서 웨스턴블롯 양성기준은 다음과 같다.

(1) HIV Env (gp160, gp120, gp41) 밴드 2개와 p24 또는 p31 밴드를 동시에 보일 때(최소한 3가지 주요 밴드가 보일 때)

(2) 1항의 밴드를 포함하고 그 이상의 밴드가 보일 때

면역검사의 목적은 HIV 감염인의 CD4+ T 세포 및 CD8+ T 세포 수를 정기적으로 검사하여 HIV 감염인의 질병 진행 상태를 파악하고, 이를 통해 효과적 치료를 받도록 유도하여 건강한 생활을 유지할 수 있도록 한다.

HIV-1 RNA 정량검사는 HIV 감염인/AIDS 환자의 치료 시기를 결정할 수 있는 지표로 사용되며, AIDS 치료제를 복용하는 환자에 대한 약제내성 검사 및 환자의 치료제 선택에 필수적인 자료로 활용한다.

4. 질병예방센터 에이즈 · 결핵관리과 연락처

주소 : (우 28159) 충북 청주시 흥덕구 오송읍 오송생명2로 187 오송보건의료행정타운 내 질병관리본부

전화번호 : 043-719-7917, 7919, 7331

팩스 : 043-719-7339

국립보건연구원 면역병리센터 에이즈 · 종양바이러스과

전화번호

- (HIV 항체검사) 043-719-8414, 8418

- (면역검사) 043-719-8431

- (RNA정량검사) 043-719-8436

팩스 : 043-719-8459

에이즈 지원 시스템

명칭 : HASNet(하스넷, HIV/AIDS Supporting Network System)

주소 : http://is.cdc.go.kr

5. 감염인 상담사업 참여기관

의료기관명	진료예약	상담간호사 연락처
강동성심병원	02-2224-2114	02-2152-1051
경북대병원	053-200-6114	053-200-5951
경상대병원	055-750-8700	055-750-9468
고대구로병원	02-2626-1100	02-2626-2828
국립중앙의료원	02-2260-7546	02-2260-7546
동아대병원	051-240-2400	051-240-5568
보라매병원	1577-0075	02-870-3898
삼성서울병원	3410-3000	02-3410-2131
서울성모병원	1588-1511	02-2258-1242
서울아산병원	1688-7575	02-3010-6923
서울의료원	02-2276-7000	02-2276-7801
세브란스병원	1599-1004	02-2228-5494
아주대병원	031-219-5451	031-219-7414
원주기독병원	033-741-1313	033-731-1290
인하대병원	032-890-2000	032-890-2124
전남대병원	1899-0000	062-220-6907
전북대병원	1577-7877	063-250-2578
충남대병원	042-280-7123	042-280-8626
충북대병원	043-269-6677	043-269-6299
고대안산병원	1577-7516	031-421-5026

대한에이즈예방협회 소개

1. 설립목적

에이즈 예방과 퇴치 및 감염인과 환자의 권익을 옹호하고 복지를 증진함으로써 국민보건 향상에 기여함을 목적으로 한다.

2. 주요 추진 사업

1) 에이즈 상담 및 교육 훈련 및 홍보 사업

- 대국민 에이즈 예방교육 실시
- 의료인, 예비의료인의 에이즈 관련 인식 개선 교육
- 교육 및 홍보 시스템을 통한 국민건강증진 기여

2) 감염인 지원 사업

- 감염인 지원을 통한 사회구성원으로 통합 유도
- 감염인과 비감염인이 함께 살아갈 수 있는 사회여건 조성
- 에이즈 감염인 복지 증진

3) 쉼터 지원

- 쉼터 프로그램을 통한 감염인 건강 유지 및 정서 안정
- 퇴소 후 원만한 사회생활 복귀를 위한 도움 제공

4) AIDS DAY 행사

- "세계 에이즈의 날" 캠페인을 실시하여 에이즈에 대한 차별 및 편견 해소에 주력
- 감염인 관계기관 및 관련단체와 교류, 홍보

3. 연혁

1993.10.7 대한에이즈협회 창립 초대회장 강영훈 전 국무총리

1995.5.6 비영리 법인 승인

1994.11.1 에이즈 예방교육 전문잡지 "AIDS"(현 레드리본) 창간

1996.1.22 대한에이즈예방협회로 법인 명칭 변경

1997.10.8 International Federation of AIDS Society 가입

1999.4.6 서울 요양쉼터 및 서울 에이즈정보센터 개설

2003.5.1 24시간 전화상담 Hot-Line 개설

2003.9.29 에이즈 상담 전국 대표전화 10회선 개설(1588-5448)

2006.9.28 레드리본센터(감염인 지원센터) 개원

2015.3.25 9대 회장 정인화 순천의료재단 정병원 이사장 취임

4. 대한에이즈 예방협회 주소

(08769)서울시 관악구 조원중앙로11 B&S빌딩 5층

대표전화 : 02-861-4114

상담전화 : 1599-8105

홈페이지 : http://www.aids.or.kr

상담센터 홈페이지 : http://www.aids114.or.kr

5. 지회 설치 현황

서울특별시지회	윤해영	서울특별시 관악구 조원중앙11 B/S빌딩 6층
부산광역시지회	김창수	부산광역시 중구 중앙동4가 38-1번지 3층
대구경북지회	김난희	대구광역시 동구 신서동 534-8, 2층
광주전남지회	허 정	광주광역시 광산구 상무대로 224 (송정동 명성빌딩 4층 403호)
대전충남지회	권영욱	대전광역시 유성구 대정로 28번길 74-5 (대정동 크로바상가) 2동 104호
울산경남지회	김선경	경남 창원시 성산구 중앙동 98-4 (성원그랜드오피스텔 311호)
경기도지회	이미경	경기도 안양시 동안구 시민대로 171 (비산동, 금강벤처텔 1702호)
강원도지회	강 구	강원도 춘천시 스무숲 3길 39, 1층
충청북도지회	신동의	충청북도 청주시 흥덕구 1순환로 536번길 4(봉명동), 1층
전라북도지회	신 준	전주시 완산구 기린대로 173, 3층(서노송동)

6. 관련 단체

1) 한국에이즈퇴치연맹

대국민 홍보사업 및 외국인 지원사업, 동성애자 상담검진사업 실시(대표전화 02-927-4071)

외국인 상담 02-927-4322(서울) 031-495-0560(안산), 동성애 검진 및 상담 02-792-0083

홈페이지 : www.kaids.or.kr, 동성애 상담센터 홈페이지 : www.ishap.org

외국인 정보센터 홈페이지 : www.khap.org

2) 한국가톨릭 레드리본

취약계층지원사업 (노숙 감염인 지원사업/교정기관 재소자 지원사업)

대표전화 : 02-753-2037~8

상담전화 : 010-7725-2037

홈페이지 : www.redribbon.kr

3) 구세군 보건사업부

교육 강사양성 사업 및 교육사업 실시(대표전화 : 02-6364-4085, 상담전화 : 02-6364-4084)

홈페이지 : www.aidscare.or.kr

4) 한국 감염인 연합회(KNP+)

HIV/AIDS 감염인 자조 모임과 개인들의 참여로 운영되고 있으며 감염인의 삶의 질 향상, 진료 및

치료 환경 개선, 그리고 감염인의 인권 증진과 사회적 차별 해소(대표전화 : 070-7567-1595)

홈페이지 : www.knpplus.org

에이즈 환자의 다양한 문제 만나기

첫째판 1쇄 인쇄 | 2018년 11월 20일
첫째판 1쇄 발행 | 2018년 12월 1일

감　　　수　　Ajisawa Atsushi
번　　　역　　김영설, 정인화
발 행 인　　장주연
출 판 기 획　　김도성
편　　　집　　배혜주
편집디자인　　신지원
표지디자인　　김재욱
발 행 처　　군자출판사(주)
　　　　　　등록 제4-139호(1991. 6. 24)
　　　　　　본사 (10881) **파주출판단지** 경기도 파주시 회동길 338(서패동 474-1)
　　　　　　전화 (031) 943-1888 팩스 (031) 955-9545
　　　　　　홈페이지 | www.koonja.co.kr

CHOUKI RYOUYOU JIDAI NO HIV KANSENSHO / AIDS MANUAL
ⓒ Ajisawa Atsushi 2014
Originally published in Japan in 2014 by NIHON IJI SHINPOSHA CO.,LTD., TOKYO.
Korean translation rights arranged with NIHON IJI SHINPOSHA CO.,LTD., TOKYO,
through TOHAN CORPORATION, TOKYO, and Eric Yang Agency, Inc., SEOUL.

ISBN 979-11-5955-363-9

정가 25,000원